卫生化学实验

主编　玉崧成
主审　吴拥军　刘利娥

郑州大学出版社

·郑州·

图书在版编目(CIP)数据

卫生化学实验 / 玉崧成主编. — 郑州：郑州大学出版社，2020.11
ISBN 978-7-5645-7002-6

Ⅰ.①卫⋯　Ⅱ.①玉⋯　Ⅲ.①卫生学 - 分析化学 - 实验 - 高等学校 -
教材　Ⅳ.①R113-33

中国版本图书馆 CIP 数据核字(2020)第 072632 号

卫生化学实验
WEISHENG HUAXUE SHIYAN

策划编辑	吕双喜　郜　毅		封面设计	苏永生
责任编辑	和晓晓		版式设计	凌　青
责任校对	李　蕊		责任监制	凌　青　李瑞卿

出版发行	郑州大学出版社有限公司		地　　址	郑州市大学路 40 号(450052)
出 版 人	孙保营		网　　址	http://www.zzup.cn
经　　销	全国新华书店		发行电话	0371-66966070
印　　刷	郑州龙洋印务有限公司			
开　　本	787 mm×1 092 mm　1 / 16			
印　　张	22.25		字　　数	489 千字
版　　次	2020 年 11 月第 1 版		印　　次	2020 年 11 月第 1 次印刷

书　　号	ISBN 978-7-5645-7002-6		定　　价	50.00 元

作者名单

主　编　玉崧成

副主编　于　斐　何磊良

主　审　吴拥军　刘利娥

编　委　(按姓氏笔画顺序)

　　　　于　斐　王　佳　王艺琳

　　　　田咏梅　玉崧成　何磊良

卫生化学是一门应用分析化学的理论和技术研究预防医学领域中与健康相关化学物质的质、量及变化规律的交叉学科,是公共卫生和预防医学学科体系的重要组成部分,被誉为预防医学的眼睛。

卫生化学课程实践性强,实验教学可以加深学生对基本理论和基本知识的理解和巩固,并熟悉主要仪器的使用方法和操作步骤。《卫生化学实验》是在刘利娥教授主编的《分析化学实验》基础上编写而成,涵盖实验室管理、分析质量控制、光谱分析、电化学分析、色谱分析、联用技术、快速检验技术、综合性设计实验和虚拟实验室等内容。该书包含 62 个实验项目,旨在培养学生独立解决问题的能力和创新能力,加强以问题为中心的综合性实验和以系统理论为中心的设计性实验,拓展学生思维,激发其想象力,全面提升其综合运用知识的能力。该书融合了现代信息技术,通过使用移动设备扫描"二维码"可实现可视化讲解及实验操作,也是一部多媒体融合教材,方便学生预习、学习、复习和查阅。

参加《卫生化学实验》编写的人员包括(按姓氏笔画顺序):于斐、王佳、王艺琳、田咏梅、玉崧成、何磊良。书稿经吴拥军教授和刘利娥教授审阅后,由玉崧成统稿。

由于编者的水平有限,书中难免有错漏和不足之处,恳请读者批评指正。

编者

2020 年 9 月

目录

实验室管理规章制度

一、实验目的

(1)详细了解实验室各项规章制度。

(2)遵循实验室各项规章制度,安全、规范操作仪器。

二、方法提要

卫生化学实验室是进行各类基本操作和高精度分析测试的地方,所有进入实验室的人员都必须接受实验室管理人员及老师的管理和指导,遵守实验室相关规章制度,严格按照实验要求规范操作,才能掌握正确的实验技能,获得准确的实验数据。卫生化学实验室管理制度包括以下内容。

(一)实验室纪律

(1)进入实验室,要服从实验老师的指导,按照指定座次就座并签名;遵守安全规则,不迟到、不早退。

(2)实验室内应保持清洁、整齐、安静;禁止聊天、嬉戏、打闹、吸烟、吐痰、乱扔纸屑;严禁无关人员进入实验室。

(3)每一个实验项目都有固定的仪器设备,未经老师同意不得擅自挪动、混用实验室仪器和物品;离开实验室时不得带走任何实验室物品;不得私自将实验室仪器设备和药品借与外人;实验过程中如有损坏,须上报老师,说明情况,进行登记,以便及时处理。

(4)卫生化学实验要求每位同学准备一本笔记本和实验报告册,用于记录实验数据和撰写实验报告;实验报告按照老师要求撰写,呈现真实的实验数据和实验结果,并分析讨论实验中存在的问题。

(二)实验室着装与仪表

(1)化学实验室,接触各类化学试剂,如强酸、强碱、有毒化学品等,接触后会腐蚀皮肤、引起中毒反应、造成伤害,因此每个人进入实验室前均须穿上合身实验服,且实验服不能敞开,衣扣、袖扣要扣好,必要时还须佩戴保护眼镜,戴保护手套等。

(2)严禁穿背心、吊带装、拖鞋、高跟鞋等进实验室;禁止涂抹指甲、佩戴影响实验操作的各类配饰;女生须将长头发束起,避免长发披肩,干扰实验。

(三)实验室仪器管理

(1)要爱护实验室各类仪器设备。

(2)对玻璃仪器轻拿轻放,依据其使用方式和范围进行合理利用;使用前后均须进行洗涤。

(3)其他测量仪器设备在使用前,须检查仪器设备是否完好,运转是否正常,运行正常方可使用;仪器运行过程中发生故障或有异常情况时应立即停止使用,并及时通知管理人员和指导老师,经检修、调试正常合格后,方准恢复使用。不得随意调换实验仪器设备,严禁私自拆卸仪器设备;严禁修改、删除、复制计算机的系统软件与应用软件。

(4)精密、贵重、大型仪器设备的安放位置不得随意变动,如需变动,须经管理人员和老师同意后,由专业人员进行安排,变更位置后须重新进行检定或校验。

(5)仪器使用完毕后应清扫干净,按程序关机,切断电源,做好使用记录,登记使用人姓名、使用时间、仪器状态等。

(四)实验室试剂管理

(1)每个实验项目有固定的实验试剂,实验试剂摆放实验台面上操作使用,不可手拿试剂随意走动。

(2)实验操作时务必看清实验内容和步骤,正确适量地取用试剂,不可浪费,不可污染试剂。

(3)危险化学品须经许可后方能取用,操作时务必规范谨慎,注意个人安全防护;操作后应及时清理工作台面及相关仪器,发现污染后应及时清洗或处理。

(五)实验室操作管理

(1)实验前要认真阅读教材、实验参考书和有关参考资料,做好实验预习报告,并按照任课老师的要求做好实验前各项准备工作。

(2)实验课堂上认真听取老师讲解,仔细观摩老师的操作示范动作和过程,掌握实验设备、仪器的使用方法、操作步骤及相关注意事项等。

(3)在实验中,按要求、依照实验步骤进行操作、调试、检测。如有疑难问题,要及时请教指导老师或实验室工作人员;实验过程中仪器出现故障,应及时报告老师进行处理。如违反操作规程而使设备损坏的,作违规处理,并按规定进行赔偿。

(4)每个人准备一本实验记录本,如实记录实验数据,不可篡改,不可抄袭。

(六)实验室卫生及废弃物管理

(1)实验人员要对自己实验过程中的清洁卫生负责,不得随便丢弃垃圾,尤其是丢弃对环境造成污染的废物。

(2)实验室产生的废液包括化学性废液,如多余的样品、标准溶液以及反应后的混合试液。实验室废液不得倒入下水道,应按照管理人员和老师要求倒入指定废液桶中集中处理。

（3）固体废弃物,必须放置于废弃物袋中;玻璃破碎后,必须清空残液,敲碎包裹后放置废弃物袋中,集中处理;生物废弃物,必须存放在指定的生物废弃物袋中进行集中焚毁处理。所有废弃物不可随意丢至普通垃圾桶。

（4）保持实验室整洁。实验工作结束后,每组同学须整理好各自实验台面上的试剂、仪器;擦拭台面上污物、水渍;摆放好凳子后方可离开。值日生须打扫整个实验室地面、公共区桌面,擦拭水槽、黑板等;排放好实验室所有物品,关好水管、电源、门窗后,经老师检查后方可离开教室。

三、注意事项

（1）实验室规定,不可迟到、早退,如果确有紧急事务,须向任课老师请假,另抽时间补做实验并撰写实验报告。

（2）进实验室之前须了解各个实验室的用途以及注意事项,不同的实验室有其特殊的规章制度。

四、思考题

请简述实验室规章制度详细包括哪几个方面。

（于　斐）

实验室安全及事故处理

一、实验目的

(1)了解实验室可能存在的各类安全隐患。

(2)牢记实验室基本安全规则,预防事故发生。

(3)掌握常见突发事故的紧急处理方法。

二、方法提要

实验室是学校进行教学、教研工作的重要场所。卫生化学实验室存放各类仪器、设备以及化学试剂,为保障每位同学的人身安全、保护实验室设施和设备、避免危险发生,进实验室之前,每位同学须了解实验室内可能存在的安全隐患,牢记各项实验室安全条例,规范正确使用仪器设备和实验试剂,切实做好预防工作。同时,也要掌握实验室常见突发事故的紧急处理方法,减少事件突发后的伤亡和损失。

(一)实验室可能存在的安全隐患

1.实验室用电隐患

在实验室里,各种电子仪器操作都离不开电,从分析样品称重的电子分析天平开始,到最后的仪器分析、电脑的数据处理,整个实验过程无电不可进行。一般情况下,实验室设计之初,管理者已经考虑用电安全问题,电源都按规定安装可熔保险丝和空气开关,对不同的仪器摆放也进行了合理的规划。因此,实验室用电相对安全,但也不排除有突发事故发生。如仪器绝缘不良漏电、静电感应、操作不慎等均会引发触电、火灾甚至爆炸等事故。重则伤人,轻则损坏仪器,因此,必须加强安全用电意识,切忌麻痹大意导致事故发生。

2.实验室加热装置隐患

实验室时进行化学反应,溶解样品,消毒器械等都会用到加热装置,如烘箱、箱式电阻炉(马弗炉)、高温管式炉、培养箱、电炉、电磁炉、微波炉、电吹风及油浴、水浴等。目前,实验室主要用电加热,相对安全,但是如果控制不慎,会引发烫伤、火灾甚至爆炸,需要谨慎操作。

3. 实验室爆炸隐患

实验室从事各类研究,存放各类试剂以及各类精密仪器。一些试剂或气体易燃易爆,此类物质若发生泄露,就连开关电源时产生的一个很小的电火花都能引起激烈的化学反应,瞬间引起整个实验室的爆炸。另外,一些密闭高压钢瓶、高压反应釜等,发生故障,操作不慎即会引起物理性爆炸。实验室爆炸存在极强的未知性与不确定性,但其往往发生在一瞬间,且毁灭性巨大。要求实验操作者要极其小心和谨慎,排查各类可疑因素,严格按照规程操作,不要心存侥幸。

4. 实验室试剂隐患

实验室化学试剂品种繁多,这些高纯度的试剂在满足我们实验要求的同时存在各种各样的安全隐患。如甲醇、乙醇、丙酮、石油醚、乙醚、乙酸乙酯等一些常见有机溶剂等,易挥发,易燃烧,如果发生泄漏,容易引起火灾和爆炸;一些化学试剂可通过呼吸、皮肤接触等引起人体不同程度的中毒反应;实验室内还存在大量的高浓度的酸和碱,如盐酸、硫酸、乙酸、氢氧化钠、氢氧化钾等,具有强腐蚀性,如果操作不慎,接触皮肤会造成严重的灼伤,接触仪器会腐蚀损坏仪器设备。另外,一些常用生物试剂如溴化乙锭、丙烯酰胺、焦碳酸二乙酯等具有致癌、致畸和神经毒性,利用时需采取严密防范措施。

5. 实验室其他安全隐患

实验室内涉及大量的仪器设备和工具,如玻璃仪器一旦破碎容易引起割伤;实验室内粉碎机、风机、离心机等高速运转的机械设备,运行时超过规定限值或者操作不慎也会造成严重的机械伤害;实验室超低温物质如液氮、干冰等不慎直接接触可引起冻伤等。

(二)实验室事故预防

1. 实验前做好安全准备工作

(1)实验前须做好预习,课堂认真听取老师讲解,服从实验室管理人员的管理。

(2)了解实验所用药品的性能及危害和注意事项,了解实验所用的仪器设备的安全操作规程,详细了解实验操作步骤。

(3)实验开始前应检查仪器装置摆放是否正确稳妥,连接电源是否安全,是否有绝缘或接地设施,查看仪器使用记录,看是否处于正常使用状态;检查与仪器相连的管道是否漏气,若不能自行解决时,应立即报告指导老师进行维修。

(4)对于存放易燃、易爆、高挥发性物质的实验室,开灯及任何电源开关之前须先打开门窗,使室内空气畅通。

(5)要预先熟悉灭火器、沙桶以及急救箱等安全用具的放置地点和使用方法,不可挪动安全用具存放位置或挪为他用。

(6)在进行实验操作之前穿好防护服,戴好防护眼镜、手套等,做好防护措施。

2. 实验进行中密切观察和规范操作

(1)使用电器时,应防止人体与电器导电部分直接接触,不能用湿手或手握湿物接触电插头、电源开关和仪器开关,防止触电。

(2)实验室所有的加热设备都应放置在通风干燥处,周围不得存放易燃易爆化学品、气体钢瓶和纸板、泡沫塑料等易燃杂物。

(3)不要用火焰(或电炉)直接加热玻璃容器,而应根据液体沸点高低使用石棉网、油浴、水浴或电热帽(套)。不能用烧杯或敞口容器盛装易燃物;回流或蒸馏液体时应预先放沸石,以防溶液因过热暴沸而冲出;为防止或减少易燃的气体外逸,加热之前一定要先打开冷凝水装置并保持水流畅通,严禁用明火进行易燃液体(如乙醚)的蒸馏或回流操作;加热液体注意室内通风,及时排出室内的有机物蒸气;因事离开实验室时,一定要关闭加热装置,待冷却后,关闭回流水后方可离开。

(4)采用烘箱进行烘烤干燥时,必须按照安全操作规程进行操作。不得使用塑料筐等易燃容器盛实验物品,应采用搪瓷、不锈钢、玻璃、陶瓷等材料制作的容器盛放;烘箱内不得加热易燃易爆试剂;随时观察烘箱状态,不可过夜烘烤物品。

(5)常压操作时,应使全套装置有一定的地方通向大气,切勿造成密闭体系。减压蒸馏时,要用圆底烧瓶或吸滤瓶作接收器,不可用锥形瓶,否则可能会发生炸裂。加压操作(如高压釜、封管等)时,要有一定的防护措施,并应经常注意釜内压力有无超过安全负荷,选用封管的玻璃厚度是否适当、管壁是否均匀。

(6)取用有腐蚀性化学药品或有毒药品时,应在通风橱内进行,并戴上橡胶手套、防护眼镜和口罩,认真操作。对沾染过有毒物质的仪器和用具,实验完毕应立即采取适当方法处理以破坏或消除其毒性。实验后的有毒残渣,也必须作妥善而有效的处理,不可乱丢。实验完毕后应立即洗手,不可在取用有毒药品时进食、饮水等。

(7)使用玻璃仪器,要按规则操作,不强行扳、折玻璃仪器;如遇难以打开的磨口玻璃瓶可找老师处理。使用过程中轻拿轻放,尽量保证玻璃仪器的完整,预防割伤。

(8)离心机要放在稳定的桌面上,高速离心机需放置于平整的地面进行操作。离心样品前,需进行称重,对称放置样品;离心机在运行期间,切忌打开上盖,必须待其完全停止后方可打开上盖取出物品。

3.实验结束后善后工作

实验结束,登记记录后,仪器关机切断电源、拔出电源插头;加热仪器需确认其冷却至安全温度,真空装置需等真空解除后方可关机,切断电源。如有回流水装置,需待温度冷却后,关闭电源和自来水。归还有毒和强腐蚀性试剂,老师检查无误后,锁好门窗方可离开。

(三)实验室事故紧急处理

进实验室,有些意外难以预料,一旦意外发生,须采取紧急措施将伤亡和损失降至最低。紧急处理的原则:首先要确保自己的人身安全,在此基础上,采用一些措施保护伤员生命,将伤害降至最低;其次采取应急措施,保护实验室公共财产。所有的实验室人员必须非常清楚地了解安全设备所在的位置,包括安全防护设备的布局、急救箱、所有逃生路线、灭火器材、紧急洗眼装置、紧急冲淋器、溅出化学品处理设备等。

1. 触电事故

首先切断电源开关,若电源位置较远,可用干燥的木棒、竹竿等将触电者身上的电线和带电设施挑开,使其脱离电源;严密观察触电者情况,使其平躺休息,如有必要进行心肺复苏法进行抢救,并拨打120联系救护车。

2. 发生火情

保持冷静,判断火灾发生的原因,明确火灾周围环境,确认对人身没进一步的威胁,移开周围未着火的易燃物,采用适当的方式进行扑救。遇到是普通的固体可燃物质如木材、衣物、纸张、橡胶等引起的火灾可用水直接灭火;如果是可燃性液体、油脂类或珍贵图书档案等可用干粉灭火剂或者沙子灭火;如果因电引起火灾,一定要切断电源后,再采用灭火措施;如果是地面或桌面着火,如火势不大,可用淋湿的抹布来灭火;反应瓶内有机物的着火,可用石棉板或湿布盖住瓶口来灭火;衣服着火,切忌乱跑,应就地翻滚熄灭火苗,或者立即用安全冲洗设备冲洗全身浸透衣物灭火;若出现烫伤,立即将伤处用大量水冲淋或浸泡以迅速降温,至少用 $10 \sim 15$ ℃的水连续冷却 30 min ~ 2 h,并送医院治疗,切忌挑破烫伤水疱;最后,视火情,若严重则需拨打119报警求救,并对周边区域进行疏导隔离。

3. 化学品溅出

如实验过程中不慎将强酸、强碱等腐蚀性化学品溅出至灼伤皮肤,应立即除去被溅到的衣物,用紧急冲洗设备或水龙头将溅到的部位大流量冲洗至少 5 min,再分别用弱碱(强酸灼伤)或弱酸(强碱灼伤)进行冲洗中和。如果不慎溅入眼内,切忌因为疼痛而闭眼、揉眼,应立即用大量清水或生理盐水冲洗彻底,时间至少 15 min,处理后送眼科检查治疗。

如果接触有毒化学品出现诸如咽喉灼痛、呼吸困难、恶心、呕吐等症状时,立即将中毒患者转移至安全地带,解开衣领让其呼吸新鲜空气。皮肤接触者应立即清除毒物,用大量水进行擦洗。如不慎误服,需立即催吐,并紧急送医院检查就医。

4. 割伤等机械伤害

如果玻璃仪器破碎造成的普通割伤,先将伤口处的玻璃碎片取出,用蒸馏水冲洗,用碘伏消毒,撒上止血粉用纱布包扎;若伤口较大或割破了主血管,则应用力按住主血管,防止大出血,及时送医院治疗。对于离心机等高速旋转的泵造成的伤害,则需立即切断电源,视情况进行止血、消毒、包扎并及时就医。

总之,化学实验室内可能存在诸多隐患,实验室研究人员要增强实验室安全意识,提高安全知识水平和技能。对实验原理、实验药品性质以及实验步骤了解透彻。实验前根据潜在的危险因素制定相关的防护方案,实验过程中采取有效的防护措施,并严格按照操作规程进行实验,一般情况下不会发生意外事件。然而意外防不胜防,一旦发生,首先要保护自己的人身安全,在此前提下,依照所学知识,采取合理措施救助他人,最后是保护实验室公共财产安全。

三、思考题

(1)不同灭火器的灭火原理和使用方法是什么?

(2)如何做好实验室安全的防护工作?

(于 斐)

溶液配制的基本操作

一、实验目的

(1)了解溶液配制的一般原则。

(2)掌握移液管、吸量管、容量瓶、分析天平等仪器的使用和操作方法。

(3)掌握不同类型溶液的配制方法和步骤。

二、方法提要

在实验室工作当中,无论是进行化学、生物学反应还是分析测定,大部分情况下都是在溶液中进行,因此往往需要把样品或试剂制备成适当的溶液形式。配制什么样的溶液以及如何配制溶液则由实验目的、实验需求及样品试剂自身的性质决定。

在配制溶液之前,需要掌握和了解与溶液相关的性质,了解在配制过程中常用仪器的种类及其使用操作方法,才能安全、准确地配制所需要的溶液。

(一)溶液的浓度

溶液浓度的表示方法有以下几种方式:物质的量浓度、质量浓度、质量分数、体积分数、质量摩尔浓度等。若 A 为溶剂,B 为溶质,则:

(1)溶质 B 的物质的量浓度=溶质 B 的物质的量/溶液体积,用 c_B 或 $c(B)$ 表示,常用单位:mol/L,mmol/L,μmol/L 等。

(2)质量浓度=溶质 B 的质量/溶液体积,用 ρ_B 或 $\rho(B)$ 表示,常用单位:kg/m³,g/L,mg/L,mg/mL,μg/mL 等。

(3)质量分数=溶质 B 的质量/溶液质量,用 ρ_B 或者 $\omega(B)$ 表示,单位为%。

(4)体积分数=液体溶质 B 的体积/溶液体积;用 ψ_B 或 $\psi(B)$ 表示,单位为%。

(5)体积比浓度=液体溶质 B 的体积与液体溶剂 A 的体积比,用 $V(B):V(A)$。

(6)质量摩尔浓度=溶质 B 的物质的量/溶剂 A 的质量,符号为 b_B 或 $b(B)$,常用单位:mol/kg。

(二)配制溶液的方法

配制溶液时依据实验目的、试剂的性质选择不同浓度表示方式、不同的配制方式(称量或量取)和适当的溶剂进行配制。

(1)溶质为固体试剂,依据溶质的性质,利用电子分析天平,采用合适的方法(如增量法、减量法等)准确称量,进行溶解、定容、配制溶液。最后直接表示其质量浓度,或者利用物质的相对分子质量计算其物质的量浓度。

(2)溶质为液体试剂,可以用移液管、移液器、量筒等量取一定体积溶质,加入一定体积溶剂进行溶解定容,最后依据原液浓度、移取溶质的体积和配制的溶液体积等计算其最终体积比浓度;也可以根据原液浓度、液体密度、溶质相对分子质量、配制体积等计算其质量浓度或物质的量浓度等;另外,也可将液体溶剂加入合适的容器(如洁净干燥小烧杯等)中,采用分析天平准确称量后溶解定容,计算其质量浓度等。

(3)若只有高浓度溶液,则可按照需求将高浓度溶液进行成倍稀释,获得所需浓度的溶液。

(4)另外,标准溶液的配制可分为直接法和间接测定法。基准物质可以直接称量配制标准溶液,非基准物质则先粗略配制后,用另外一种标准溶液对其进行测定校准。

(三)常用仪器的使用方法

1. 移液管

移液管的规格:移液管是用来准确移取一定体积溶液的,中间有一膨大的玻璃管,称为球部。球部上下均为较细窄的管颈,管颈上部刻有标线,是其所能移取溶液的准确体积标志,如图3-1所示。常用的移液管有5 mL、10 mL、25 mL、50 mL等规格。一定规格的移液管只能准确移取与其规格相对应体积的液体。

移液管的洗涤:常用移液管和吸量管一般采用橡皮洗耳球吸取铬酸洗液洗涤,也可放在高型玻筒或量筒内用洗液浸泡,取出沥尽洗液后,用自来水冲洗,再用去离子水润洗干净,自然晾干,不可烘干。

移液管的润洗:实验中在移取溶液时,应预先用所移取的溶液将移液管润洗2~3次,确保所移取的溶液浓度不变。方法是先将待吸溶液摇匀,转移部分待吸溶液至洁净干燥的小烧杯中。刚洗过的移液管,须用滤纸吸干其尖端水分,右手将移液管尖端插入小烧杯中液面下适当深度吸取溶液,当吸至移液管容量约1/3时,立即用右手食指按住管口,取出横持移液管,稍稍松动食指并转动移液管,使溶液流遍全管内壁。最后将溶液从下端尖口处排入废液杯内。如此操作,润洗2~3次后即可吸取溶液。

移液管的操作:移取溶液时,一般用右手的大拇指和中指拿住管颈刻度线上方,食指放至上管口附近,把球部下面管的尖端插入溶液中(避免吸入空气),左手拿洗耳球,先把洗耳球内空气压出,然后把洗耳球的尖嘴部接在移液上管口压紧,缓慢放松捏洗耳球的左手指,使溶液吸入管内,溶液缓缓上升。当液面升高到刻度线以上时,移去洗耳球,立即用右手的食指按紧管口,大拇指和中指拿住移液管刻度线上方;此时左手拿起试剂瓶,使眼睛视线与移液管刻度线相切,右手将移液管下端提离液面,管的末端仍靠在盛溶液器皿的内壁上,略微放松右手食指,使移液管内液面平稳下降,直到溶液的弯月面与刻度线相切时,立即用右手食指压紧管口;左手放下试剂瓶,拿起承接器皿,右手从试剂瓶中取出移液管,将其插入承接溶液的器皿中,管的末端仍靠在器皿内壁上;使承接器皿稍稍倾斜,保持移液管垂直,松开右手食指,让管内溶液自然地全部沿器壁流下,并等待 10 ~ 15 s 后拿出移液管(图 3-2);残留在移液管末端的溶液,不可用外力使其流入承接器皿,因校准移液管时,已考虑了末端保留溶液的体积。

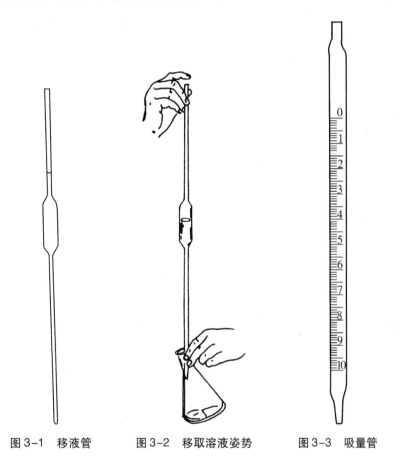

图 3-1 移液管　　　图 3-2 移取溶液姿势　　　图 3-3 吸量管

2. 吸量管

吸量管是具有分刻度的玻璃管,如图 3-3 所示。常用的吸量管有 1 mL、2 mL、5 mL、10 mL 等规格。吸量管可准确移取其最大刻度及最大刻度以下体积的液体,大部分吸量管的 0 刻度在上,最低分度线为标称容量。这类吸量管的任一分度线相应的容量定义为:20 ℃时,从 0 刻线排放到该分度线所流出的液体的体积。吸量管的操作方法与上述移液管相同。但有些吸量管,管口上刻有"吹"字的,使用时必须使管内的溶液全部流出,末端的溶液也须用洗耳球吹出到承接器皿里方是移取的准确体积,不允许保留。

容量器皿上常注明两种符号:一种为"E",表示"量入"容器,即溶液充满刻度线后,量器内溶液的体积与量器上所表明的体积相等;另一种为"A",表示"量出"容器,即溶液充满至刻度线后,将溶液自量器中倾出体积正好与量器上所标明的体积相等。移液管及吸量管属于"A""量出"容器。

3. 容量瓶

容量瓶是一种细颈梨形的平底玻璃瓶,带有玻璃磨口塞或塑料塞,如图 3-4 所示。颈上有刻度线,一般表示在 20 ℃时,液体充满到刻度线的容积,属"E""量入"容器。它主要用来配制标准溶液或试样溶液。通常有 25 mL、50 mL、100 mL、250 mL、500 mL、1 000 mL等各种规格。

(1)容量瓶的准备:容量瓶在使用之前应该检查一下是否漏水。检查的方法是注入自来水至刻度线附近,盖好瓶塞,右手拿住瓶底,将瓶倒立,观察瓶塞周围是否有水渗出,如不漏水则可使用。

(2)容量瓶的洗涤:容量瓶使用前应该洗涤干净。洗涤方法、原则与洗涤滴定管相同。洗净的容量瓶内壁应被去离子水均匀润湿,不挂水珠,否则要重洗。

(3)容量瓶的操作方法:容量瓶中只盛放已溶解的溶液,如用固体物质配制溶液,应先将固体物质溶解后,再把溶液转入容量瓶中,操作见图 3-5。转移完溶液后须用少量的去离子水洗涤烧杯 3~4 次,洗液一并转入容量瓶中。当溶液盛至容积约 3/4 时,应将容量瓶轻微摇晃作初步混匀,不可上下颠倒。然后继续加溶剂,临近刻度线须用滴管逐滴加入,使液体凹面与刻度线相切,观察刻度时,眼睛的视线应与刻度线齐平。定容后盖上瓶塞并轻轻旋紧,随后用一只手压住瓶塞,另一只手握住容量瓶底部,上下颠倒使内部溶液混匀,待气泡上升至顶部时,再倒转摇动,如此反复几次,使溶液充分混合均匀。

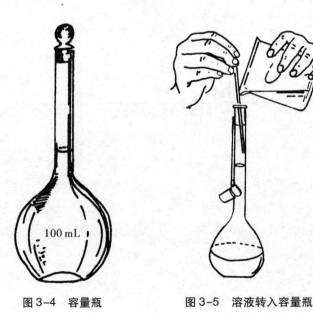

100 mL

图 3-4　容量瓶　　　　　图 3-5　溶液转入容量瓶

注意加热后溶解的热溶液应冷却至室温后才能注入容量瓶中,否则可能造成体积误差。另外,容量瓶不能用于长时间保存溶液,配完溶液后须将溶液转移至试剂瓶中保存。

4.电子分析天平

分析天平是实验室的基本设备之一,也是定量分析中重要的精密仪器之一。配制标准溶液、精密称量药品均需用到分析天平。分析天平可以分为机械类和电子类。机械类分析天平均是利用杠杆原理,灵敏度可达 0.1 mg,能够满足一般定量分析的准确度要求。此类天平的原理简单、结构直观,但是精度较高的机械电子天平如空气阻尼分析天平、光电分析天平等部件复杂、操作烦琐费时,对操作人员要求较高。目前,实验室定量分析中广泛使用的是电子分析天平。

(1)电子分析天平的原理:电子分析天平采用了现代电子技术,利用电磁力与被测物体重力相平衡的原理实现测量。使用时,空载的电子天平在接通电源后,天平下端线圈中会有电流通过并产生一定大小的电磁力,调零后天平处于平衡位置。当秤盘上负载被称物体时,大半线圈中电流和电磁力增加以补偿物体的重力增加,重新达到平衡状态。此时线圈中电流的增值与物体的重力(质量)成比例关系,所以可用电流增值大小来表示待测物的质量。

电子分析天平称量准确可靠、精度高、操作简单快速,且具有自动检测系统、简便的自动校准装置和超载保护等装置。但是电子分析天平的原理决定了其在使用过程中会受到能够影响电流、破坏平衡的一些因素,如电磁干扰、环境温度、气流、震动等因素的干扰,因此要尽量避免将电子分析天平放置于有此类干扰因素的环境中使用。

(2)电子分析天平的精度级别:精度是指分度值,即每个最小刻度所代表的值。电子分析天平可按最小分度值分为常量天平(最小分度值为 0.01 ~ 1.00 mg,对应十万分之一、万分之一、千分之一天平)、半微量天平(最小分度值为 1 ~ 10 μg)、微量天平(最小分度值为 0.1 ~ 1.0 μg)及超微量天平(最小分度值为 0.1 μg 以下)。分析化学实验所用的天平一般为万分之一天平,即称量值准确到小数点后第四位,如 0.586 5 g。

(3)称量方法:

1)增量法(指定质量称量法):此法用于称量不易吸水、在空气中稳定的试样或试剂。步骤如下:①打开电子天平电源开关,预热天平 30 min,显示屏显示 0.000 0。②把称量器皿放置在天平上,等天平的数据稳定后,按回零键,使天平显示数据为 0.000 0 g。然后用药匙取试样,打开一侧天平门,在称量器皿上方轻轻震动药匙,使试样少量落入称量器皿中,仔细观察天平的数据变化,当接近需要的称量数值时,这时加少量的试样后,须等天平显示的数据稳定后看是否达到称量值,如果不足,再继续添加,每加一次试样,都要等数据稳定后再继续添加,直至达到要求的称量质量为止。停止加试样,关上天平门读数 m 即为所称试样质量,并将数据记录至表 3-1 中。

表 3-1　试样的增量法称量结果

物质名称	质量称量结果 m/g
物质 A	$m_{样A}$
物质 B	$m_{样B}$
……	……
物质 N	$m_{样N}$

2）减量法（递减称量法）：此法用于称量容易吸水、易氧化或易与 CO_2 反应的物质，或者要连续称量几份的物质。其步骤为：将装有试样的称量瓶置于天平盘上准确称量，记录数据为 m_1。然后用左手以纸条套住称量瓶，从天平盘上取下，放在洁净干燥的小烧杯上方，将称量瓶倾斜，用洁净的纸条衬捏取下称量瓶盖并轻碰瓶口上部，使试样慢慢落入小烧杯中，当倾出的试样已接近需要的质量时，就在称量容器上方缓慢将称量瓶竖起，再用称量瓶盖轻敲瓶口上部，使粘在瓶口的试样慢慢落回到瓶中，并将瓶盖盖好，如图 3-6 所示。把称量瓶放回到天平盘上，拿出纸条，关上天平门，称量读数 m_2，两次称量之差即为小烧杯中所称试样的质量。如此进行，可称取多份试样。

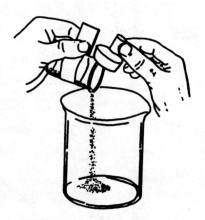

图 3-6　减量法称量操作

第一份试样的质量为：$m_1 - m_2$；第二份试样的质量为：$m_2 - m_3$……如表 3-2 所示。

表 3-2　物质的减量法称量结果

称量次序	称量质量 m_a/g	质量称量结果 m_b/g
第一次	m_1	—
第二次	m_2	$m_1 - m_2$
第三次	m_3	$m_2 - m_3$
……	……	……
第 n 次	m_n	$m_{n-1} - m_n$

容量瓶、移液管、吸量管均是精密仪器，结合电子分析天平主要用于准确度要求较高的标准溶液的配制及分析工作中。对于一般溶液（即溶液浓度准确度要求不高的溶液）的配制，可以用量筒、量杯及托盘天平等仪器进行量取、称量和配制。

以下列几种不同溶液为例,具体描述配制溶液所需的仪器和实验步骤。

三、仪器与试剂

(一)仪器

烧杯,洗瓶,容量瓶(100 mL 1 个、250 mL 4 个),玻璃棒,胶头滴管,洗耳球,电子分析天平,药匙,量筒(100 mL),称量瓶,坩埚,干燥器,酸式滴定管,锥形瓶。

(二)试剂

NaCl 固体,95% 酒精,98% 的浓硫酸,$K_2Cr_2O_7$ 固体,Na_2CO_3 基准试剂固体,浓盐酸(质量分数约为 37%),溴甲酚绿-甲基红混合指示剂,蒸馏水。

四、实验步骤

(一)一般溶液的配制

1. 250 mL 生理盐水(9 g/L 的 NaCl 溶液)

计算所需 NaCl 固体的质量为 $0.25 \times 9 = 2.25$ g。在分析天平上采用直接称量法在称量纸上称取 NaCl 固体 2.25 g,倒入小烧杯中,加入适量蒸馏水后用玻璃棒搅拌,并适当加热使其完全溶解;待溶液冷却后,用玻璃棒引流,将溶液倒入 250 mL 容量瓶中;用少量蒸馏水(约 30 mL)洗烧杯 2～3 次,洗液一并转入容量瓶中;将蒸馏水倒至小烧杯或量筒中,继续用玻璃棒引流,倒水至容量瓶刻度线下 1～2 cm 处,改用胶头滴管滴至与凹液面平直;盖好瓶塞,一手托瓶底,一手按压瓶塞,上下颠倒几次,摇匀;最后将溶液转移至洁净的试剂瓶中保存,转移之前为保证溶液质量不变,须用容量瓶中的溶液润洗试剂瓶 3 次后再全部转移;贴上标签,标明溶液名称、浓度、配制时间保存。

2. 100 mL 的消毒酒精(75%)

计算所需 95%(体积比)药用酒精的体积:$100 \times 75\% / 95\% = 79$ mL,用 100 mL 量筒量取 95% 药用酒精 79 mL,将量取的药用酒精沿玻璃棒全部倒入 100 mL 容量瓶中,加蒸馏水至容量瓶刻度线下 1～2 cm 处,改用胶头滴管逐滴滴加至刻度线定容,盖好瓶塞,上下颠倒、摇匀;随后将溶液转移至试剂瓶中,贴上标签,标明溶液名称、浓度、配制时间保存。

3. 250 mL 硫酸溶液的配制(0.5 mol/L)

硫酸为强腐蚀液体试剂,且浓度高、腐蚀性强的硫酸具有强氧化性、吸水性、脱水性等特殊化学性质。在水中溶解时产生大量的热和气体,易灼伤皮肤,发生爆炸,配制时一定要按照操作规程标准操作。

计算用 98%(质量比)的浓硫酸配制 0.5 mol/L 硫酸溶液所需要浓硫酸的量。98% 浓硫酸密度为 1.84 g/mL,设配制 0.5 mol/L 的稀硫酸 250 mL 所需浓硫酸的体积为 V,则 $V \times 1.84 \times 98\% = 0.25 \times 0.5 \times 98$,解得:$V = 6.8$ mL;用 250 mL 量筒量取 100 mL 的水倒入

250 mL 的大烧杯中;用 25 mL 量筒量取 6.8 mL 的 98% 浓硫酸溶液;用玻璃棒将浓硫酸引流,或者贴着容器的内壁缓慢倒入,并且要不停地用玻璃棒搅拌,以释放化学反应产生的热量;如果发热严重,可将烧杯置于冰水中降温,待烧杯中稀释的硫酸冷却到室温后,转移至 250 mL 的容量瓶中,用少量蒸馏水洗涤烧杯 2~3 次,并将洗涤液全部转移到容量瓶中,定容、摇匀、转移至试剂瓶中,贴标签保存。

由于稀硫酸中的硫酸分子已经完全电离,所以稀硫酸不具有浓硫酸的强的氧化性和脱水性等性质。

(二)标准溶液的配制

1. 250 mL 重铬酸钾($K_2Cr_2O_7$)标准溶液的配制(0.1 mol/L)

采用直接法配制 c = 0.1 mol/L 的重铬酸钾标准溶液。

依据 $K_2Cr_2O_7$ 的相对分子质量,计算配制 0.1 mol/L 250 mL 溶液所需 $K_2Cr_2O_7$ 的质量为 0.1×0.25×294.2 = 7.36 g。在电子天平上用减量法精密称取已在(120±2)℃的烘箱中干燥至恒重,并放入干燥器中冷却至室温的 $K_2Cr_2O_7$ 基准试剂 7.36 g 于小烧杯中。往小烧杯中加入适量蒸馏水,用玻璃棒搅拌使其溶解。用玻璃棒引流将溶液注入 250 mL 容量瓶中,少量的蒸馏水洗涤烧杯 2~3 次,并倒入容量瓶中,继续加水至刻度线下方 1~2 cm 处,改用胶头滴管逐滴滴加至凹液面与刻度线相平,盖好瓶塞,上下摇匀,转移至试剂瓶中,贴标签,注明溶液名称、浓度、配制时间保存。

2. 250 mL 盐酸(HCl)标准溶液(0.1 mol/L)

配制:因为浓盐酸不是基准物质,因此须采用间接法配制盐酸溶液。首先计算配制 250 mL 0.1 mol/L 盐酸标准溶液所需的浓盐酸的体积,浓盐酸的浓度为 12 mol/L,稀释 120 倍浓度为 0.1 mol/L,配制 250 mL 需用量筒量取约 2 mL 浓盐酸,注入洁净的带玻璃塞的试剂瓶中,用量筒量取 250 mL 实验室纯水加入试剂瓶中,混匀。

标定:取基准试剂无水碳酸钠(Na_2CO_3)于高温炉中约 300 ℃ 灼烧至恒重,取出 Na_2CO_3 放至干燥器中保存,待 Na_2CO_3 冷却后,精密称取 0.4 g,用 100 mL 容量瓶配制 Na_2CO_3 溶液,定容摇匀后,用移液管准确移取 25 mL Na_2CO_3 溶液于 250 mL 锥形瓶中,加 5~6 滴溴甲酚绿-甲基红指示剂,用配制好的盐酸溶液滴定至溶液由绿色变为暗红色,然后煮沸 2 min,冷却后继续滴定至溶液再呈暗红色。按上述相同程序平行测定 3 份及空白溶液(蒸馏水)。

依据反应方程式:

$$2HCl + Na_2CO_3 = 2NaCl + H_2O + CO_2$$

按照下列公式计算盐酸标准滴定溶液的浓度,以摩尔每升(mol/L)表示:

$$c(HCl, mol/L) = \frac{5m \times 25}{(V_1 - V_2)M}$$

式中,m 为称取无水碳酸钠的质量,0.4 g;V_1 为滴定无水碳酸钠时消耗盐酸溶液的体积,mL;V_2 为空白试验消耗盐酸溶液的体积,mL;M 为无水碳酸钠的摩尔质量,g/mol,$M(Na_2CO_3) = 105.99$ g/mol。

五、注意事项

(1)移液管、吸量管和容量瓶都有其使用温度,不能直接在容量瓶里溶解样品,不可用容量瓶存放溶液过久。

(2)配制溶液时,先弄清楚浓度的表示方式,再进行溶液配制。

(3)电子分析天平要放置于干燥、温度相对恒定、气流较小的房间中。使用前要检查天平各部件是否正常,检查天平是否处于水平位置,检查电源电压与仪器所标注的电压是否相符合,最好配备稳压器。切记天平不得超负荷使用,避免药品尤其是腐蚀性的药品洒落天平盘,不要称量带磁性的物质。注意保持天平内外洁净。

(4)配制硫酸、盐酸、硝酸等溶液时用到高浓度的强酸溶液,注意不要溅到手上、身上,以免腐蚀皮肤,实验时最好戴上防护眼镜、手套,穿好防护衣,整个操作在通风橱进行。

六、思考题

(1)配制溶液操作过程中容易出错的地方有哪些? 容易引起误差的地方有哪些?

(2)增量法和减量法两种称量方法有何不同? 各自的使用范围是什么?

(3)称量时,能否徒手拿取小烧杯或称量瓶? 为什么?

(4)盐酸标准溶液为什么不能采用直接法进行配制?

(5)配制硫酸溶液时为什么不能先量取浓硫酸,再往浓硫酸里面加水稀释?

(于　斐)

常用样品的前处理技术

一、实验目的

（1）掌握样品分析前处理的一般过程。

（2）了解浸提、消解、旋转蒸发、氮吹等提取、浓缩手段。

（3）了解固相萃取等分离净化手段。

二、方法提要

在分析测试中,分析对象复杂多样,往往其原始形式无法进行直接分析测定,需要对其进行适当的分析前处理。如何进行样品的前处理,且保证待分析组分不损失、不掺入、干扰小等对整个分析检测过程来说是至关重要的一环。此过程不仅耗时最长(占据整个分析过程的60%以上的时间),也是分析误差主要来源环节,因此需要选择正确的前处理方法,进行谨慎、合理的操作,减小分析误差。样品的前处理过程包括待测组分的提取、净化(共存干扰物的清除)和浓度的浓缩。

（一）待测组分提取

目前,无论是化学分析还是仪器分析,大部分情况下要求被分析对象是溶液形式。因此,分析前需要将样品或者样品中的待测组分采用溶剂进行溶解、浸提或消解制备样品溶液。

1. 溶解

如果被分析对象的初始形式为液体或者是可溶性固体等,可直接选择合适的溶剂进行溶解,如水溶、酸溶、碱溶或有机溶剂溶解等,制备溶液,除去难溶残渣,进行分析。

2. 浸提

对于基质复杂难溶的固体样品,须将固体样品进行粉碎(磨浆)后,采用适当的溶剂(如水、有机溶剂等),采用适当的辅助方式(如加热、超声、微波等)对待测组分进行浸提(提取)。

3. 消解

某些待测组分(如头发、组织、食品中的无机元素等)难以用溶剂进行浸提,则需要破坏基质,释放待测组分后再溶解。主要有湿法消解法和干法灰化法两种。

（1）湿法消解法:利用强酸溶液如硝酸、高氯酸、过氧化氢以及一定比例的混合酸溶液等,将待测样品的基质氧化破坏,释放出被测无机元素,形成能可溶性的盐,用稀酸溶解后进行分析。消解过程中可以辅以加热或者微波手段等以提高消解效率和加快消解速度,加热温度一般控制在200 ℃左右。

（2）干法灰化法:干法灰化法采用高温灼烧除去样品中的有机成分得到难分解、难挥发的无机盐成分。此法可处理较大质量的样品,故有利于提高测定微量元素的准确度,同时高温分解样品不使用或使用少量化学试剂,可减少试剂浪费和污染。具体操作是称量一定质量的样品于坩埚中,将坩埚置于马弗炉中高温(450～550 ℃)灼烧使样品灰化、氧化、破坏除去样品中的有机成分,得到无机成分的残渣,再用稀酸溶解进行测定。

（二）提取后的净化

1.液-液萃取

液-液萃取,是利用待测组分与其他干扰物质在两种互不相溶(或微溶)的溶剂中溶解度或分配系数的不同,使待测组分从一种溶剂内转移到另外一种溶剂中的方法。萃取溶剂的选择应满足待测组分在萃取溶剂中的溶解度比原溶剂中的大,干扰组分在萃取溶剂中的溶解度小,从而达到减少干扰物的目的。可以辅以微波、超声等手段来缩短萃取时间,提高萃取效率。液-液萃取是化学实验室中常用的提纯和纯化化合物的方法之一,但其缺陷是样品和有机溶剂耗费量大,对环境不友好,操作费时。

2.固相萃取

类似于色谱分离的原理,固相萃取是使混合物中各组分在两相(固定相和流动相)间进行分配,固定相吸附保留液体样品中的目标组分,与样品的基体和干扰物分离,然后再用洗脱液洗脱或加热解吸,达到分离和富集目标组分,清除干扰物的目的。与液-液萃取相比,固相萃取节约有机溶剂和样品,具有操作简便、分析快速的优点,集分离、富集和进样于一体,易于自动化,且对环境相对友好。

3.其他净化手段

随着分析分离技术发展,多种分离净化方法应运而生,如固相微萃取、液相微萃取、超临界流体萃取、超分子分离、分子印迹、芯片分离等。

（三）提取溶液的浓缩

样品经过提取和净化后,某些待测组分含量过高或过低,不利于检测,需进行浓度调整方可进行分析。浓度过高可进行适当稀释,但大部分情况下,经过提取和净化后样品的体积变大,待测物浓度降低,需进行浓缩后才能测试分析。所以浓缩的目的是缩小样品体积,提高待测物浓度,但是在浓缩除去溶剂的过程中应注意防止被测组分的氧化分解和被测物的损失。目前,实验室浓缩方法主要有常压浓缩、减压浓缩、冷冻干燥、氮吹浓缩、旋转蒸发等。

1. 常压浓缩

在常压下升高温度,将溶剂由液态转化成气态被抽走(或通过冷凝器回收),从而达到浓缩待测组分的目的。适用于待测组分的挥发性和沸点相对较高,溶剂的挥发性和沸点相对较低的样品。

2. 减压浓缩

在低温下,通过抽真空使容器内产生负压,在不改变物质化学性质的前提下降低溶剂的沸点,使溶剂由液态转化成气态被抽走(或通过冷凝器回收),达到浓缩的目的。该法适用于溶剂沸点偏高或待测组分在高温下化学性质不稳定样品。

3. 冷冻干燥

低温使样品溶液冷冻的同时减压抽真空,使溶剂升华,达到浓缩样品的目的,适用于具有生物活性样品。

4. 氮吹浓缩

氮吹仪与氮气高压钢瓶连接,通过减压阀控制适当气体流速,将氮气通入氮吹仪的通气板上,通过通气板上的氮吹针对试管中的样品进行吹扫,使溶剂蒸发,同时还可在试管底部加热,加速溶剂的挥发,达到快速浓缩目的。该法操作简单,可以同时处理多个样品,适用于体积小、易挥发的提取液。

5. 旋转蒸发

将样品溶液置于蒸发烧瓶内,通过真空泵使蒸发烧瓶处于负压状态;蒸发烧瓶可置于水浴锅中恒温加热,同时还可进行旋转,使瓶中溶液形成薄膜,增大溶剂蒸发面积,加快蒸发速率。此外,在冷凝器作用下,高效冷凝回收溶剂,避免污染环境。

三、仪器与试剂

(一)仪器

微波消化仪,冷冻离心机,超声仪,电热恒温鼓风干燥箱,万能机械粉碎机,电热板,旋转蒸发仪,电子分析天平,赶酸仪,通风橱,Waters Oasis HLB 固相萃取小柱,多通道固相萃取仪,分液漏斗,25 mL 比色管,10 mL 的具塞比色管,微波消化管,容量瓶,锥形瓶,移液管,称量纸(或称量瓶),试管架,0.45 μm 有机过滤膜等。

(二)试剂

甲醇、乙腈、环己烷、二氯甲烷、乙酸乙酯(色谱纯),浓硝酸、浓硫酸、浓盐酸、高氯酸、过氧化氢(优级纯),NaCl 固体、无水硫酸钠、NaOH 固体(分析纯),去离子水,超纯水。

(三)所用溶液及配制

(1)饱和 NaCl 溶液:准确量取 500 mL 超纯水于烧杯中,向其中缓慢加入 NaCl 固体,边加边用玻璃棒搅拌,一直到不能溶解,静置半小时,烧杯底部留有一层白色固体时,所得溶液为饱和 NaCl 溶液。

（2）0.37 mol/L 稀硫酸溶液：准确量取 2 mL 浓硫酸和 98 mL 超纯水，将浓硫酸慢慢加入超纯水中，边加边搅拌。

（3）15 g/L NaOH 溶液：准确称取 1.2 g NaOH 固体溶于 80 mL 超纯水中。

（4）1 mol/L 盐酸溶液：准确量取 8.6 mL 浓盐酸于容量瓶中，用超纯水稀释，定容至 100 mL。

（5）1∶1 环己烷、乙酸乙酯(v/v)溶液（$V_{环己烷}$∶$V_{乙酸乙酯}$=1∶1）：准确量取 40 mL 环己烷和 40 mL 乙酸乙酯于同一烧杯中，用玻璃棒搅拌 5 min。

（6）固相萃取柱的活化：加入 5 mL 甲醇，慢慢流干后抽干，再加 5 mL 水慢慢流干。

（7）10% 硝酸溶液：准确量取 10 mL 浓硝酸和 90 mL 超纯水，将浓硝酸慢慢加入超纯水中，边加边搅拌。

四、实验步骤

（一）化妆品中激素提取——液–液萃取

1. 酸碱超声法

准确称取 1.000 0 ~ 2.000 0 g 样品（乳液、水或霜）于 25 mL 比色管中，加入 15 mL 15 g/L NaOH 溶液，振荡 1 min 后超声溶解提取 20 min；用 1 mol/L 盐酸溶液调节 pH 值到 4±0.05；再以 30 mL 二氯甲烷分三次萃取，每次振摇 1 ~ 2 min，合并二氯甲烷层萃取液于 50 mL 小烧杯中；加入适量无水硫酸钠脱水，脱水后弃固体，将脱水后的萃取液转入圆底烧瓶中，50 ℃ 旋转蒸发至近干，用 2 mL 甲醇溶解残留物；将溶解液转移至 10 mL 的具塞比色管中，用甲醇定容混匀，再用 0.45 μm 有机针式滤膜过滤，收集的滤液即含有激素的样品溶液。

2. 国标法

准确称取 1.000 0 ~ 2.000 0 g 样品于 100 mL 锥形瓶中，加入 50 mL 饱和 NaCl 溶液、2 mL 0.37 mol/L 硫酸；将溶液转移至 125 mL 分液漏斗中，用 30 mL 环己烷分三次萃取；合并上层清液，于旋转蒸发仪上 70 ℃ 蒸发至近干；用 2 mL 甲醇溶解残留物，转入 10 mL 具塞比色管中，再用甲醇稀释至刻度线，以 0.45 μm 有机针式滤膜过滤，收集滤液进一步分析。

（二）花茶样品中微量元素的提取——湿法消解法

市售各类干花样品自然风干后，用万能植物粉碎机粉碎，并过 20 目筛，将粉碎后的样品于 105 ℃ 烘箱中烘干至恒重后置于干燥器中备用。于电子天平上分别准确称取 0.800 0 ~ 1.000 0 g 样品，每种样品平分三份，分别置于 50 mL、100 mL 锥形瓶内，各加入 12 mL 混酸（混酸由 HNO_3 和 $HClO_4$ 按 4∶1 体积比配制而成），并放入 8 ~ 10 个清洗干净的防爆玻璃珠，上端放一歪嘴漏斗，放置 12 h，然后在通风橱中用恒温可调电热板于

150 ℃加热消化,此时有大量红棕色气体逸出,此温度下保持 2~3 h(以挥发出的气体由红棕色转变为棕色为标准)。然后升温至 220 ℃加热消化样品,中途若酸干则取下,冷却到室温,根据情况决定是否补充添加混酸(逐滴加入,约 3 mL),继续于 220 ℃电热板中加热至近透明近干时,取下锥形瓶,冷却至室温,加高纯水 6 mL,再于 250 ℃电热板中加热,冒白烟(赶酸)。停止冒白烟后,取下,冷却到室温,再加 6 mL 超纯水,继续赶余酸,赶至不再冒白烟,余液呈透明状时即可结束加热。

将锥形瓶冷却至室温后,用超纯水洗涤漏斗内、外侧及锥形瓶内壁,把锥形瓶内液体转移到 25 mL 容量瓶中。继续用超纯水洗涤漏斗及锥形瓶,液体均转入 25 mL 容量瓶中。重复洗涤三次,合并洗液,最后超纯水定容至 25 mL。并以相同的方法平行操作 2 个空白对照。

(三)黑枸杞中微量元素提取——微波消解法

将微波消化管(包括盖子、弹片)洗净后用 10% 的硝酸溶液浸泡 24 h 以上取出,先用自来水冲洗干净,再用纯水冲洗 3~5 遍,最后用 Milli-Q 水润洗 3 遍,放于烘箱中 105 ℃烘干备用。在称量纸上准确称取待分析样品 1.000 0 g,小心加入微波消化管内,将配制好的消解试剂(V_{HNO_3}:$V_{H_2O_2}=4:1$)加入微波消化管内,尽可能把管内壁上黏附的样品都冲下,适当摇晃,确保所有的样品完全浸没于消解液中。放置在通风橱内 15~30 min,以避免样品与试剂发生剧烈反应,放上弹片,拧紧盖子,放置过夜。同一批消解的样品试剂种类和配比应相同,试剂量相同。同一批消解,至少要有 8 个消化管。确认消化管和盖子外面,特别是消化管外面底部干燥清洁,然后把盖好盖子的消化管均匀、对称地插入转盘内的外套内(8~16 个放置在内圈,16~24 个放置在外圈,24 个以上先放满内圈,其他的均匀、对称放置在外圈)。把装配好的转盘放置在微波腔内,保证转盘与驱动轴耦合正确。按一下转盘转动键转动转盘 2 圈,查看转盘是否正常,无误后关上仪器门进行消化条件设定,如表 4-1 所示。

表 4-1　微波消化程序设定

步骤	爬升/min	保持/min	温度/℃	功能(功率)/W
1	20	10	100	800(8~16 罐)
2	20	10	150	800(8~16 罐)
3	15	10	180	800(8~16 罐)
4	10	10	195	800(8~16 罐)

以上条件设置完成之后,点击屏幕右上角的保存按钮,再点击运行按钮,仪器开始运行。

微波消化仪程序结束后,取出消化管,在通风橱内打开盖子,放置于赶酸仪中,150 ℃下进行赶酸。赶酸至溶液只剩 2～3 mL 时,再加入 3 mL 左右的 Milli-Q 水继续赶酸,如此反复添加 3 次以上后,赶酸至溶液剩余 1 mL 左右转移到容量瓶中定容,以备测定。

(四)化妆品中激素提取与富集——固相萃取法净化富集

取 1.000 g 样品于 25 mL 比色管中,加入 20 mL 乙腈,振荡 2 min 后超声提取 20 min,然后置于 −20 ℃ 冰箱中冷却 30 min;取出后将上清液分装于 1.5 mL 离心管中,置于 −9 ℃ 冷冻离心机中以 12 000 r/min 离心 10 min;取上清液置于 250 mL 圆底烧瓶中,旋转蒸发至近干,用 10 mL 体积比为 1∶1 的环己烷、乙酸乙酯混合溶液溶解。

用 Waters Oasis HLB 固相萃取柱对样品进行纯化、富集:

(1)固相萃取柱的活化:加入 5 mL 甲醇,慢慢流干后抽干,再加 5 mL 水慢慢流干。

(2)上样:取 4 mL 样品提取液加到已经活化的萃取柱填充柱上,将样品以 1～5 mL/min 的速度抽过填料,弃去抽液。

(3)洗杂:先用 5 mL 纯水洗杂,接着加入 5 mL 20% 甲醇后抽干,弃去抽液。

(4)洗脱:加 2 mL 甲醇,抽干,收集洗脱液,过 0.45 μm 有机针式滤膜,收集滤液备用。

五、注意事项

(1)注意在配制硫酸、盐酸、硝酸等溶液时用到高浓度的强酸溶液,需要戴上手套,穿好防护衣,整个操作在通风橱进行;湿法消解过程一定要在通风处操作。

(2)消解法提取微量元素,注意玻璃仪器提前用酸浸泡,除去可能引入的干扰。如果消解过程中,消解瓶里有棕色泥状物,需要补充混酸;转移消解液时用塑料吸管,避免玻璃珠倒入容量瓶。

(3)减压蒸馏时,当温度高、真空度低时,瓶内液体可能会暴沸。此时应降低真空度以便平稳地进行蒸馏;停止蒸发时,先停止加热,再停止抽真空,最后切断电源停止旋转。

(4)正确地选择固相萃取柱,才能获得较高的回收率。

六、思考题

(1)简述样品前处理的重要性和常用的技术。

(2)选择溶解或浸提样品溶剂的原则是什么?

(于　斐)

血清总钙离子测定的平均值质控图制作

一、实验目的

(1)掌握平均值质控图的绘制方法和使用。

(2)了解甲基百里香酚蓝法测定钙离子的原理和方法。

二、方法提要

在碱性条件下,血清中钙离子与甲基百里香酚蓝结合,生成蓝色配合物,其最大吸收波长为 612 nm。在反应体系中加入适量 8-羟基喹啉,可消除镁、铜及镉等离子对钙离子测定的干扰。通过标准曲线法,即可对未知血清样品中总钙离子的浓度进行定量分析。

三、仪器与试剂

(一)仪器

UV-1000 型分光光度计。

(二)试剂

(1)甲基百里香酚蓝溶液:称取甲基百里香酚蓝 152 mg、8-羟基喹啉 650 mg、聚乙烯吡咯烷酮 2.0 g 溶解于 100 mL 二甲亚砜中,调 pH 值至 3.8～4.0,用去离子水定容至 1 L。

(2)碱性溶液:取 2-氨基-2-甲基-1,3-丙二醇 21 g 和乙醇胺 200 mL 溶解于去离子水中,pH 值调至 12.5 后,定容至 1 L。

(3)钙标准溶液:准确称取 110 ℃干燥 12 h 后的碳酸钙 25 mg 于 250 mL 的烧杯中,加入体积分数为 10% 的稀盐酸 7 mL 溶解后,加去离子水约 90 mL,再用浓度为 500 g/L 的醋酸铵溶液调节 pH 值至 7.0,然后转移到体积为 1 L 的容量瓶中,并加入去离子水至刻度,混匀,即可获得浓度为 2.5 mmol/L 的钙标准溶液。

四、实验步骤

1. 显色反应

移取 1.5 mL 甲基百里香酚蓝溶液和 1.5 mL 碱性溶液于 5 mL 试管中,再加入 50 μL

去离子水(空白对照)、血清样品或 2.5 mmol/L 钙标准溶液,充分混匀后,室温放置 5 min,用空白对照调零,在 UV-1000 型分光光度计上测定血清样品和钙标准溶液在 612 nm 处的吸光度,并做好记录。

2. 血清总钙离子浓度的计算

本实验采用直接比较法测定血清样品中的总钙离子浓度,具体计算公式如下:

$$血清总钙(mmol/L) = \frac{血清样品吸光度}{钙标准溶液吸光度} \times 2.5$$

3. 平均值质控图的绘制

准备 21 支 5 mL 试管,在其中 20 支试管分别加入 1.5 mL 甲基百里香酚蓝溶液、1.5 mL 碱性溶液和 50 μL 钙标准溶液(2.5 mmol/L),另外一支试管用来作空白对照,充分混匀后,室温放置 5 min,用空白对照调零,在 UV-1000 型分光光度计上测定钙标准溶液在 612 nm 处的吸光度,并按照公式计算出各自的钙离子浓度,以及平均值和标准偏差。

以试管编号为横坐标,以钙离子浓度为纵坐标,对 20 个钙标准溶液的测定结果在坐标上画出散点图;以平均值为中心线,平均值加减 2 倍标准偏差为上下警戒限,平均值加减 3 倍标准偏差为上下控制限,用于对测定结果是否异常进行判断。

4. 平均值质控图的使用

在绘制平均值质控图后,可用于对后续测定的质量进行评价,如果在后续测定中,出现以下任意一种情况,说明测定结果存在异常,需要找出原因,恢复正常后方可报告结果。

(1)超出控制限。

(2)连续 7 次测定均在中心线同一侧。

(3)连续 6 次测定递增或递减。

(4)连续 14 次测定中相邻点交替上下。

(5)连续 3 次测定中有 2 次出现在警戒限以外。

(6)连续 5 次测定中有 4 次在同一侧 1 倍标准偏差以外。

(7)连续 15 次测定落在中心线两侧 1 倍标准偏差以内。

(8)连续 8 次测定在中心线两侧,但均不在 1 倍标准偏差以内。

五、思考题

(1)可与钙离子显色的试剂是什么?哪些物质会产生干扰?应该如何避免干扰?

(2)绘制和使用平均值质控图的注意事项有哪些?

(王崧成)

考马斯亮蓝法测定蛋白质含量的方法学评价

一、实验目的

(1)掌握分析方法的评价指标。

(2)掌握应用考马斯亮蓝法测定蛋白质含量。

二、方法提要

考马斯亮蓝 G250 在游离状态下呈红色,最大光吸收在 488 nm;当溶液中存在蛋白质时,它和蛋白质特异性快速结合呈青色,最大光吸收在 595 nm,溶液的吸光度与蛋白质的含量在 0 ~ 1 000 μg/mL 范围内成正比。在室温条件下,考马斯亮蓝 G250 和蛋白质的结合在 2 min 内达到平衡,并在 1 h 内保持稳定,试剂简单、操作简便、反应灵敏快速,稳定性强,可用于构建一种微量蛋白质快速检测的方法。

三、仪器与试剂

(一)仪器

UV-1000 紫外可见分光光度计。

(二)试剂

(1)考马斯亮蓝 G250 染液:准确称取 50 mg 考马斯亮蓝 G250 溶于 25 mL 95% 乙醇中,加入 85%(m/V)的浓磷酸 50 mL,最后用超纯水定容至 500 mL 棕色容量瓶中,滤纸过滤后于 4 ℃保存备用。

(2)浓度为 1 000 μg/mL 的牛血清白蛋白(BSA)溶液:准确称取 100 mg 牛血清白蛋白溶于去离子水,并定容至 100 mL 容量瓶中,4 ℃保存备用。

(3)500 ng/μL 的 DNA 溶液:用去离子水溶解 DNA,并稀释到 500 ng/μL。

四、实验步骤

1. 标准曲线的绘制

取 8 支试管,按表 6-1 分别加入牛血清白蛋白溶液、去离子水和考马斯亮蓝 G250 溶液,摇匀放置 2 min 后,在 UV-1000 紫外可见分光光度计测定 595 nm 波长下的吸光度 A_{595},如表 6-2 所示。每个溶液测定 3 次,取平均值为纵坐标,对应的蛋白含量为横坐标,绘制标准曲线。

表 6-1　标准溶液的配制

编号	0	1	2	3	4	5	6	7
BSA 溶液/mL	0	0.2	0.4	0.6	0.8	1.0	1.2	1.4
H_2O/mL	1.4	1.2	1.0	0.8	0.6	0.4	0.2	0
考马斯亮蓝 G250/mL	5.0	5.0	5.0	5.0	5.0	5.0	5.0	5.0

表 6-2　标准溶液测定的数据记录

编号	0	1	2	3	4	5	6	7
蛋白含量/μg	0	200	400	600	800	1 000	1 200	1 400
A_{595}平均值								

2. 精密度

分别测定低、中、高三个不同浓度标准溶液(第 1、4、6 号)在 595 nm 处的吸光度,重复测定 6 次,计算出相对标准偏差 RSD。

3. 准确度

在 3 支 1 号溶液中,分别再添加低、中、高三个不同量(0.2 mL、0.4 mL、0.8 mL)BSA 溶液,测定加标回收率,如表 6-3 所示。

表 6-3　低、中、高三个不同浓度加标回收率实验的溶液配制

编号	1	2	3
BSA 溶液/mL	0.2	0.2	0.2
加入 BSA 注射液/mL	0.2	0.4	0.8
H_2O/mL	1.0	0.8	0.4
考马斯亮蓝 G250/mL	5.0	5.0	5.0

4. 检出限

在 595 nm 处测定第 0 号溶液的吸光度 20 次,求出平均值+3SD,代入标准曲线,所求得的蛋白浓度为本方法的最低检出限。

5. 特异性

取 2 支第 4 号溶液,在其中一支加入 0.5 mL 500 ng/μL 的 DNA 溶液,分别测定 595 nm 波长下的吸光度。每个溶液测定 3 次,取平均值,对 DNA 的干扰进行评价。

五、思考题

(1)简述如何评价一种分析方法的性能。

(2)使用考马斯亮蓝法测定蛋白质含量的注意事项有哪些?

(玉崧成)

考马斯亮蓝法和紫外吸收法测定蛋白质含量的一致性评价

一、实验目的

(1)掌握可疑数据的取舍方法和测定结果的比较方法。

(2)了解考马斯亮蓝法和紫外吸收法测定蛋白质含量的方法。

二、方法提要

在实验六中已对考马斯亮蓝法测定蛋白质含量进行了介绍,也就是溶液中的蛋白质可以与游离状态的考马斯亮蓝 G250 结合,溶液颜色从红色变成青色,最大吸收波长从 488 nm 增长到 595 nm,是微量蛋白(浓度小于 1 000 μg/mL)快速检测的灵敏、稳定和方便的方法。

由于蛋白质中含有芳香族氨基酸(酪氨酸和色氨酸)残基,所以蛋白质在 280 nm 处有最大的紫外吸收,吸收值与蛋白质浓度成正比。因此,紫外吸收法常用于蛋白质含量的估算。

三、仪器与试剂

(一)仪器

UV-1000 紫外可见分光光度计。

(二)试剂

(1)考马斯亮蓝 G250 染液:准确称取 50 mg 考马斯亮蓝 G250 溶于 25 mL 95% 乙醇中,加入 85%(m/V)的浓磷酸 50 mL,最后用超纯水定容至 500 mL 棕色容量瓶中,滤纸过滤后于 4 ℃ 保存备用。

(2)浓度为 1 000 μg/mL 的牛血清白蛋白溶液:准确称取 100 mg 牛血清白蛋白溶于去离子水,并定容至 100 mL 容量瓶中,4 ℃ 保存备用。

四、实验步骤

1. 标准曲线的绘制

取 8 支试管,按表 7-1 分别加入牛血清白蛋白溶液、去离子水和考马斯亮蓝 G250 溶液,摇匀放置 2 min 后,在 UV-1000 紫外可见分光光度计测定 595 nm 波长下的吸光度 A_{595},如表 7-2 所示。每个溶液测定 3 次,取平均值为纵坐标,对应的蛋白含量为横坐标,绘制标准曲线。

表 7-1 标准溶液的配制

编号	0	1	2	3	4	5	6	7
BSA 溶液/mL	0	0.2	0.4	0.6	0.8	1.0	1.2	1.4
H_2O/mL	1.4	1.2	1.0	0.8	0.6	0.4	0.2	0
考马斯亮蓝 G250/mL	5.0	5.0	5.0	5.0	5.0	5.0	5.0	5.0

表 7-2 标准溶液测定的数据记录

编号	0	1	2	3	4	5	6	7
蛋白含量/μg	0	200	400	600	800	1 000	1 200	1 400
A_{595}平均值								

2. 考马斯亮蓝法测定蛋白质含量

取 6 支 10 mL 试管,分别加入 0.5 mL 浓度为 200 μg/mL 的牛血清白蛋白溶液、0.9 mL去离子水和 5.0 mL 考马斯亮蓝 G250 溶液,另取 1 支 10 mL 试管,分别加入 1.4 mL去离子水和 5.0 mL 考马斯亮蓝 G250 溶液为空白对照,摇匀放置 2 min 后,在 UV-1000紫外可见分光光度计测定 595 nm 波长下的吸光度,并通过标准曲线求出蛋白质浓度(mg/mL)。

3. 紫外吸收法测定蛋白质含量

取 6 支 10 mL 试管,分别加入 0.5 mL 浓度为 200 μg/mL 的牛血清白蛋白溶液和5.9 mL 去离子水稀释混匀后,在 UV-1000 紫外可见分光光度计分别测定 280 nm 和260 nm 波长下的吸光度,并通过以下公式计算出蛋白质浓度:

$$蛋白质浓度(mg/mL) = [1.45 \times OD_{280} - 0.74 \times OD_{260}] \times 稀释倍数$$

4. 可疑数据的取舍

对同一样品进行重复测量,当某个测量值明显偏大或偏小时,该数据就是可疑数据。可以根据重复测量的次数不同,选择 Q 检验法或者 Grubbs 检验法对可疑数据进行取舍,前者适用于测定次数小于 10 的情况,后者用于测定次数大于 10 的情况。本实验对相同蛋白质溶液测定 6 次,故选用 Q 检验法进行分析。

Q 检验法的分析步骤如下:

(1)将检测结果从小到大排序,例如 x_1、x_2、x_3、x_4、x_5、x_6。

(2)求出极差,即最大值减去最小值,例如 $x_6 - x_1$。

(3)计算可疑数据和其邻近数值的差值,例如 $x_2 - x_1$ 或 $x_6 - x_5$。

(4)按照以下公式计算 Q 值:

$$Q = \frac{\left| x_{可疑} - x_{邻近} \right|}{极差}$$

(5)根据测量次数和限定的置信水平,查 Q 值表,如表 7-3 所示。

(6)比较计算得到的 Q 值和查表得到的 Q 值,如果 $Q > Q_表$,该可疑数据应舍去,否则,可以保留。

表 7-3　Q 值表

测定次数	置信水平		
	90%	95%	99%
3	0.90	0.97	0.99
4	0.76	0.84	0.93
5	0.64	0.73	0.82
6	0.56	0.64	0.74
7	0.51	0.59	0.68
8	0.47	0.54	0.63
9	0.44	0.51	0.60
10	0.41	0.49	0.57

5. 考马斯亮蓝法和紫外吸收法测定蛋白质含量的比较

用考马斯亮蓝法和紫外吸收法测定同一蛋白样品,对其测定结果的平均值进行比较,评价这两种蛋白质测定方法是否具有一致性,可选用 t 检验。对于两组测量平均值的比较,首先要进行 F 检验,判断两组测量值的精密度是否具有可比性,只有在确定精密度没有显著差异的情况下,才能对两组测量数据的平均值进行 t 检验。

(1)F 检验主要用于比较两组数据的精密度是否具有可比性,其分析步骤如下:

1)计算考马斯亮蓝法和紫外吸收法测定结果的方差 S^2。

2)按照以下公式计算 F 值:

$$F = \frac{S_1^2}{S_2^2}$$

其中 S_1^2 为大方差，S_2^2 为小方差。

3）根据自由度和置信水平查 F 值表（表7-4），并通过比较计算得到的 F 值与查表得到的 F 值的大小做出推断。如果计算的 F 值大，表明考马斯亮蓝法和紫外吸收法的测定精密度存在显著差异，不具备可比性，不能进行 t 检验。

表7-4　95%置信度的 F 值

f_2	f_1							
	2	3	4	5	6	7	8	∞
2	19.00	19.16	19.25	19.30	19.33	19.35	19.37	19.50
3	9.55	9.28	9.12	9.01	8.94	8.89	8.85	8.53
4	6.94	6.59	6.39	6.26	6.16	6.09	6.04	5.63
5	5.79	5.41	5.19	5.05	4.95	4.88	4.82	4.37
6	5.14	4.76	4.53	4.39	4.28	4.21	4.15	3.67
7	4.74	4.35	4.12	3.97	3.87	3.79	3.73	3.23
8	4.46	4.07	3.84	3.69	3.58	3.50	3.44	2.93
∞	3.00	2.60	2.37	2.21	2.10	2.01	1.94	1.00

注：表中 $f_1 = n_1 - 1$，$f_2 = n_2 - 2$。

（2）两组测量平均值比较的 t 检验步骤如下：

1）如果 F 检验的结果显示，考马斯亮蓝法和紫外吸收法测定精密度的差异没有统计学差异，可按照以下公式计算两种方法测定结果的合并标准偏差 s：

$$s = \sqrt{\frac{(n_1 - 1) s_1^2 + (n_2 - 1) s_2^2}{n_1 + n_2 - 2}}$$

其中，s_1 和 s_2 分别表示两种方法测定结果的标准偏差，n_1 和 n_2 分别表示两组测量值的平行测定次数。

2）按照公式计算 t 值：

$$t = \frac{|\bar{x}_1 - \bar{x}_2|}{s} \sqrt{\frac{n_1 n_2}{n_1 + n_2}}$$

其中，$\bar{x}_1$ 和 $\bar{x}_2$ 分别表示两组测量值的平均值，s 为合并标准偏差，n_1 和 n_2 分别表示两组测量值的平行测定次数。

3）根据自由度（总自由度 $= n_1 + n_2 - 2$）和置信水平查 t 值表（表7-5），并通过比较计算得到的 t 值与查表得到的 t 值的大小做出推断。如果计算得到的 t 值大，表明考马斯亮蓝法和紫外吸收法测定结果平均值的差异具有统计学意义,分析方法可能存在系统误差。如果查表得到的 t 值大,表明考马斯亮蓝法和紫外吸收法测定结果平均值不存在显著差异。

表 7-5　t 值表

自由度	置信水平		
	90%	95%	99%
2	2.92	1.30	9.93
3	2.35	3.18	5.84
4	2.13	2.78	4.60
5	2.02	2.57	4.03
6	1.94	2.45	3.71
7	1.90	2.36	3.50
8	1.86	2.31	3.36
9	1.83	2.26	3.25
10	1.81	2.23	3.17
11	1.80	2.20	3.11
12	1.78	2.18	3.06
13	1.77	2.16	3.01
14	1.76	2.14	2.98
15	1.75	2.13	2.95
16	1.75	2.12	2.92
17	1.74	2.11	2.90
18	1.73	2.10	2.88
19	1.73	2.09	2.86
20	1.73	2.09	2.85
∞	1.65	1.96	2.58

五、思考题

(1)除了 Q 检验法,还有哪些取舍可疑数据的方法?

(2)从两组数据平均值比较的 t 检验分析过程简述精密度和准确度的关系。

(玉崧成)

分光光度计的性能检定

一、实验目的

(1)了解分光光度计的性能指标。

(2)掌握分光光度计的检定方法。

二、方法提要

分光光度法定量分析的基础是朗伯-比尔定律,即溶液的吸光度在一定条件下与溶液的浓度及液层厚度的乘积成正比。然而,影响朗伯-比尔定律成立的因素有很多,包括非单色光、杂散光和电源电压变化等物理仪器相关因素。因此,良好的仪器性能是准确测得样品溶液吸光度的前提。

商业化的分光光度计种类繁多,但无论哪一类分光光度计都由下列五部分组成,即光源、单色器、样品池、检测器和显示系统。衡量分光光度计的性能指标主要包括波长准确度、波长重复性、透射比准确度、透射比重复性、杂散光、基线平直度以及电源电压变化时引起的透射比变化等。本实验学习如何对分光光度计的主要性能进行检定。

三、仪器与试剂

(一)仪器

UV-1000 紫外可见分光光度计,调压变压器,镨钕玻璃,10%、20%、30% 的中性滤光片,360 nm 截止滤光片。

(二)试剂

50 g/L 的亚硝酸钠标准溶液:准确称取 50.0 g 干燥过的分析纯亚硝酸钠($NaNO_2$)于 250 mL 的烧杯中,用去离子水溶解后移入 1 000 mL 容量瓶中,用去离子水定容至刻度,摇匀并避光保存。

四、实验步骤

1. 波长准确度和波长重复性

以空气为参比,用待检定的仪器对镨钕玻璃等具有参考波长的物质的吸光度进行测量。镨钕玻璃的吸收峰参考波长值见表8-1。测量应按波长顺序单方向对选定的一组谱线依次测量,短(长)波到长(短)波测完为1次,重复测量3次。每个波长3次测量值的平均值与参考波长标称值之差为单波长误差,单波长误差中的最大值为仪器的波长准确度;每个波长3次测量的最大值与最小值之差为该波长的重复性(单波长重复性),所有单波长重复性之中的最大值为仪器的波长重复性。根据仪器的级别要求,其波长准确度和波长重复性不应超过表8-2的要求。

表8-1　镨钕玻璃吸收峰参考波长值(光谱带宽2 nm)

编号	波长/nm
1	431.3
2	513.7
3	529.8
4	572.9
5	585.8
6	684.5
7	739.4
8	807.7
9	878.9

表8-2　不同仪器级别的波长准确度和波长重复性要求

仪器分级	波长准确度/nm	波长重复性/nm
Ⅰ	±0.3	0.2
Ⅱ	±1.0	0.5
Ⅲ	±3.0	1.5
Ⅳ	±6.0	3.0

2. 透射比准确度及透射比重复性

以空气为参比,调整待检仪器透射比100%及透射比0%后(仪器完成调整的响应时间不应大于8 s),测定透射比约为10%、20%、30%的中性滤光片,在波长440 nm、546 nm

和 635 nm 下的实际透射比,每个波长每种滤光片测定 3 次。

每个波长每种滤光片 3 次测量的平均值与标称值之差为单波长透射比误差,单波长透射比误差中的最大值为仪器的透射比准确度,每个波长每种滤光片 3 次测量的最大值与最小值之差为单波长透射比重复性,单波长透射比重复性中的最大值为仪器的透射比重复性。根据仪器的级别要求,其透射比准确度及透射比重复性不应超过表 8-3 的要求。

表 8-3   不同仪器级别的透射比准确度和透射比重复性要求

仪器分级	波长准确度/%	波长重复性/%
I	±0.3	0.1
II	±0.5	0.2
III	±1.0	0.5
IV	±2.0	1.0

3.杂散光

以蒸馏水为参比,用待检仪器测定浓度为 50 g/L 的亚硝酸钠标准溶液在 360 nm 处的透射比;或以空气为参比,用待检仪器测定 360 nm 截止滤光片(截止波长不小于 365 nm)在 360 nm 波长下的透射比。测试结果采纳的优先顺序是:标准溶液>截止滤光片。仪器的杂散光应该满足表 8-4 的要求。

表 8-4   不同仪器级别的杂散光要求

仪器分级	测定波长/nm	测定物质	杂散光/%
I			0.1
II			0.3
III	360	亚硝酸钠标准溶液或截止滤光片	0.5
IV			2.0

4.基线平直度

光谱带宽 2 nm,扫描步距 1 nm,吸光度测量方式,样品和参比光束皆为空气,量程范围为 ±0.01 Abs(或其他适当范围),进行全波段扫描,波长两端内缩 10 nm,测量图谱中最大偏移量与 0 Abs 线(吸光度零坐标线)之差,即为基线平直度。仪器的基线平直度应符合表 8-5 的要求。

表 8-5 不同仪器级别的基线平直度要求

仪器分级	基线平直度/Abs
I	±0.002
II	±0.003
III	±0.005
IV	±0.010

5.电源电压变化时引起的透射比变化

调压变压器输出 220 V 为待检仪器的电源电压,调节仪器透射比 100%,用调压变压器改变仪器的输入电压,分别观察仪器在 198 V 和 242 V 时的透射比,它们与 100% 的最大差值即为电源电压变化引起的透射比变化。电源电压(220±22)V 时所引起的透射比示值变化应符合表 8-6 的要求。

表 8-6 不同仪器级别的电源电压变化时引起的透射比变化要求

仪器分级	透射比示值变化/%
I	±0.2
II	±0.3
III	±0.5
IV	±0.5

五、思考题

(1)分光光度计的性能检定在分光光度法定量分析中有何意义?

(2)杂散光的存在对朗伯-比尔定律有何影响?

(王崧成)

分光光度法测定微量铁

一、实验目的

(1)了解用邻二氮菲(1,10-二氮杂菲)测定微量铁的原理和方法。

(2)熟悉 UV-1000 型分光光度计的使用和吸收曲线的绘制方法。

(3)掌握显色反应基本条件的实验方法。

二、方法提要

邻二氮菲是测定微量铁的一种优良试剂。在 pH = 3 ~ 9 的介质中,它与 Fe^{2+} 作用形成极其稳定的红橙色络合物,其最大吸收波长为 510 nm,摩尔吸光系数 $\varepsilon = 1.1 \times 10^4$。

虽然 Fe^{3+} 也能与试剂反应,但生成的配合物是淡蓝色的。若在显色前加入盐酸羟胺使之还原为 Fe^{2+},便能测得总铁量。有关反应如下:

$$2Fe^{3+} + 2NH_2OH + 2OH^- =\!=\!= 2Fe^{2+} + N_2\uparrow + 4H_2O$$

本法的选择性很高,相当于铁含量 40 倍的 Sn^{2+}、Al^{3+}、Ca^{2+}、Mg^{2+}、Zn^{2+} 和 SiO_3^{2-},20 倍的 Cr^{3+}、Mn^{2+}、V^{5+}、PO_4^{3-} 以及 5 倍的 CO_3^{2-} 和 Ni^{2+} 等均不发生干扰。和其他显色反应相似,同样会受到试剂浓度、溶液酸度、反应温度和显色时间等限制。如果条件不一致,反应完全的程度就不相同,必然影响方法的灵敏度和重现性,所以要选择好反应条件。

三、仪器与试剂

(一)仪器

1 mL、2 mL 和 5 mL 吸量管,25 mL 容量瓶,50 mL 酸式滴定管,UV-1000 型分光光度计。

(二)试剂

(1)1×10^{-3} mol/L 铁标准溶液:准确称取 0.482 2 g $NH_4Fe(SO_4)_2 \cdot 12H_2O$ 置于小烧杯中,加入 80 mL 6 mol/L HCl 溶液和少量去离子水,溶解后转移至 1 L 容量瓶中,用去离子水稀释至刻度,摇匀。

(2)铁标准溶液(10.00 mg/L):准确称取 0.086 34 g $NH_4Fe(SO_4)_2 \cdot 12H_2O$ 置于小

烧杯中,加入 14 mL 6 mol/L HCl 溶液和少量去离子水,溶解后转移至 1 L 容量瓶中,用去离子水稀释至刻度,摇匀。

(3)1.5 g/L 邻二氮菲溶液:称取 0.15 g 分析纯邻二氮菲,溶于 100 mL 去离子水中。

(4)100 g/L 盐酸羟胺溶液:称取 10 g 分析纯盐酸羟胺($NH_2OH \cdot HCl$),溶于 100 mL 去离子水中。

(5)1.0 mol/L 醋酸钠溶液:称取 82 g 分析纯无水醋酸钠(CH_3COONa)或 136 g 分析纯结晶醋酸钠($CH_3COONa \cdot 3H_2O$)溶于去离子水中,再稀释至 1 L。

(6)0.1 mol/L 氢氧化钠溶液:称取 4 g 分析纯氢氧化钠,溶于 1 L 去离子水中。

四、实验步骤

(一)吸收曲线的绘制

用吸量管吸取 3.00 mL 1×10^{-3} mol/L 铁标准溶液注入 25 mL 容量瓶中,加入 0.5 mL 100 g/L 盐酸羟胺溶液,摇匀后加入 1 mL 1.5 g/L 邻二氮菲溶液和 2.5 mL 1 mol/L 醋酸钠溶液,以去离子水稀释至刻度,摇匀。在 UV-1000 型分光光度计上,用 1 cm 吸收池,以试剂空白溶液为参比,在 440 ～ 560 nm 范围内每隔 10 nm 测量一次吸光度。以波长为横坐标,吸光度为纵坐标,绘制吸收曲线,从而选择出测定铁的最适宜波长。

(二)显色剂浓度的影响

取 6 支 25 mL 容量瓶,各加入 3.00 mL 1×10^{-3} mol/L 标准铁溶液和 0.5 mL 100 g/L 盐酸羟胺,摇匀后分别加入 0.00 mL、0.10 mL、0.25 mL、0.50 mL、1.00 mL、2.00 mL 1.5 g/L 邻二氮菲,然后加 2.5 mL 1 mol/L 醋酸钠溶液,以去离子水稀释至刻度,摇匀。在 UV-1000 型分光光度计上用 1 cm 吸收池,以试剂空白溶液为参比,测量溶液的吸光度。以显色剂(邻二氮菲)溶液的体积(mL)为横坐标,相应的吸光度(A)为纵坐标,绘制吸光度-显色剂用量曲线,从而确定显色剂的合适用量。

(三)显色时间的影响

在 25 mL 容量瓶中,依次加入 3.00 mL 1×10^{-3} mol/L 铁标准溶液,0.5 mL 100 g/L 盐酸羟胺溶液,1.00 mL 1.5 g/L 邻二氮菲溶液和 2.5 mL 1 mol/L 醋酸钠溶液,再加去离子水稀释至刻度,摇匀。同时打开秒表计时,并在选定的波长下,用 1 cm 吸收池,以试剂空白溶液作参比,按照加完试剂后放置 5 min、10 min、30 min、1 h、2 h 和 3 h 的时间间隔,准确测量相应的吸光度。以吸光度为纵坐标,放置时间为横坐标,绘制吸光度-时间曲线,以确定显色的最佳时间。

(四)溶液酸度的影响

在 7 支 25 mL 容量瓶中,分别加入 3.00 mL 1×10^{-3} mol/L 铁标准溶液,0.5 mL 100 g/L 盐酸羟胺溶液,1 mL 1.5 g/L 邻二氮菲溶液。从滴定管中分别加入 0.00 mL、

2.50 mL、5.00 mL、7.50 mL、10.00 mL、15.00 mL、20.00 mL 0.1 mol/L 醋酸钠溶液,摇匀。以去离子水稀释至刻度,摇匀,用酸度计或精密 pH 试纸测量各溶液的 pH 值。然后在选定的波长下,用 1 cm 吸收池以各相应的试剂空白溶液为参比,测量各瓶溶液的吸光度。以 pH 值为横坐标,相应的吸光度为纵坐标,绘制吸光度–pH 值曲线,找出进行测定的适宜 pH 值范围。

（五）标准曲线的绘制

在 6 支 25 mL 容量瓶中,用吸量管分别加入 0.00 mL、1.00 mL、2.00 mL、3.00 mL、4.00 mL、5.00 mL 10 mg/L 铁标准溶液,再各加入 0.5 mL 100 g/L 盐酸羟胺溶液、1.00 mL 1.5 g/L 邻二氮菲溶液和 2.5 mL 1 mol/L 醋酸钠溶液,以去离子水稀释至刻度,摇匀。核对上述显色条件后,在选定的波长下,用 1 cm 吸收池,以试剂空白溶液为参比,测量各溶液的吸光度,绘制出标准曲线。

（六）含铁样品的测定

取 2.50 mL 含铁样品溶液于 25 mL 容量瓶中,加入与绘制标准曲线相同的试剂,在相同条件下,测定吸光度。从标准曲线上查出相应的溶液的浓度并计算出样品溶液的含铁量。

五、思考题

（1）用邻二氮菲测定铁时,为什么要加盐酸羟胺?如果不加,会有什么影响?

（2）什么是吸收曲线?什么是标准曲线?各有何实际意义?

（3）影响显色反应的因素主要有哪些?实验时应注意哪些问题?

附录　UV–1000 型分光光度计的操作规程

UV–1000 型分光光度计如图 9–1 所示。

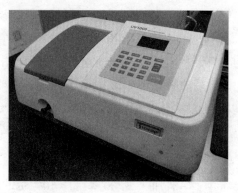

图 9–1　UV–1000 型分光光度计

一、安装环境

1. 避开高温高湿环境。应在 16 ~ 35 ℃、45% ~ 80% 的湿度条件下使用,应避免阳光直射。

2. 不要将仪器安装在空气中氯气、盐酸气体、硫化氢气体、亚硫酸气体等腐蚀性气体严重超标的场所。

3. 放置仪器的工作台应平稳,通风顺畅,避免灰尘多的环境,避免仪器受外界磁场干扰。

二、操作步骤

1. 打开仪器电源开关,仪器开始进行系统自检。系统预热 20 分钟(可按"ENTER"键跳过)后,进入主菜单。

2. 选择光度测量,进入光度测量主界面。

(1)测量模式选择:按下"SET"键进入测量模式选择,移动上下箭头键后,按"ENTER"键确定。

(2)设定工作波长:按"GOTO"键进入波长设定界面,直接输入需要的波长后按"ENTER"键确认,输入值 190 ~ 1 100 nm。

(3)自动校零:按"ZERO"键对当前工作波长下的空白液进行吸光度调零或透过率调 100%。

(4)测量:调零完成后,把待测试样拉入光路,按"START"键进入测量界面,再次按"START"键对样品进行测量。

(5)数据清除:在测量结果显示界面下按"CLEAR"键进行清除,选择后按"ENTER"键系统返回上级界面。

3. 工作曲线法:在主菜单下,选择"定量测量",按"ENTER"键进入定量测量界面。

(1)标样浓度设定:在进行标样浓度设定之前,应在当前光路的试样池上放上空白样品,然后在工作曲线法界面下按"ZERO"键进行自动校零。在参数设定界面选择"标样浓度"按"ENTER"键进入标样浓度设定界面,输入想要设定的浓度,按"ENTER"键确认输入,系统将记录当前输入的浓度值,同时测量出当前放入标样的吸光度值。重复上述步骤,完成所有标样浓度的设定。完成标样浓度设定后,系统会自动建立工作曲线。

(2)测量:在工作曲线法主界面下按"START"键进入测量结果显示界面,再按"START"键即可利用刚建立的标准曲线进行测量,在数据显示界面,将参比样拉入光路后按"ZERO"键进行调零操作。将待测样品依次拉入光路,每按一次"START"键系统进行依次测量。

三、保养与维护

（1）测试完成后，请及时将溶液从样品室中取出，防止污染样品室，测量结束后，比色皿要进行及时清洗。

（2）仪器表面可用湿毛巾擦拭干净，严禁使用有机溶液擦拭。

（3）为防止防霉受潮，建议每周开机至少一次。

（王崧成）

胶束增溶分光光度法测定水中微量镉

一、实验目的

(1)了解胶束增溶分光光度法原理。

(2)掌握胶束增溶分光光度法测定水中微量镉的方法。

二、方法提要

镉离子和PAN[1-(2-吡啶偶氮)-2-萘酚]在pH=8.7~10.0的介质中形成红色不溶于水的螯合物,可溶于氯仿,最大吸收波长为555 nm。如果利用中性表面活性剂OP(聚乙二醇辛基苯基醚)的增溶作用,使镉离子和PAN的螯合物溶于水,则分光光度分析可在水溶液中进行。此螯合物的摩尔吸光系数为5.0×10^4,在浓度小于1 g/L浓度范围内服从朗伯-比尔定律,吸光度在1 h内稳定。

三、仪器与试剂

(一)仪器

UV-1000型分光光度计,1 mL、2 mL和5 mL吸量管,25 mL容量瓶,50 mL量筒。

(二)试剂

(1)1 g/L镉标准溶液:称取2.744 g $Cd(NO_3)_2 \cdot 4H_2O$于烧杯中,加入20 mL 5 mol/L H_2SO_4溶液,溶解后移入1 L容量瓶中,用去离子水稀释至刻度。

(2)10 mg/L镉标准溶液:量取10 mL 1 g/L镉标准溶液,移入1 L容量瓶,加入20 mL 5 mol/L HNO_3溶液,用去离子水稀释至刻度。

(3)体积分数为10%的OP溶液:100 mL OP乳化剂,用去离子水稀释至1 L。

(4)1 g/L PAN乙醇溶液:0.1 g PAN,用体积分数为95%乙醇配制成100 mL溶液。

(5)NH_3-NH_4Cl缓冲溶液(pH=9):称取27 g NH_4Cl,加入48 mL浓氨水,再加去离子水稀释至1 L。

四、实验步骤

1. 标准曲线的绘制

于 7 支 25 mL 容量瓶中,依次分别加入 10 mg/L 镉标准溶液 0.00 mL、0.30 mL、0.50 mL、1.00 mL、1.50 mL、2.00 mL、2.50 mL,5.00 mL pH=9.0 的缓冲溶液,5.00 mL 10% OP 乳化剂,1.00 mL 1 g/L PAN 乙醇溶液,摇匀,用去离子水稀释至刻度,静置 5 min。用 1 cm 吸收池,在波长 555 nm 处,以试剂空白溶液为参比,测定吸光度。以吸光度对镉浓度绘制标准曲线。

2. 水样测定

取 10 mL 含镉水样(约含镉 10 μg)于 25 mL 容量瓶中,加入与绘制标准曲线时相同的试剂,不加标准镉溶液,在相同条件下,测定吸光度。从标准曲线上查出相应的水样中镉的浓度,计算水样的含镉量。

五、思考题

(1)表面活性剂的结构特点是什么?

(2)什么是胶束增溶分光光度法?

（王崧成）

实验十一

示差分光光度法测定高浓度铁

一、实验目的

(1)学习和掌握分光光度法测定高含量组分的原理和方法。

(2)巩固 UV-1000 型分光光度计的操作技术。

二、方法提要

一般分光光度法适宜于微量组分的测定,当测定高含量组分时,即使没有偏离朗伯-比耳定律,但因吸光度过大,造成光度误差较大。若采用示差分光光度法(示差法),则可减小光度误差。

若采用示差法测定浓溶液时,是以一个比待测溶液浓度稍低的标准溶液(其浓度记为 c_s)作参比,将参比溶液的吸光度调至"0"(即透光率为100%),然后测定高浓度溶液(其浓度记为 c_x)的吸光度,此吸光度(实质上是两个溶液的吸光度差)的大小与溶液的浓度差成正比。根据朗伯-比尔定律得:

$$A_s = Kbc_s \tag{1}$$

以标准溶液作参比时

$$A_s' = 0 \tag{2}$$

$$A_x = Kb\Delta c \tag{3}$$

$$\Delta c = c_x - c_s \tag{4}$$

由(1)(3)得:
$$\Delta c = \frac{A_x}{A_s}c_s \tag{5}$$

由(4)(5)得:
$$c_x = \left(1 + \frac{A_x}{A_s}\right)c_s \tag{6}$$

因 c_s 已知,故可求出 c_x。只要参比溶液的浓度选择合适,测定的吸光度值将落在 0.2~0.8 之间,从而减小光度误差,提高测定的准确度。

另外,也可采用比较法。为了便于选择参比溶液,往往把含有一定量待测物质的显色溶液作为参比溶液,测定加入一定量标准溶液的待测溶液的吸光度,通过计算可求出待测溶液的浓度 c_x。

三、仪器与试剂

（一）仪器

UV-1000 型分光光度计,1 mL、2 mL 和 5 mL 吸量管,25 mL 容量瓶,50 mL 量筒。

（二）试剂

（1）100 mg/L 铁标准溶液:准确称取 0.863 4 g $FeSO_4 \cdot (NH_4)_2SO_4 \cdot 12H_2O$ 置于烧杯中,加入 20 mL 6 mol/L HCl 溶液和适量去离子水,溶解后,移入 1 000 mL 容量瓶中,用去离子水稀释至刻度,摇匀。

（2）50 mg/L 铁标准溶液:准确吸取 50 mL 100 mg/L 铁标准溶液于 100 mL 容量瓶中,加入 2 mL 6 mol/L HCl 溶液,用去离子水稀释至刻度,摇匀。

（3）1.5 g/L 邻菲罗啉溶液（用时新配制）。

（4）100 g/L 盐酸羟胺溶液（用时配制）。

（5）1 mol/L 醋酸钠溶液。

四、实验步骤

（一）标准曲线法

1. 溶液的配制

用 50 mL 容量瓶按表 11-1 加入一定量的各种试剂溶液,然后用去离子水稀释至刻度,摇匀,其中 6 号为待测溶液。

表 11-1　标准系列溶液的配制

| 瓶号 | 加入试剂的量/mL | | | |
	100 mg/L 铁溶液	100 g/L 盐酸羟胺溶液	1.5 g/L 邻菲罗啉溶液	1 mol/L 醋酸钠溶液
0	1.00	2.00	5.00	5.00
1	1.30	2.00	5.00	5.00
2	1.60	2.00	5.00	5.00
3	1.90	2.00	5.00	5.00
4	2.20	2.00	5.00	5.00
5	2.50	2.00	5.00	5.00
6	1.50(待测液)	2.00	5.00	5.00

2. 标准曲线的绘制及样品的测定

在 UV-1000 型分光光度计上,于 510 nm 处,以 0 号瓶作为参比,用 1 cm 吸收池,测定各溶液的吸光度 A,以吸光度为纵坐标,Δc 为横坐标作图,即为 A–Δc 标准曲线。然后根据待测溶液的吸光度,从标准曲线上查出相应的 Δc,并计算出待测溶液的浓度。

（二）比较法

用 50 mL 容量瓶按表 11-2 加入各种试剂溶液,然后以去离子水稀释至刻度,摇匀。

表 11-2　比较法溶液的配制

瓶号	加入试剂的量(mL)				
	待测溶液	50 mg/L 铁溶液	100 g/L 盐酸羟胺溶液	1.5 g/L 邻菲罗啉溶液	1 mol/L 醋酸钠溶液
0	0.00	0.00	2.00	5.00	5.00
1	2.00	0.00	2.00	5.00	5.00
2	2.00	1.00	2.00	5.00	5.00
3	3.00	1.00	2.00	5.00	5.00

在 UV-1000 型分光光度计上,于 510 nm 处用 1 cm 吸收池进行测定。

（1）以 0 号瓶溶液作为参比,调节吸光度为 0,测定 1 号瓶、2 号瓶、3 号瓶溶液的透光率 T 和吸光度 A。

（2）以 1 号瓶溶液作为参比,调节吸光度为 0,测定 2 号瓶和 3 号瓶溶液的透光率 T 和吸光度 A。

（3）分别计算在示差法和一般分光光度法中 2 号瓶和 3 号瓶溶液的透光率差以及透光率差的比值,观察示差法中的标尺扩展作用,理解它提高准确度的原理。

（4）求出待测溶液中铁的浓度 c_x,设在示差法测定中,2 号瓶和 3 号瓶溶液的吸光度值分别为 A_0 和 A_1,2 号瓶和 3 号瓶溶液中标准铁的浓度均为 c_0,3 号瓶溶液中待测铁的浓度为 c_x,根据朗伯-比耳定律得:

$$A_0 = Kb c_0$$

$$A_1 = Kb(c_0 + c_x^1)$$

$$c_x^1 = \left(\frac{A_1}{A_0} - 1\right) c_0$$

$$c_x^1 \times 50 = c_x \times 1 \qquad c_0 = \frac{50 \times 1}{50} = 1 (\text{mg/L})$$

$$c_x = c_x^1 \times 50 = \left(\frac{A_1}{A_0} - 1\right) \times c_0 \times 50 = \left(\frac{A_1}{A_0} - 1\right) \times 50 (\text{mg/L})$$

五、思考题

(1)示差法为什么能提高分析结果的准确度?

(2)试推导比较法中 c_x 的计算公式。

（玉崧成）

萃取分光光度法测定水中铜

一、实验目的

（1）了解萃取分光光度法测定水中铜含量的原理和方法。

（2）熟悉溶剂萃取的基本操作。

（3）掌握 UV-1000 型分光光度计的使用。

二、方法提要

在 $pH=8.5$ 的溶液中，铜离子与铜试剂（二乙基二硫代氨基甲酸钠）作用生成黄棕色配合物，此配合物在水中溶解度小，可用四氯化碳等有机溶剂萃取后，对有机相进行分光光度法测定，再与标准溶液比较定量。

反应式为：

$$Cu^{2+}+2\left[\begin{matrix} & N(C_2H_5)_2 \\ S=C & \\ & S- \end{matrix} \right]^- \Longrightarrow (C_2H_5)_2N-C \overset{S}{\underset{S}{\diagup}} Cu \overset{S}{\underset{S}{\diagdown}} C-N(C_2H_5)_2$$

铁、锰、镍、钴和铋等也能与试剂反应，因而影响铜的测定。但如控制溶液在一定酸度下，用乙二胺四乙酸（EDTA）及柠檬酸进行掩蔽，可以消除这些离子的干扰。

三、仪器与试剂

（一）仪器

125 mL 分液漏斗，分液漏斗架，50 mL 移液管，1 mL、5 mL 和 10 mL 吸量管，UV-1000 型分光光度计。

（二）试剂

实验用水均为不含铜的去离子水。将普通去离子水用全玻璃蒸馏器重新蒸馏一次即得无铜去离子水。

（1）浓硫酸（优级纯）。

（2）浓硝酸（优级纯）。

(3)高氯酸(优级纯)。

(4)浓氨水(优级纯)。

(5)0.1 mol/L 的硝酸溶液。

(6)1 g/L 铜试剂(二乙基二硫代氨基甲酸钠)溶液:称取 0.1 g 二乙基二硫代氨基甲酸钠,溶于去离子水后稀释到 100 mL,用棕色试剂瓶贮存,放置于冷暗处,可用两周。

(7)1 g/L 甲酚红指示剂:称取 0.1 g 甲酚红溶于 100 mL 体积分数为 20% 的乙醇中。

(8)EDTA-柠檬酸铵溶液:称取 40 g 分析纯乙二胺四乙酸钠和 200 g 柠檬酸铵,溶于约 800 mL 去离子水中,加 5 滴甲酚红指示剂,慢慢滴加浓氨水至呈红色,再加入少量铜试剂溶液。并用氯仿萃取多次予以提纯,最后用去离子水稀释至 1 L。

(9)1 g/L 铜标准储备液:称取 1.000 0 g 金属铜(纯度在 99.9% 以上)置于小烧杯中,加入 20 mL 4 mol/L HNO_3,加热溶解后,加入 10 mL 9 mol/L H_2SO_4,加热蒸发至冒白烟。冷却后用去离子水溶解,并转移到容量瓶中稀释至 1 L;若无金属铜,可称取分析纯 $CuSO_4 \cdot 5H_2O$ 3.929 0 g 溶于去离子水中,再转移到容量瓶中稀释至 1 L。

(10)5 mg/L 铜标准溶液:用移液管吸取 500 mL 铜标准储备液,置于 1 L 容量瓶中,用去离子水稀释至刻度,充分摇匀。

四、实验步骤

(一)水样处理

透明无色的地面水,可以不经处理,直接取样分析。含铜量太低的水样,需要浓缩富集;高含量铜(超过 25 μg)的水样应当稀释。含有较多有机物的地面水或污水,则按下法处理。

(1)准确吸取适量(含铜量在 25 μg 以内)已在采样时用硝酸酸化至 pH=2 的水样两份,分别置于两支 250 mL 烧杯内,放在可控温度的电热板或沙浴上蒸发至 5 mL 左右,取下冷却。同时,在另两支同样烧杯内各加 5 mL 去离子水作空白试验。

(2)分别向水样和空白溶液中各加相同量的浓硝酸(加入多少视水样中有机物含量而定),盖上表面皿,进行低温消化。

(3)待大部分有机物消化后(溶液呈黄棕色),取下烧杯稍冷却,加入适量高氯酸(或趁热加入质量分数为 30% 的过氧化氢),继续加热消化,直至溶液无色透明为止。

(4)取下烧杯,用少量去离子水冲洗表面皿,然后敞口小心加热蒸发残留的高氯酸,直至白烟几乎冒尽,但不使残液蒸干为止。

(5)待烧杯稍冷后,加入 20 mL 0.1 mol/L 硝酸,溶解残留物和洗涤烧杯内壁。如已无残渣,将此溶液直接转入 125 mL 分液漏斗中,再用少量去离子水洗涤烧杯内壁 3 ~ 4 次,每次约 5 mL,并将洗涤液全部并入分液漏斗,最后用去离子水稀释至 50 mL。仍有残渣存在时,需经过滤和洗涤,将滤液和洗涤液收集在分液漏斗中,再同样稀释。然后按下述步骤进行测定。

（二）样品测定

（1）水样无色透明不必处理时，可直接吸取 50.0 mL 原水样（含铜量在 25 μg 以内）两份，分别置于 2 支 125 mL 分液漏斗中。此时，不必另做试剂空白。

（2）配制标准系列在做好标记的 6 支同型分液漏斗中，各加 10 mL 去离子水，依次加入 5 mg/L 的铜标准溶液 0.00 mL、0.25 mL、0.50 mL、1.00 mL、2.50 mL、5.00 mL，再用去离子水稀释至 50 mL。

（3）分别向含有样品溶液、标准溶液（及试剂空白溶液）的分液漏斗中加入 10 mL EDTA-柠檬酸铵溶液和 2～3 滴甲酚红指示剂，在不断摇动下，逐滴加入浓氨水，直至溶液恰好变为红色（pH=8.5）为止。

（4）待上述溶液冷却后，各加入 5.0 mL 1 g/L 二乙基二硫代氨基甲酸钠溶液，摇匀避光静置 5 min，使之显色。

（5）加 10.0 mL 四氯化碳于上述分液漏斗中，塞上塞子，用力振摇 2 min。静置分层后，用滤纸吸去漏斗管中的水分，塞入一小团脱脂棉，小心转动漏斗活塞，放出少量萃取液润洗漏斗管，弃去后再把萃取液收集在 3 cm 吸收池中，在 UV-1000 型分光光度计上，选用 435 nm 为测量波长，以"0"管调节透光率为 100%，测量其他各管萃取液的吸光度。

（三）结果处理

（1）以标准溶液的含铜量为横坐标，相应的吸光度为纵坐标，绘制标准曲线。根据水样溶液的吸光度，从标准曲线上查得含铜量。如水样经过处理时，则应将吸光度扣除试剂空白的吸光度后再查铜含量。

（2）计算：

$$水样含铜量（mg/L）= \frac{测得的铜量（μg）}{水样体积（mL）}$$

五、注意事项

（1）本法最低检出限为 2 μg，若水样体积为 50 mL，则最低检出限浓度为 0.04 mg/L。

（2）消化水样中的有机物时，必须在冷却的情况下加浓硝酸，否则它本身遇热分解造成浪费。热时加高氯酸，且有较多有机物存在时，很可能引起爆炸，应当格外小心。

（3）加入各种试剂的顺序不能颠倒，每加一种都要摇匀。用有机溶剂萃取时，振摇时间必须一致，均应达到 2 min，否则不但萃取率偏低，萃取的有色物质也不成比例。

（4）当 pH>8.5 时，铜与铜试剂形成的配合物的颜色将会连续缓慢地变浅。用四氯化碳萃取后，则能稳定 1 h 左右，因此应在此时间内测量吸光度。

（5）铜是人体必需的微量元素，成人每日约需 2 mg；但大量口服铜盐，会使人呕吐，长期摄入还能引起肝病变。水中含铜量超过 1.0 mg/L 时，则带苦味。我国规定生活饮用水中铜含量不得超过 1.0 mg/L。

六、思考题

（1）用硝酸和高氯酸加热消化样品中的有机物时，为什么要等待测溶液冷却后才能加入？

（2）在分光光度法中，为什么常用有机溶剂萃取有色物质？

（3）用有机溶剂萃取有色物质时，怎样做才能有较高的萃取率？

（玉崧成）

紫外分光光度法测定苯酚的含量

一、实验目的

(1)通过对苯酚的含量测定,掌握朗伯-比耳定律在紫外分光光度法中的应用和吸收光谱的绘制方法。

(2)了解 T6 型分光光度计的性能和特点。

(3)掌握 T6 型分光光度计的使用方法。

二、方法提要

紫外分光光度法能测定对紫外光有吸收的微量物质,测定灵敏度为 $10^{-1} \sim 10^{-4}$ g/L。紫外分光光度法不仅能测定物质含量,而且能鉴定物质,若与其他方法配合,还可以研究物质的组成,推测有机化合物的分子结构。

苯酚属芳香族化合物,对紫外光有吸收,其最大吸收波长 $\lambda_{max} = 274$ nm。苯酚的 λ_{max} 可通过实验从 $A-\lambda$ 吸收光谱上求得。微量的苯酚在一定量范围内服从朗伯-比耳定律,因此可以用紫外分光光度法测定苯酚的含量。本实验采用直接比较法求苯酚的含量。

由于饱和烃、醇、醚等在近紫外区不产生吸收,因此在紫外光谱测定中常用作溶剂。

三、仪器与试剂

(一)仪器

T6 型紫外可见分光光度计(带石英吸收池若干个),100 mL 烧杯,250 mL 试剂瓶(洁净并且干燥),50 mL 容量瓶。

(二)试剂

无水乙醇,5.0×10^{-4} mol/L 苯酚的乙醇溶液,苯酚的未知液。

四、实验步骤

(一)苯酚吸收光谱的绘制

按 T6 型分光光度计使用方法(见附录),以无水乙醇为参比溶液分别测定苯酚乙醇溶液在252~284 nm处的吸光度,每隔2 nm测定一次。记录每一次测定波长及对应的吸光度值。

以波长为横坐标,吸光度为纵坐标,绘制苯酚的吸收曲线,找出苯酚的最大吸收波长。

(二)苯酚未知液的测定

按T6型分光光度计的使用方法,以无水乙醇为参比溶液分别测定苯酚标准溶液及苯酚未知液的吸光度值,用直接比较法计算出未知液的浓度。

计算公式如下:

$$c_x = \frac{A_x}{A_s} c_s$$

式中:c_x——未知液的浓度;

c_s——标准溶液的浓度;

A_x——未知液的吸光度;

A_s——标准溶液的吸光度。

五、注意事项

(1)未经老师允许,不能乱动仪器,以防损坏仪器。

(2)所用的吸收池,必须是石英吸收池。

六、思考题

(1)紫外分光光度计与可见分光光度计比较,有何异同?

(2)UV-1000型分光光度计与T6型分光光度计在光学线路和主要部件上有何异同?

(3)为什么在紫外分光光度法中,所用吸收池必须是石英质的?

附录 T6型分光光度计及其操作方法

新世纪T6型分光光度计版面及其左侧面如图13-1所示。

新世纪T6型分光光度计的操作方法:

1.插上电源,打开仪器开关,同时打开电脑,进入电脑初始桌面。

2.打开WIN5,仪器开始进行自检,进入初始化界面,如图13-2所示,大概需要10 min。

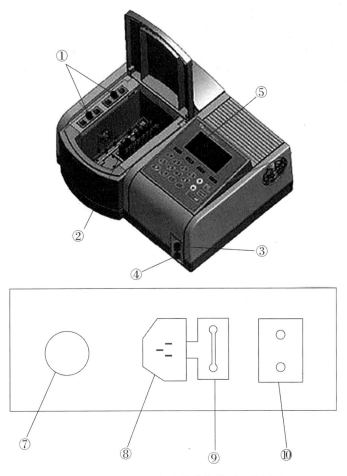

图 13-1　T6 型分光光度计的外形及其侧面

注:①比色皿存放架,用于存放 10 mm 比色皿;②样品室,用于放置被测样品;③功能扩展卡接口,用于安装功能扩展卡;④备用接口;⑤键盘,共 21 个按键,用于控制和操作仪器;⑥LCD 装置,用于显示测量信息、参数及测量数值;⑦接线柱,用于连接底线;⑧电源插座;⑨保险管;⑩电源开关。

3. 自检完进入新世纪 T6 型分光光度计的工作站,出现 UVWIN5 的主用户界面,如图 13-3 所示,有工具栏、菜单栏、树形窗口、模块窗口。软件中大部分功能都是由菜单栏提供的,工具栏的作用是将菜单栏中的常用功能以工具按钮的方式进行集中处理。树形窗口有两个,一个负责显示当前各个功能模块的文件和工作室,称为"工作室窗口";另一个负责显示和控制当前仪器的附件,称为"附件窗口"。模块窗口包括:【光谱扫描】【时间扫描】【光度测量】【定量测定】。每个窗口可以完成不同的测量功能。可以使用鼠标点击窗口的标题栏来激活窗口,也可以通过选择"工作室窗口"中相应的模块名来激活各个模块窗口。

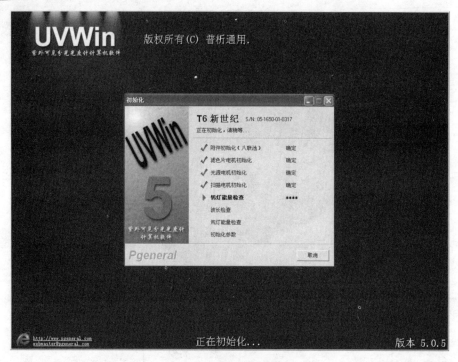

图 13-2　仪器初始化界面

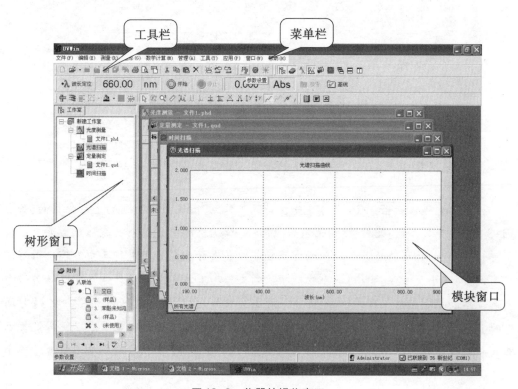

图 13-3　仪器的操作窗口

4.光谱扫描的主要操作步骤：

(1)光谱扫描指按照一定的波长间隔,对某个波段范围进行扫描。在扫描过程中波长每变化一次,就读取一个数据,并将测量数据以二维图形的方法进行显示。

激活光谱扫描的模块窗口,首先要进行参数设置,选择【测量】菜单下的【参数设置】,或点击快捷按钮,即可打开设置窗口。如图13-4所示。

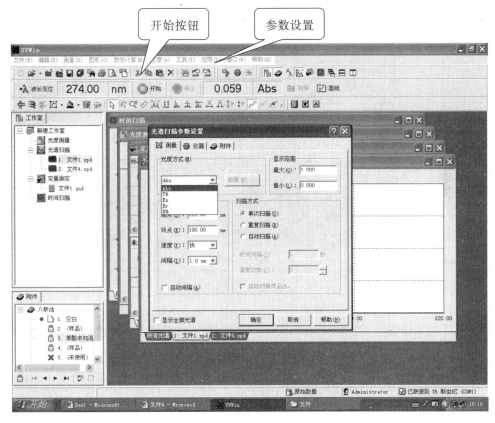

图13-4　光谱扫描参数设置

(2)设置窗口中有三个选项卡,如图13-5所示:三个选项卡分别为【测量】【仪器】【附件】。在【测量】选项卡中,选择【光度方式】为"Abs"吸光度模式[其他还有T%透过率模式、Es能量模式(样品光)、Er能量模式(参比光)、R% 参比光透过率(积分球附件专用)]。【扫描参数】起点:284.00 nm。终点:252.00 nm。速度:快速。间隔:1.0 nm。扫描方式:单次扫描。【仪器】【附件】参数设置完后点击确定。

(3)所有参数设置完之后,点击【测量】菜单下的【开始】子菜单,或者直接点击【开始】按钮,进入下一界面,如图13-6所示,仪器提示插入空白样品后,点击【基线】进行基线校正,如图13-7所示。

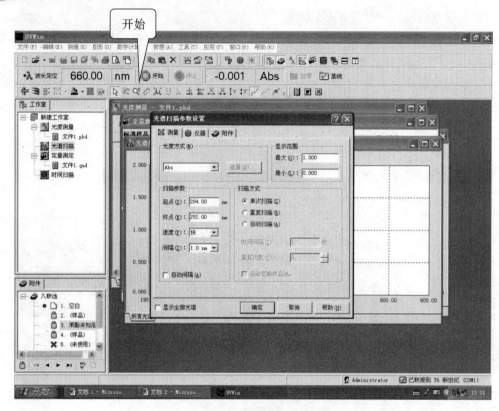

图 13-5　光谱扫描参数设置内容

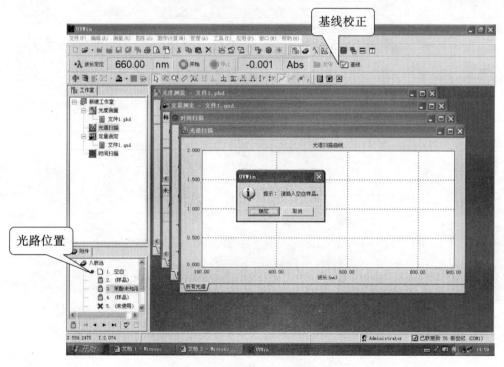

图 13-6　提示插入空白样品

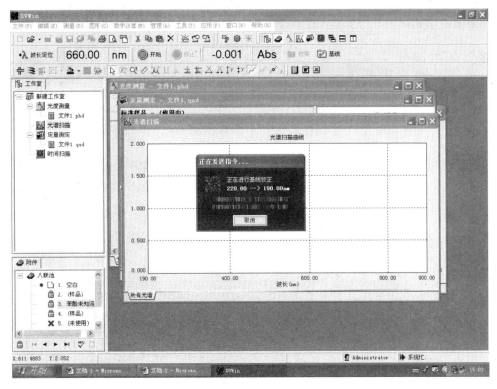

图 13-7　基线校正过程

（4）把样品插入样品槽内，并把样品置于光路上，点击【开始】，仪器开始扫描光谱图，如图 13-8 所示。扫描结束后，我们可以对光谱图进行峰值检出、读光标、读屏幕等处理，也可以保存光谱图，导出数据。

（5）数据导出：点击【文件】下拉菜单选择【导出数据】，在弹出的选项卡上选择光谱数据，并点击【下一步】，选择导出类型为 word，或者为 excel 等；导出文件名称、位置设定后点击【导出】，如图 13-9 所示。数据导出完成后，我们就可以直接打开该文件并打印。

5. 定量测定——用待测样品的测量值与标准样品的测量值进行对比，最后计算出待测样品的浓度的一种测量方法。定量测定可分为单波长定量、双波长定量、三波长定量、一次微分定量、二次微分定量、三次微分定量等诸多定量方法。定量测定的主要操作步骤：

（1）激活定量测定的模块窗口，窗口分为上下两栏，分别为标准样品栏和未知样品栏，如图 13-10 所示。

（2）同样进行参数设置，主要的参数如图 13-11 和图 13-12 所示。

（3）标准样品的测定：点击标准样品测量窗口显示"（使用中）"，按编号顺序输入标准样品的浓度。如图 13-13 所示。

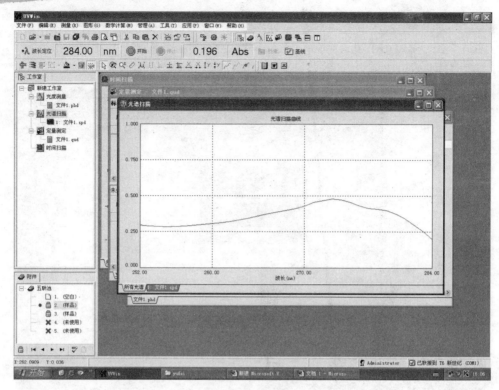

图 13-8　扫描光谱

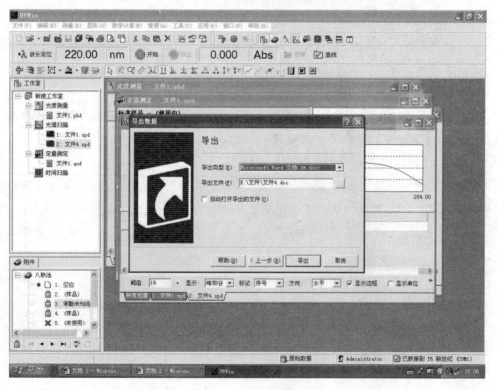

图 13-9　数据导出

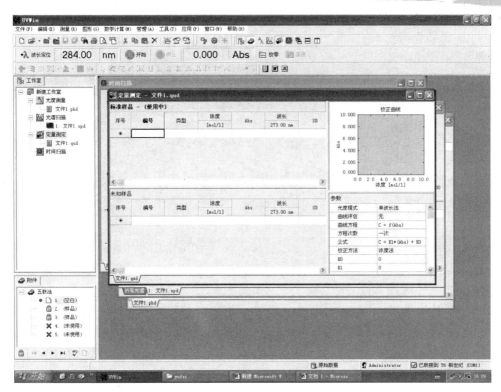

图 13-10　定量测定窗口

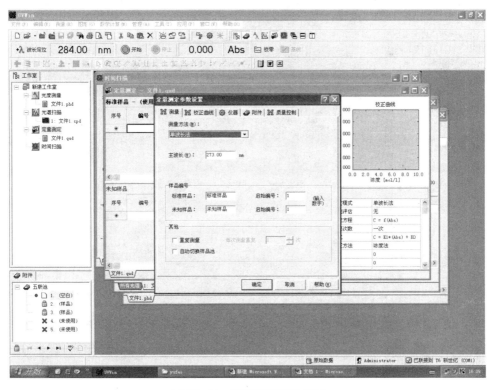

图 13-11　定量测定参数设置

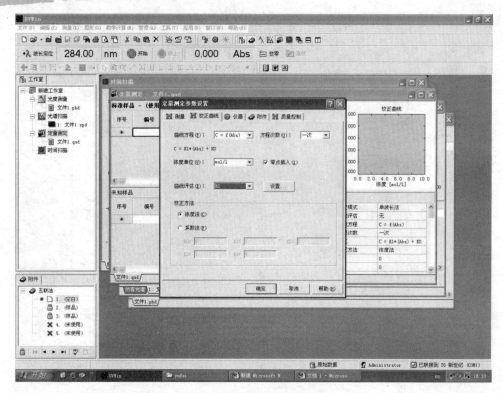

图 13-12　定量测定参数内容

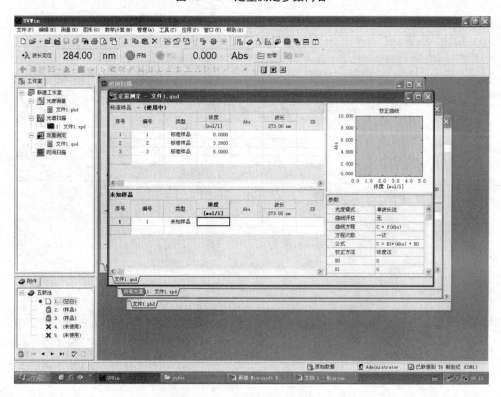

图 13-13　标准样品浓度输入

(4)测量前首先把空白样品放入光路中,点击【较零】扣除空白,此时波长定位为 273 nm。之后依次把样品放入光路中,并用鼠标把对应标准样品编号的 Abs 框点黑,点击【开始】,进行测量,所测量的吸光度数据就直接显示在吸光度(Abs)栏里,窗口右上边作出校正曲线,右下边显示参数数据。如图 13-14 所示。

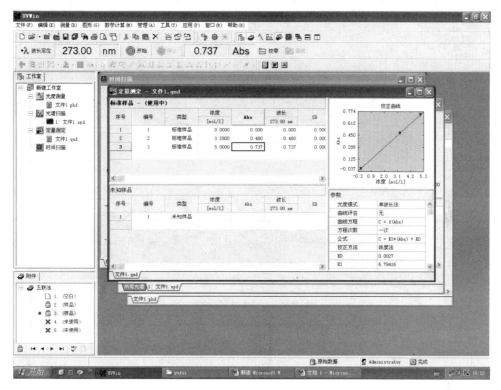

图 13-14　标准样品测定

(5)未知样品的测定:鼠标点亮未知样品窗口,显示"(使用中)",把浓度栏点黑,同时把未知样品置于光路上,点【开始】,仪器根据校正曲线和未知样品的吸光度值直接把浓度计算并显示出来,如图 13-15 所示。

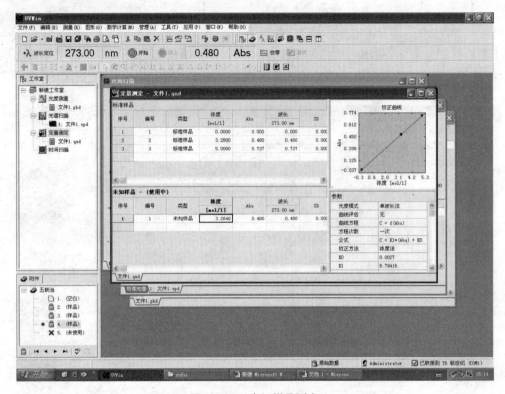

图 13-15　未知样品测定

6. 实验内容完成后,关闭模拟窗口,退出工作站,关闭电脑和仪器,拔掉电源。

（玉崧成）

实验十四

水中硝酸盐含量的测定

一、实验目的

(1)了解紫外分光光度法测定硝酸盐的原理和方法。

(2)掌握 UV-1601 型分光光度计的使用方法。

二、方法提要

硝酸根离子在紫外光区波长 220 nm 附近有强烈的吸收,测量它在此波长处的吸光度,可作为定量分析的依据。硝酸盐氮的含量高达 11 mg/L 时仍然符合朗伯-比耳定律。本法最低检出浓度为 40 μg/L 硝酸盐氮,测定范围为 0.04 ~ 8.00 mg/L。

由于溶解在水中的某些有机物在波长 220 nm 处也有吸收,将对测定产生干扰,但这类有机物还能吸收 275 nm 波长的紫外光,而硝酸根离子却不吸收,因此常利用此波长进行第二次测量来校正硝酸盐的数值。将水样过滤,可以除去水中可能干扰的悬浮颗粒。用 1 mol/L 盐酸溶液酸化,能防止高达 1 000 mg/L(以 $CaCO_3$ 计)的氢氧化物或碳酸盐的干扰。在本实验条件下,氯化物不影响测定。此外,共存的亚硝酸盐、六价铬和表面活性剂也会产生干扰,可制备各自的校正曲线予以消除。

三、仪器与试剂

(一)仪器

50 mL 容量瓶,10 mL 吸量管,8 cm 长颈漏斗,洗过的 11 cm 无灰定量滤纸,25 mL 移液管,250 mL 锥形瓶,10 mL 量杯,UV-1601 型分光光度计,1 cm 吸收池。

(二)试剂

(1)氢氧化铝混悬液:溶解 125 g $KAl(SO_4)_2 \cdot 12H_2O$ 于 1 L 去离子水中,加热至 60 ℃,然后在不断搅拌下慢慢加入 55 mL 浓氨水,放置约 1 h,转移到大试剂瓶中,用去离子水反复洗涤沉淀,直至洗液不含氯、氯化物、硝酸盐和亚硝酸盐为止,澄清后,尽量弃去上层清液,留下浓的氢氧化铝混悬物,最后加入 100 mL 去离子水,摇匀备用。使用前必须充分振摇,使之混合均匀。

（2）1 mol/L HCl 溶液。

（3）硝酸盐标准储备液：称取 0.721 0 g 分析纯硝酸钾溶于去离子水中，再定量地稀释成 1 000 mL，此溶液硝酸盐氮含量为 100 mg/L。

（4）硝酸盐标准应用液：在容量瓶中将上述储备液准确地稀释 10 倍，此溶液硝酸盐氮含量为 10 mg/L，也相当于 44.3 mg/L 硝酸根离子（NO_3^-）。

四、实验步骤

（一）标准曲线的绘制

依次吸取硝酸盐标准应用液 0.00 mL、1.00 mL、2.00 mL、5.00 mL、10.00 mL、20.00 mL 和 40.00 mL，分别置于 7 支 50 mL 容量瓶中，再各加 1 mL 1 mol/L HCl 溶液，稀释至 50 mL，充分混匀。以试剂空白为参比。用 1 cm 吸收池，在分光光度计上测定各容量瓶内的溶液在 220 nm 波长处的吸光度。以吸光度对硝酸盐氮的浓度绘制标准曲线。

（二）水样的测定

（1）水样混浊时需用滤纸过滤。水样如有颜色，则在每 100 mL 水样中加入 4 mL 氢氧化铝混悬液，于锥形瓶内充分混匀，静置 5 min 后过滤。

（2）准确吸取清洁水样或经处理的水样 25.0 mL 置于 50 mL 容量瓶中，加 1 mL 1 mol/L HCl 溶液，充分摇匀。

（3）用 1 mol/L HCl 溶液酸化的去离子水作参比，同样在 220 nm 波长处测量其吸光度，再在 275 nm 波长处测量其吸光度。

（三）结果计算

（1）水样不含可溶性有机物时，根据测得水样的吸光度从标准曲线上查出相应的硝酸盐氮的浓度，乘以稀释的倍数，即得水样中硝酸盐氮的含量。

（2）若水样含有干扰性有机物时，则吸光度 A 值就必须校正，然后按下式计算：

$$硝酸盐氮含量(mg/L) = \frac{校正后吸光度值相当于硝酸盐氮的质量(\mu g)}{水样的体积(mL)}$$

$$硝酸盐含量(mg/L) = 硝酸盐氮(mg/L) \times 4.43$$

五、注意事项

（1）一般说来，本法只适用于测定有机物含量较低的水样，如自来水、井水、地下水和清洁地面水中的硝酸盐氮。因为硝酸盐的测定是比较困难的，水样存在干扰成分的可能性很大，不同的测定方法适用的测定范围各不相同，操作步骤都相对复杂等，必将影响测定结果。为了提高分析的准确性，通常只把紫外分光光度法作为测定硝酸盐的筛选实验，然后根据所得结果选择适合样品中硝酸盐含量的其他测定方法，进行更为可靠的测定。例如,硝酸盐氮的浓度在 0.1 mg/L 以下时,可用镉还原法;硝酸盐氮的浓度在 0.1 ~ 0.2 mg/L 时,用马钱子碱法;硝酸盐氮的浓度在 0.1 ~ 0.5 mg/L 时,用变色酸法;硝酸盐氮的浓度更高时,则应稀释样品后,再用马钱子碱法或用变色酸法测定。

(2)所有玻璃仪器均需彻底洗净,并且应将吸收池外的渍印或颗粒以及黏附在池内表面上的痕量洗净剂或铬酸洗液完全洗净,以减少误差。

六、思考题

(1)为什么说用紫外分光光度法测定硝酸盐不是一个十分正确的方法?

(2)将硝酸盐氮的含量(mg/L)换算成硝酸盐(mg/L)含量时,为什么要乘以 4.43?

附录　UV-1601 型分光光度计及其使用说明

UV-1601 型分光光度计如图 14-1 所示。

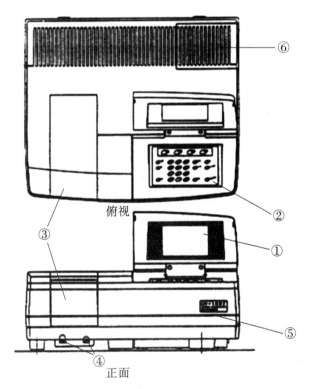

俯视

正面

图 14-1　UV-1601 型分光光度计

注:①显示屏;②键盘;③样品池;④样品池固定螺丝;⑤电源指示灯;⑥光源。

1.打开电源开关。

2.仪器初始化:仪器初始化,即仪器自检,大概需要3~5 min;特别注意:在仪器自检的过程中不能动仪器的任何部件。

3.实验条件选择:仪器自检结束后进入 Mode 界面,如图14-2所示。在此界面下可以选择实验条件:

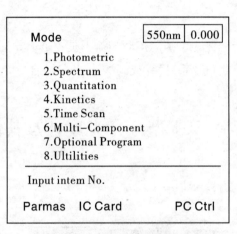

图14-2　仪器初始化后显示界面

(1)苯酚吸收光谱的绘制:

选择键盘上"2",再按键盘上的"enter"键,此时进入"Spectrum"界面:

1)选择实验条件:在 Spectrum 界面上做如下操作:按键盘上"1"可选择测量模式(Meas. mode)为"吸光度(Abs)""透光率(T)"或者"能量(E)",本实验选择"Abs";按键盘上"2"可选择波长扫描范围(Scanning range),在键盘上输入"300,enter;200,enter";按键盘上"3"可选择纵坐标记录范围(Rec. range),在键盘上输入"0,enter;1.0,enter";按键盘上"4"可选择扫描速度(Scan speed)为"Very fast""Fast""Medium""Slow"或"Very slow",按键盘上"4"可选择"Fast,enter";按键盘上"5"可选择扫描次数"No. of scans"为"1、2或更多次数",本实验选择"2,enter";按键盘上"6"可选择光谱展示模式(Display mode)为"Sequential(连续)"或"Overlay(覆盖)",本实验选择"Sequential,enter"。

2)基线校正:条件选择好后,进行基线校正,目的是在已选择的波长范围内用试剂空白进行调零(T=0)和100(T=100%),具体方法为:在两个样品池中放入盛装试剂空白的石英比色皿,然后按键盘上的功能键 F₁(Basecorr.),仪器自动进行基线校正。

3)绘制光谱:取出样品池中外侧的比色皿,装入待测试液,按键盘上的开始/停止键"start/stop",仪器自动绘制出待测溶液的吸收光谱图。

4）实验数据的记录方法：在吸收光谱图的下边显示出 4 个功能选择，即"Zoom，DataProc，ExtTrans，SaveCurve"，接着选择功能键 F_2，即"DataProc（数据输出）"，此时屏幕上出现吸收光谱图和图下的 5 个功能选择，即"1. CH Operation，2. Derivative，3. Peak，4. Area calc. ，5. Point pick"，按键盘上的"3"，出现 $\lambda_{max}=220$ nm，$A=0.872$，即苯酚的最大吸收波长为 273.9 nm。按返回键"Return"回到上一页；按键盘上"5"即"Point pick"可以进入下面界面即显示不同波长处吸光度值：起始波长输入"300，enter"；结束波长输入"200，enter"；间隔 2 nm 或 5 nm 读取吸光度可得一系列（λ，A）数据。

连续按键盘上的"Return"键返回到"Spectrum"界面，接着按键盘上的"Mode"键返回到"Mode"界面，此时屏幕显示"Current data not saved，do you continue？"，按功能键 F_3 即"OK"即可，这时屏幕显示"Mode"界面。

（2）待测试液中硝酸盐含量的测定（标准比较法）：

在"Mode"界面下，按键盘上的"3"即进入"Quantitation（定量分析）"界面。

在"Quantitation"界面下，按键盘上"1"即"Meas."为测量波长的选择，此时出现"Measurement"界面，在此界面上出现"1. 1λ；2. 2λ；3. 3λ；4. Derivative"测量波长方法选择，本实验选择"1. 1λ"方法，在键盘上按"1"，并输入测量波长 $\lambda=220$ nm。

按键盘上的"Return"键返回"Quantitation"界面，按键盘上的"2"，此时出现"Method"界面，在此界面上出现"1. K-factor；2. 1 point calib. ；3. 3 Multi-point calib."定量分析方法选择，本实验选择"2. 1 point calib. "，即单点校正法（标准比较法），在键盘上输入"2"，同时输入标准溶液的浓度值 $c_s=0.000\,5$ mol/L。此时屏幕下方问"Get Abs Value by 1）key-in 2）Meas. ？"，本实验选"2）Meas."即在键盘上按"2"，屏幕上立即给出测量结果为 $A=0.872$。

按键盘上的"Return"键返回"Quantitation"界面，按键盘上的"3"可以选择同一样品的重复测量次数，本实验选择 1 次，按键盘上的"enter"键。

按键盘上的"Return"键返回"Quantitation"界面，按键盘上的"4"可以选择标准溶液的单位有"0. NO；1. %；2. ppm；3. ppb；4. g/L；5. mg/mL；6. ng/mL；7. mol/L；8. μg/mL"，本实验选择"7. mol/L"即按键盘上的"7"。

取出样品池架内外侧盛放苯酚标准溶液的比色皿，接着把装有待测试液的比色皿放入样品池架上，然后按"Start/Stop"键。如果有多个未知液时，可以连续测定。结果显示如表 14-1 所示。

测量结束后，按"Return"键重新返回到"Quantitation"界面，接着按"Mode"键，此时屏幕上出现"Current data not saved，do you continue ？"，按功能键 F_3 即"OK"，界面转换到"Mode"界面。

表 14-1　定量分析结果

Name	Sample No.	Abs	Conc./(mol/L)
c_s	1	0.871 7	$5.000\ 0\times10^{-4}$
	2	0.871 7	$5.000\ 0\times10^{-4}$
	3	0.871 7	$5.000\ 0\times10^{-4}$
c_{x1}	4	0.613 4	$4.000\ 0\times10^{-4}$
	5	0.613 6	$4.000\ 0\times10^{-4}$
	6	0.613 2	$4.000\ 0\times10^{-4}$
c_{x2}	7		
	8		
	9		

4. 在"Mode"界面下,关闭电源,结束实验。

5. 拔掉仪器插座,整理仪器和实验台面,保证清洁后可以结束整个实验,半个小时后由指导老师盖上仪器罩。

（玉崧成）

紫外可见分光光度法测定槲皮素的含量

一、实验目的

(1)掌握紫外可见分光光度法测量的基本原理。

(2)通过测定槲皮素样品液中槲皮素的含量,学会使用紫外可见分光光度计。

二、方法提要

槲皮素的化学结构如图 15-1 所示,在 200~400 nm 范围存在两个主要的紫外吸收带(带Ⅰ和带Ⅱ)。在 300~400 nm 出现的峰带对应于 B 环的苯甲酰基,称为峰带Ⅰ;在 220~280 nm 出现的峰带对应于 A 环的桂皮酰基峰,称为峰带Ⅱ。其最大吸收波长分别为 374 nm 和 256 nm。在一定浓度范围内,溶液的吸光度与槲皮素浓度成正比。

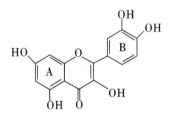

图 15-1 槲皮素的化学结构

三、仪器与试剂

(一)仪器

紫外分光光度计,电子分析天平,50 mL、100 mL 容量瓶。

(二)试剂

(1)槲皮素。

(2)无水乙醇。

(3)槲皮素标准储备液:精确称取槲皮素对照品 0.500 0 g,置于 100 mL 容量瓶中,加入无水乙醇溶解,定容至 100 mL,所得浓度为 5.000 g/L,备用。

（4）槲皮素标准应用液：精确称取槲皮素标准储备液 4 mL，置于 100 mL 容量瓶中，加入无水乙醇定容至 100 mL，所得浓度为 0.200 0 g/L，备用。

四、实验步骤

1. 标准曲线的绘制

取上述槲皮素标准应用液 1.0 mL、1.5 mL、2.0 mL、2.5 mL、3.0 mL 和 3.5 mL，分别置于 6 支 50 mL 容量瓶中，加入无水乙醇稀释，定容。在最大波长 374 nm 处，以无水乙醇为参比，以槲皮素对照品溶液的加入量为横坐标，以吸光度的大小为纵坐标，绘制标准曲线。

2. 样品溶液的测量

取待测样品溶液，稀释到一定的倍数，使其相应吸光度在标准曲线的线性范围内，根据吸光度的大小，代入标准曲线回归方程，求得待测样品溶液的浓度。

五、注意事项

（1）紫外可见分光光度计使用前应预热半小时以上。

（2）样品溶液的吸光度最好在 0.2 ~ 0.8。

六、思考题

（1）影响紫外可见分光光度法实验技术的因素有哪些？

（2）如何提高分光光度法的灵敏度和选择性？

（玉崧成）

双波长分光光度法同时测定复方制剂中对乙酰氨基酚和乙酰水杨酸的含量

一、实验目的

（1）掌握分光光度法中"等吸收点法"同时测定两组分的基本原理。

（2）了解岛津 UV-1700 型双波长双光束分光光度计的结构，熟悉该仪器的使用方法。

二、方法提要

双波长分光光度法是光度分析中的一个重要分支，它可以不经过预处理或分离，同时测定 2 个或 3 个相互干扰的组分。"等吸收点法"是双波长分光光度法中常用的方法，其原理如下。

设有 2 种物质 a 与 b，它们的吸收光谱严重重叠，当 a 和 b 共存时它们将相互干扰。为在测定 a 时消除 b 的干扰，可采用等吸收点法予以消除，即从 b 的吸收光谱上选择两个吸光度相等的波长 λ_1 和 λ_2，测定混合物的吸收度差值，然后根据 ΔA 值来计算 a 的含量。如图 16-1 所示。

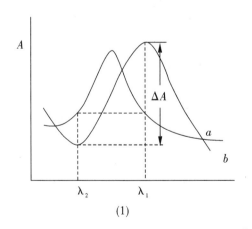

(1)

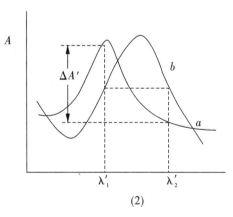

(2)

图 16-1　等吸收双波长测定法

选择波长的原则：

（1）干扰组分 b 在两个波长应具有相同的吸光度，即 $\Delta A(b) = A_{\lambda_1}(b) - A_{\lambda_2}(b) = 0$。

（2）待测组分在这两个波长处的吸收度差值 $\Delta A(a)$ 应足够大。

现用作图法说明波长选择的方法，如图 16-1 所示，a 为待测组分，可以选择组分 a 的特征吸收峰作为测定波长 λ_1，在这一波长位置作 x 轴的垂线，此线与干扰组分 b 的吸收光谱相交于某一点，再从这一点作一条平行于 x 轴的直线，此直线又与干扰组分 b 的吸收光谱相交于一点或数点，则选择与这些交点相对应的波长作为参比波长 λ_2。当 λ_2 有几个波长可供选择时，应当选择使待测组分的 ΔA 尽可能大的波长。

$$A_2 = A_2(a) + A_2(b) \quad A_1 = A_1(a) + A_1(b) \quad A_2(b) = A_1(b)$$

$$\Delta A = A_2 - A_1 = A_2(a) - A_1(a) = [(\varepsilon_2(a) - \varepsilon_1(a))] \cdot c_a \cdot l$$

被测组分 a 在两波长处的 ΔA 值愈大，愈有利于测定。同样的方法可消去组分 a 的干扰，测定 b 组分的含量。

三、仪器与试剂

（一）仪器

岛津 UV-1700 型紫外分光光度计；pHs-3C 型酸度计；电子分析天平。

（二）试剂

（1）磷酸盐缓冲溶液：准确称取 0.680 0 g 的 KH_2PO_4，加入 15 mL 0.1 mol/L NaOH 溶液，充分混合使其溶解，用去离子水稀释至 1 000 mL，此缓冲溶液 pH 值为 6.5。

（2）乙酰水杨酸储备溶液：精确称取 0.110 0 g 乙酰水杨酸于 100 mL 容量瓶中，加入 60 mL 95% 乙醇和 10 mL 水稀释，再加入 20 mL 0.2 mol/L NaOH 溶液，轻轻摇动。水解 15 min，用盐酸溶液调节 pH 值为 6.5，然后用磷酸盐缓冲溶液稀释至刻度，摇匀，作为储备溶液。

（3）乙酰水杨酸标准溶液（A）：移取 10 mL 乙酰水杨酸储备溶液于 100 mL 容量瓶中，加入缓冲溶液稀释至刻度，摇匀。

（4）对乙酰氨基酚储备溶液：精确称取 0.110 0 g 对乙酰氨基酚，加入 60 mL 95% 乙醇溶解并转移至 100 mL 容量瓶中，用磷酸盐缓冲溶液稀释至刻度，摇匀，作为储备溶液。

（5）对乙酰氨基酚标准溶液（B）：移取 10 mL 对乙酰氨基酚储备溶液于 100 mL 容量瓶中，加入缓冲溶液稀释至刻度，摇匀。

四、实验步骤

1. 乙酰水杨酸、对乙酰氨基酚吸收曲线的绘制

配制不含待测样品的试剂空白溶液。用 1 cm 比色皿，以试剂空白为参比，在 200 ～

400 nm 的波长范围内扫描,记录乙酰水杨酸、对乙酰氨基酚的吸收曲线。如图 16-2 所示。

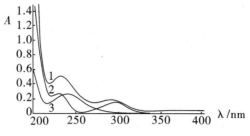

1.乙酰水杨酸；2.对乙酰氨基酚

图 16-2　乙酰水杨酸和对乙酰氨基酚的吸收曲线

2. 工作波长的选择

在所绘制吸收曲线上,根据"等吸收点法"的作图原理,找出各自的测定波长和参比波长。乙酰水杨酸的磷酸盐缓冲溶液(pH 值为 6.5)在 252.0 nm 处有一特征吸收峰,对乙酰氨基酚在 232.5 nm 处有等吸收点;对乙酰氨基酚溶液在 283.5 nm 有一特征吸收峰,乙酰水杨酸在 243.5 nm 处有等吸收点。

3. 标准曲线的绘制

取 7 支 25 mL 容量瓶,分别加入 0.5 mL、1.0 mL、1.5 mL、2.0 mL、2.5 mL、3.0 mL 和 3.5 mL 乙酰水杨酸标准溶液(A)和对乙酰氨基酚标准溶液(B),用缓冲溶液定容至刻度。按步骤 1 吸收曲线的绘制配制空白溶液,并在步骤 2 确定的工作波长处,分别测定各点的吸光度差值($\Delta A = A_{\lambda 2} - A_{\lambda 1}$)及吸光度值($A_{\lambda 3}$),以吸光度差(或吸光度)值对各点的乙酰水杨酸和对乙酰氨基酚浓度作图。

4. 样品分析

取 20 片复方制剂称重(计算出平均值),研磨成粉末,称重(相当于 120 mg 乙酰水杨酸),放入 100 mL 容量瓶中,用 95% 乙醇溶解,用水稀释后用 20 mL 0.2 mol/L NaOH 溶液水解 15 min;然后用盐酸调节至 pH 值为 6.5,再用缓冲溶液稀释至刻度,摇匀过滤。精密量取滤液 2 mL 放入 25 mL 容量瓶中,用缓冲溶液稀释至刻度,摇匀。以缓冲溶液为空白溶液,分别在 232.5 nm、252.0 nm、243.5 nm、283.5 nm 处测定其吸光度 A,计算其 ΔA,并在标准曲线上查出乙酰水杨酸和对乙酰氨基酚的浓度,计算出制剂中乙酰水杨酸和对乙酰氨基酚的含量。

五、思考题

(1)双波长分光光度法的测定原理是什么?

(2)如何根据"等吸收点法"选择参比波长?

(玉崧成)

荧光分光光度法测定硫酸奎宁含量

一、实验目的

（1）掌握荧光分光光度法的基本原理。

（2）学会使用 FS5 荧光分光光度计。

二、方法提要

荧光分析是一种高灵敏度的分析方法。利用这种方法，可以测定能产生荧光的微量无机物和有机物含量，对不能产生荧光的物质，可以利用某些具有能发生荧光基团的有机试剂，与非荧光物质形成较纯的荧光化合物，然后进行测定。

在荧光测定中如果让激发光的波长和强度保持不变，连续改变荧光测定波长，分别测定各波长下的荧光强度，然后以荧光强度对荧光波长作图，得到的曲线为荧光光谱（发射光谱）。荧光光谱表示该物质在各个不同波长下测定的荧光相对强度，分析时应选择荧光强度最强的波长作为荧光波长。

如果固定荧光波长，连续改变激发光波长，测定不同激发光波长下的荧光强度，以荧光强度对激发光波长作图，得到的曲线称为激发光谱，通过激发光谱选择能产生荧光强度最强的激发光波长作为分析用的激发光波长。

由于奎宁具有特殊的结构（图 17-1），故硫酸奎宁在 0.05 mol/L H_2SO_4 介质中，能被一定

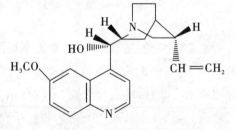

图 17-1　奎宁的化学结构

波长的光（$\lambda = 345$ nm）激发而产生荧光。荧光光谱的峰值为 $\lambda_{max} = 445$ nm，因而可应用荧光分析进行测定。

三、仪器与试剂

（一）仪器

FS5 荧光分光光度计，50 mL 容量瓶。

（二）试剂

10 mg/L 硫酸奎宁溶液,0.05 mol/L H_2SO_4溶液。

四、实验步骤

（一）激发光谱的绘制

用 0.05 mol/L 硫酸溶液作为参比溶液,用 10 mg/L 的硫酸奎宁溶液作为测定液。

固定荧光波长为 445 nm,从 300 nm 到 400 nm,每间隔 10 nm 测定一次荧光相对强度。以波长为横坐标,荧光相对强度为纵坐标,在坐标纸上绘出激发光谱图,指出最大激发波长 λ_{max} 为 345 nm。

（二）荧光光谱的绘制

用 10 mg/L 的硫酸奎宁溶液作为测定液。

从 380 nm 到 600 nm,每隔 20 nm 测定一次荧光相对强度。以波长为横坐标,荧光相对强度为纵坐标,在坐标纸上绘出荧光光谱图,指出最大发射波长 λ_{max} 为 445 nm。

（三）标准曲线的绘制及未知液测定

1. 标准曲线的绘制

准确吸取 10 mg/L 的硫酸奎宁溶液 0.00 mL、0.50 mL、1.00 mL、2.00 mL、3.00 mL、4.00 mL、5.00 mL 置于 7 支 50 mL 容量瓶中,用 0.05 mol/L H_2SO_4 溶液稀释至标线,得到浓度为 0 μg/L、100 μg/L、200 μg/L、400 μg/L、600 μg/L、800 μg/L、1 000 μg/L 的硫酸奎宁溶液,然后测定其荧光相对强度 F。

将得到的结果作出标准曲线,纵坐标为 $F-F_0$,横坐标为浓度,F_0 为试剂空白相对强度。

2. 未知液测定

与测定标准系列溶液相同的条件测出未知液的荧光强度,从标准曲线上查出浓度。

（四）直接比较法测定未知物

按照仪器操作方法分别测定出标准溶液和未知溶液的荧光强度,根据下式计算:

$$c_x = \frac{F_x - F_0}{F_s - F_0} c_s$$

式中:c_x——待测液的浓度;

　　c_s——标准液的浓度;

　　F_x——待测液的荧光强度;

　　F_s——标准液的荧光强度。

五、思考题

（1）简述荧光分光光度法的原理。

(2)荧光分光光度法有哪些特点？

(3)FS5 荧光分光光度计的构造特点及光路图与可见分光光度计比较,有何异同?

附录 爱丁堡 FS5 荧光分光光度计及其简易操作方法

爱丁堡 FS5 荧光分光光度计外观如图 17-2 所示。

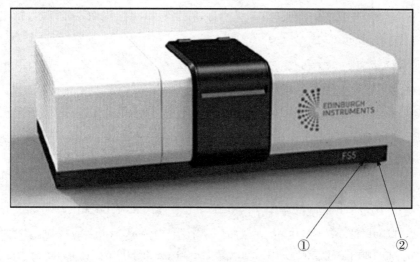

图 17-2 爱丁堡 FS5 荧光分光光度计

注:①电源指示灯;②氙灯指示灯。

(一)开机顺序

1.打开电脑,找到位于仪器右侧电源插座附近的电源开关,打开电源开关。

2.仪器包括其 USB 接口将通电。前方面板绿色指示灯亮。打开仪器电源开关,稳定 30 s 后,双击打开桌面上的荧光应用程序,此时电脑通过 USB 接口连接 FS5 并初始化 FS5 硬件。初始化程序的第一个操作是打开氙灯和检测器温度稳定器,之后初始化步进电机,读取样品模块号码,运行狭缝。等待初始化完成。

3.在荧光应用程序菜单栏点击设置选择氙灯,打开氙灯后,前方面板橙色指示灯亮。等待 10 min 使氙灯和检测器稳定后,可以开始测试。

(二)关机顺序

1.在信号速率对话框中调节狭缝宽度为最小值(0.02 nm)。

2.在设置中选择氙灯,关闭氙灯,等待氙灯散热 10 ~ 15 min。

3.退出软件,关闭仪器电源,关闭电脑。

（三）操作界面介绍

荧光应用程序的主界面包括顶部的菜单栏和工具栏,中部扫描显示区域和底部的硬件状态栏。

1. 菜单栏:菜单栏提供软件的所有功能。

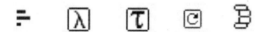

注意列出的不同可使用的对话框取决于数据窗口是否在前以及数据是光谱还是荧光寿命。可以通过菜单栏使用的对话框取决于运行的样品模块的类型。另外,一些仪器功能在选项菜单中不能使用,影响列出的对话框会减少。

2. 工具栏:工具栏有一排常用命令的图标,一些图标是灰色失效的,这与目前选择的显示区窗口有关。

注意快捷图标并不包括所有的菜单选项。

（1）扫描图标:

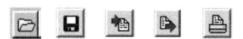

打开信号速率,新的光谱测量,新的寿命测量,重新运行,批量测量窗口。

（2）文件图标:

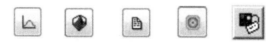

打开,保存,输入,输出,打印。

（3）扫描查看图标:

改变数据窗口的查看格式取决于选择的扫描类型。可在2D、3D、文本或等值线图之间切换。可以设置图选项,例如坐标轴字体和单位、屏幕颜色和标签。

（4）测量图标：

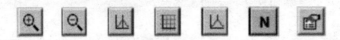

放大或缩小图示，显示光标以便选择并得到特定区域的数据。其余图标用于网格图，查看峰值，在等高图中正常化图形，编辑图形特性。

（5）测量容器图标：

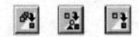

将多个扫描加入一个测量容器内，将多个扫描分开，从测量容器中提取单个扫描。

（6）刻度图示：

Y 轴为对数或线性形式。

3.状态栏：操作过程中状态栏会显示重要的实际设置，如图 17-3 所示。

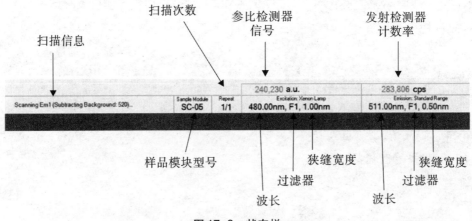

图 17-3　状态栏

（四）波长扫描的简易操作

1.准备测量（信号速率对话框）：使用信号速率对话框（图 17-4）为光谱扫描做准备，用扫描类型对话框（通过 $\boxed{\lambda}$ 快速访问）设置或修改扫描参数并开始扫描。

由于信号速率对话框包含一些只能在此设置而不在任何其他光谱扫描对话框中出现的条目,因此每次测试前使用信号速率对话框非常重要。这里主要用于设置狭缝。

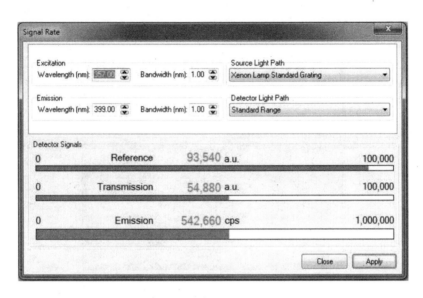

图17-4 信号速率对话框

(1)在信号速率显示和记录光谱扫描期间,信号强度可能会超过$1.5×10^6$ cps。过大的信号会引起饱和效应和非线性,信号条变红。

(2)在获得光谱过程中,屏幕底部的状态栏会显示正在运行的信息,例如目前扫描的数目、样品温度、光路、光谱狭缝、偏振角、使用的过滤器等。

(3)为了帮助使用者保持信号在线性范围,一旦信号超过线性范围,在信号速率屏幕中的信号条以及信号速率对话框和状态栏中速率的数值都会从蓝变红。

(4)信号速率对话框会包含1条或2条,而不会像上述举例中出现3条。这取决于使用的样品模块,可在信号速率显示选项中设置。

(5)显示波长附近的上下箭头可用于光谱中手动扫描,如果需要与默认值1 nm不同的扫描步长,右击改变扫描步长参数。

2.发射扫描:固定激发波长,改变发射波长的扫描称为发射扫描,发射扫描的波长范围一般比固定的激发波长长。

(1)使用信号速率对话框设置测量参数,例如:最大激发和发射波长,光子数速率可以通过光谱狭缝控制,通常光谱带和信号强度之间有一定平衡关系。大多数发射扫描使用明确的带宽,例如1 nm。而激发侧带宽用于控制信号强度。

(2)关闭信号速率对话框,打开发射扫描设置对话框,如图17-5所示。对话框中各项参数的默认值为上次发射扫描参数,除非上次扫描后在信号速率对话框中有所更改。

在对话框下面部分更改激发扫描参数。

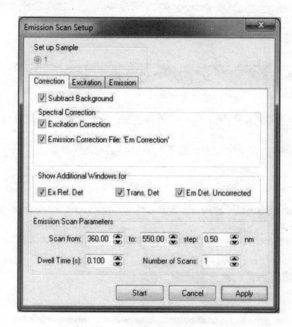

图 17-5 发射扫描设置对话框

1）标签"Correction"提供光谱扫描的修正选项。一般所有的修正选项都已被勾选，因此测量结果是真正的光谱，没有在仪器作用下失真。推荐在不修正的情况下测量一些点，这样可以看到修正对数据的影响。

2）一旦选择一种自动修正的方法就会默认打开"Subtract Background"功能，选择背景扣除选项后，在每次扫描和重复扫描前会记录背景信号，然后从初始扫描数据中扣除。

3）Display Additional Windows 区域仅在 Options>Measurement Options 中选择该选项时出现。如果想从发射检测器记录参比检测器或透过检测器或初始（未经修正）的数据，勾选相应的复选框，这些数据就会在单独的窗口显示，对随后的修正很有用。

4）Excitation 标签确认激发波长和狭缝。

5）Emission 标签确认发射狭缝。

（3）Apply 按钮可以保存所有的激发扫描参数，但不会开始扫描，Start 按钮可以保存所有的扫描参数，然后关闭对话框开始光谱扫描。

（4）激发光谱通过实时的点绘制来显示。在整个停延时间测量过程中 Y 轴自动调整大小显示光子计数的数目。如果选择的一组以上的重复测量，新的重复扫描数据会加入之前的扫描中，最后的扫描会显示所有停延时间内的数据，注意屏幕底部状态栏计数率会有不同：此处显示的是每秒未修正的光子数。

（5）使用 Esc 键或单击荧光应用程序屏幕右上方的工具键 Stop 可退出正在进行的光谱扫描。注意 Esc 键仅在窗口中包含正在进行的扫描时才能用。

在对话框下面部分更改透过扫描参数。

1）标签"Correction"提供光谱扫描的修正选项。一般激发修正选项已被勾选，用于描述测量过程中氙灯的波动。

2）一旦选择激发修正的方法就会默认打开"Subtract Background"功能，选择背景扣除选项后，在每次扫描和重复扫描前会记录背景信号。

3）Display Additional Windows 区域仅在 Options>Measurement Options 中选择该选项时出现。如果你想记录参比检测器或透过检测器，勾选相应的复选框。这些数据会在单独的窗口显示，对随后的修正很有用。

4）Excitation 标签确认激发狭缝。

（3）Apply 按钮可以保存所有的扫描参数。Start 按钮可以保存所有的扫描参数，然后关闭对话框开始光谱扫描。

（4）使用 Esc 键或单击荧光应用程序屏幕右上方的工具键 Stop 可退出正在进行的光谱扫描。注意 Esc 键仅在窗口中包含正在进行的扫描时才能用。

（5）测量结果，可右键单击扫描窗口，出现一个弹出菜单，可以改变查看设置来查看扫描特性。

（6）选择 File>Save 保存扫描。

（王艺琳）

荧光分光光度法测定维生素 B_2

一、实验目的

（1）掌握荧光分光光度法的基本原理。

（2）通过测定维生素 B_2 学会使用 930A 型荧光光度计。

二、方法提要

荧光物质吸收了较短波长的光能后，辐射出比入射光波长稍长的荧光。当光源的强度不变、溶液的厚度一定、被测物质在一定稀浓度的范围内，所发射的荧光强度 F 与该物质溶液的浓度 c 成正比，即 $F=Kc$。维生素 B_2 在 430～440 nm 的光照射下，能发出黄绿色荧光，荧光峰在 535 nm 处。在 pH 值为 6～7 的溶液中荧光强度最大，pH>11 时荧光消失。在维生素 B_2 浓度不高时，荧光强度与维生素 B_2 的浓度成正比。测定荧光强度即可确定维生素 B_2 的含量，本实验用标准曲线法测定样品中维生素 B_2 的含量。维生素 B_2 的化学结构如图 18-1 所示。

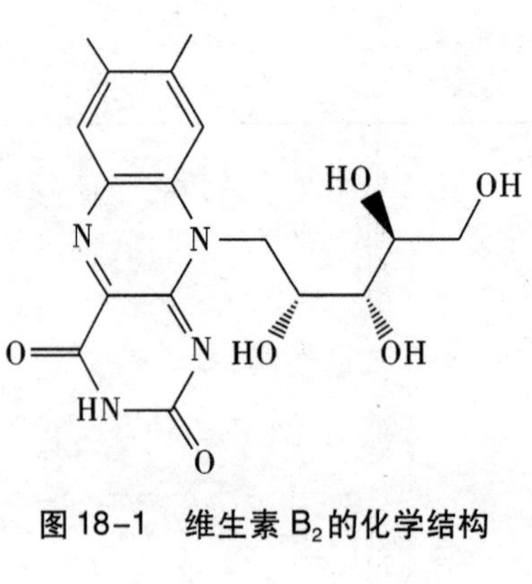

图 18-1　维生素 B_2 的化学结构

三、仪器与试剂

（一）仪器

930A 型荧光光度计,25 mL 容量瓶,5 mL 吸量管。

（二）试剂

25 ng/mL 维生素 B_2 标准溶液,0.2 mol/L HAc 溶液,待测液。

四、实验步骤

（一）标准曲线的绘制

分别吸取 25 ng/mL 维生素 B_2 标准溶液 0.00 mL、0.50 mL、1.00 mL、1.50 mL、2.00 mL、2.50 mL 于 6 支 25 mL 容量瓶中,以 0.2 mol/L HAc 溶液稀释至刻度,此标准系列维生素 B_2 的含量分别为 0.0 ng/mL、0.5 ng/mL、1.0 ng/mL、1.5 ng/mL、2.0 ng/mL、2.5 ng/mL,迅速测定此系列的荧光强度,以 F-c 作图。

（二）待测液中维生素 B_2 含量测定

吸取 1 mL 待测液于 25 mL 容量瓶中,用 0.2 mol/L HAc 溶液稀释至刻度,测其荧光强度,在标准曲线上查出其浓度。该浓度乘以稀释倍数,求出原待测液中维生素 B_2 的含量。

五、注意事项

（1）维生素 B_2 见光易分解,本实验要求操作快速。

（2）仪器灵敏度调节,可用 2.5 ng/mL 维生素 B_2 溶液调节。

（3）930A 型荧光光度计在高灵敏度档工作不稳定,重现性较差,故应用灵敏度×1 来做此实验。

附录　930A 型荧光光度计仪器基本结构、工作原理及使用方法

一、仪器外形

仪器外形如图 18-2 和图 18-3 所示。

二、仪器的光路结构

仪器的光路结构如图 18-4 所示。

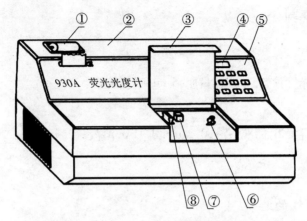

图 18-2　930A 型荧光光度计外形

注:①打印纸;②仪器罩盖;③样品室盖;④显示屏;⑤键盘;⑥发射滤光片;⑦比色皿;⑧激发滤光片。

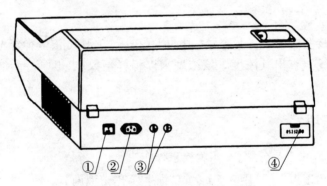

图 18-3　930A 型荧光光度计后视

注:①电源开关;②电源插座;③保险丝座;④RS232 接口。

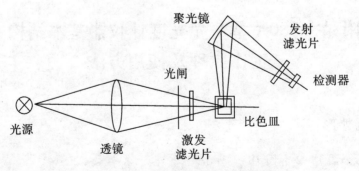

图 18-4　930A 型荧光光度计光路结构

三、仪器基本工作原理

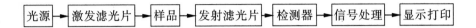

当光源辐射出的光束经激发滤光片后照射到样品上,样品中的荧光物质吸收激发光后发射荧光,荧光由聚光镜聚光及发射滤光片滤光后,照射于检测器上,将光信号转换成电信号后,经信号放大电路放大送至微处理器进行处理,然后再以数字显示及打印的方式提供给用户。

四、仪器使用方法

(一)开机

将电源线的两头分别接到仪器和 220 V 的交流电源上,接通仪器的电源开关后,仪器显示"□□□000",即可根据需要对仪器进行各种设置并测量样品。

(二)键盘

1. 键盘面板如图 18-5 所示。

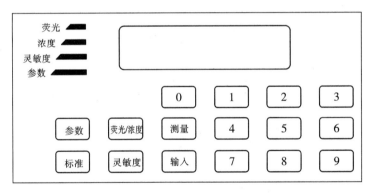

图 18-5　930A 型荧光光度计键盘面板

2. 键盘功能如表 18-1 所示。

3. 参数键的各项功能:当进行参数键+0+输入键的操作后,仪器会自动打印出参数键的各项设置,如表 18-2 所示。

表 18-1　930A 型荧光光度计键盘功能

名称	功能	使用方法
⓪~⑨ 数字键	用于测量参数中数字的输入	按所需数字键,并按 输入 键确认
输入 键	用于确认各参数的输入	例:输入灵敏度 100,可按 灵敏度 ① ⓪⓪ 输入 键
灵敏度 键	设置放大器的增益	参见上例。设置范围为 0~999
测量 键	按本键后,仪器测出样品数据,并 显示打印出来	按需要设定测量参数后,将被测样品 放入样品室,直接按 测量 键即可
荧光浓度 键	用于切换显示荧光值或浓度值	按一次,浓度指示灯亮,显示浓度值; 再按一次,荧光指示灯亮,显示荧光值
标准 键	可拟合 1 次、2 次及点到点 3 种标 准曲线	—
参数 键	设置参数用	—

表 18-2　930A 型荧光光度计参数键的各项设置

	打印	功能
1　1	SHUT:OFF	设置光闸常关状态
1　2	SHUT:ON	设置光闸常开状态
2	YY/MM/DD	输入日期
3	EX:	输入激发波长值
4	EM:	输入发射波长值
5　1	PRINTER:ON	设置内置打印机为打开状态
5　2	PRINTER:OFF	设置内置打印机为关闭状态
6　1	Y=BX+C	选择拟合一次曲线
6　2	Y=AX^2+BX+C	选择拟合二次曲线
6　3	POINT　TO　POINT	选择拟合点到点曲线
7　1	F=999　C=999.9	设置荧光值和浓度值的显示和打印格式
7　2	F=999.9　C=999.9	设置荧光值和浓度值的显示和打印格式
7　3	F=999　C=9.99E9	设置荧光值和浓度值的显示和打印格式
7　4	F=999.9　C=9.99E9	设置荧光值和浓度值的显示和打印格式
8	No.	设置样品起始编号

4.参数键的设置方法:

(1)设置光闸的状态:由于某些物质在强光照射下,容易产生感光分解,使得荧光读数越来越低,这种情况在稀溶液中更为明显。为了缩短溶液受激发光照射的时间,避免感光分解作用所引起的误差,本仪器在光路上装设了一个光闸。

此项选择可设置光闸的状态是常关(OFF)还是常开(ON)。光闸的初始状态为常关状态。

1)设置光闸的常关状态:此项设置使光闸处于常关状态。如图 18-6 所示。只有在进行荧光强度测定的时间内,才将光闸打开,其余时间光闸紧闭。

操作步骤	显示	打印	说明
参数 1 输入	1 _ _ _ _ 1		设置光闸状态
1	1 _ _ _ _ 1		选择光闸处于常关状态
输入	_ _ _ 0 0 0	SHUT:OFF	确认输入并打印出

图 18-6　光闸的常关状态

2)设置光闸的常开状态:此项设置使光闸处于常开状态。如图 18-7 所示。当测试时,光闸先关闭,待仪器测试完暗电流后,光闸打开,进行样品的测试。

操作步骤	显示	打印	说明
参数 1 输入	1 _ _ _ _ 1		设置光闸状态
2	1 _ _ _ _ 2		选择光闸处于常开状态
输入	_ _ _ 0 0 0	SHUT:ON	确认输入并打印出

图 18-7　光闸的常开状态

(2)输入日期:输入格式为"YY/MM/DD",即年(Y)、月(M)、日(D)各依次输入两位。例:2007 年 1 月 18 日,如图 18-8 所示。

操作步骤	显示	打印	说明
参数 2 输入			选择输入日期
0 7	_ _ _ _ 0 7		输入2007年
0 1	_ _ 0 7 0 1		输入1月
1 8	0 7 0 1 1 8		输入18日
输入	_ _ _ 0 0 0	2007/01/18	确认输入并打印出

图 18-8　输入日期

(3)输入激发波长(EX)值,例如,输入激发波长的值为 365 nm(激发波长初始值为 360 nm),如图 18-9 所示。

操作步骤	显示	打印	说明
参数 3 输入	3　　360		选择输入激发波长值
3 6 5	3　　365		输入波长值 365 nm
输入	000	EX: 365 nm	确认输入并打印出

图 18-9　输入激发波长

(4)输入发射波长(EM)值,例如,输入发射波长的值为 443 nm(发射波长初始值为 450 nm)。如图 18-10 所示。

操作步骤	显示	打印	说明
参数 4 输入	4　　450		选择输入发射波长值
4 4 3	4　　443		输入波长值 443 nm
输入	000	EM: 443 nm	确认输入并打印出

图 18-10　输入发射波长

(5)设置内置打印机的状态:

1)设置打印机为打开状态(打印机的初始状态为打开状态),如图 18-11 所示。

操作步骤	显示	打印	说明
参数 5 输入	5　　　　1		设置打印机状态
1	5　　　　1		选择打印机打开状态
输入	000	PRINT:ON	确认输入并打印出

图 18-11　设置打印机打开状态

2)设置打印机为关闭状态,如图 18-12 所示。

操作步骤	显示	打印	说明
参数 5 输入	5　　　　1		设置打印机状态
2	5　　　　2		选择打印机关闭状态
输入	000	PRINT:OFF	确认输入并打印出

图 18-12　设置打印机关闭状态

(6)选择拟合的标准曲线：

1)选择拟合一次曲线：Y = BX + C(标准曲线初始状态为一次曲线)。如图 18-13 所示。

操作步骤	显示	打印	说明
参数 6 输入	6 □□□□ 1		设置拟合标准曲线
1	6 □□□□ 1		选择拟合一次曲线
输入	□□□ 0 0 0	Y=BX+C	确认输入并打印出

图 18-13　选择拟合一次曲线

2)选择拟合二次曲线：Y=AX^2+BX+C。如图 18-14 所示。

操作步骤	显示	打印	说明
参数 6 输入	6 □□□□ 1		设置拟合标准曲线
2	6 □□□□ 2		选择拟合二次曲线
输入	□□□ 0 0 0	Y=AX^2+BX+C	确认输入并打印出

图 18-14　选择拟合二次曲线

3)选择拟合点到点曲线：POINT TO POINT,如图 18-15 所示。

操作步骤	显示	打印	说明
参数 6 输入	6 □□□□ 1		设置拟合标准曲线
3	6 □□□□ 3		选择拟合点到点曲线
输入	□□□ 0 0 0	POINT TO POINT	确认输入并打印出

图 18-15　选择拟合点到点曲线

(7)荧光值和浓度值的显示和打印格式,如图 18-16 所示。

操作步骤	显示	打印	说明
参数 7 输入	7 □□□□ 1		设置显示和打印格式
1	7 □□□□ 1		选择第一种显示和打印格式
输入	□□□ 0 0 0	F=999　C=999.9	确认输入并打印出

a.

操作步骤	显示	打印	说明
参数 7 输入	7□□□□1		设置显示和打印格式
2	7□□□□2		选择第二种显示和打印格式
输入	□□□000	F=999.9 C=999.9	确认输入并打印出

b.

操作步骤	显示	打印	说明
参数 7 输入	7□□□□1		设置显示和打印格式
3	7□□□□3		选择第三种显示和打印格式
输入	□□□000	F=999 C=9.99E9	确认输入并打印出

c.

操作步骤	显示	打印	说明
参数 7 输入	7□□□□1		设置显示和打印格式
4	7□□□□4		选择第四种显示和打印格式
输入	□□□000	F=999.9　C=9.99E9	确认输入并打印出

d.

图 18-16　荧光值和浓度值的显示和打印格式

（8）样品起始编号：设置范围为 0~999，样品编号自动从 1 开始，例如设置样品起始编号为 120。如图 18-17 所示。

操作步骤	显示	打印	说明
参数 8 输入	8□□□□1		设置样品起始编号
120	8□□120		设置样品起始编号为 120
输入	□□□000	No. 120	确认输入并打印出

图 18-17　样品起始编号

（三）滤光片的选择

激发光滤光片和发射光滤光片的选择，应根据被测溶液的激发光谱和发射光谱而定。选择的基本原则是获得最强的荧光和最低的背景为准，可先将被测样品在荧光分光光度计上进行扫描，根据其激发光谱和发射光谱来确定滤光片；或者根据实验结果，挑选出一组最佳的滤光片。

本仪器提供的滤光片有两类：带通型滤光片和截止型滤光片。

1. 带通型滤光片,其光谱特性如图 18-18 所示。

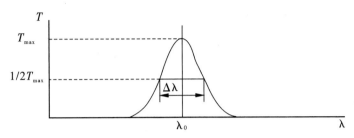

图 18-18　带通型滤光片的光谱特性

λ_0:主峰波长,它是相应最大透过率的波长;

T_{max}:最大透过率,它是以百分比表示的;

$\Delta\lambda$:半宽度,它相应于透过率为 $0.5T_{max}$ 的两对称点的波长间距。

2. 截止型滤光片,其光谱的某一部分具有接近100%的透光率,但在其余部分迅速减至零,光谱特性如图 18-19 所示。

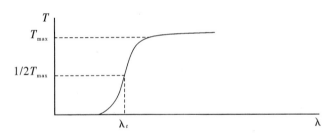

图 18-19　截止型滤光片的光谱特性

λ_t:透过界限波长,是光谱透过曲线上透过率为最大透过率的50%处的波长。

3. 本仪器附有下列滤光片,其光谱特性如表 18-3 和表 18-4 所示。

表 18-3　带通型滤光片光谱特性

滤光片号	主峰波长 λ_0/nm	半宽度/nm	透过率/%	玻璃牌号
360	360±10	<140	>70	ZB₂
400	400±10	<130	>60	QB₂₄
480	480±10	<280	>80	QB₂₁
530	530±10	<100	>55	LB₁

表18-4　截止型滤光片光谱特性

滤光片号	透过界限滤长 λ_t/nm	斜率 K	透过率/%	玻璃牌号
420	420±10	>0.6	>85	JB4
450	450±10	>0.6	>85	JB5
470	470±10	>0.8	>85	JB6
510	510±10	>1.2	>85	JB8
550	550±10	>1.2	>85	CB4
600	600±10	>1.2	>85	HB9

注:吸收曲线斜率 K 指波长为 λ_{t-20}(nm)和波长为 λ_0(nm)的光密度 D 的差值,即 $K=D_{\lambda_{t-20}}-D_\lambda$。

(四)样品的测量方法

1. 荧光强度测量方法:本仪器在选定了被测样品所用的滤光片后,便可进行荧光强度的测定。具体操作步骤如下。

(1)将滤光片分别放入激发滤光片槽和发射滤光片槽。

(2)将放有被测样品的荧光比色皿放入比色皿架,盖上样品室盖。

(3)按测量键读出被测样品荧光强度值。若荧光读数小,可用灵敏度键输入较大的灵敏度值,反之,若荧光读数较大,可输入较小的灵敏度值,再按测量键读出被测样品荧光强度值。

2. 直接比较法:最简单的荧光分析法是直接比较法,即取已知量的荧光物质配制成一标准溶液,测其荧光强度,然后在同样条件下测定试样溶液的荧光强度,由标准溶液的浓度和两个溶液的荧光强度的比值求得试样中荧光物质的含量。具体操作方法如下。

例:有一浓度 c_1 为60的标准样品和一同样物质的被测样品,若样品的激发波长为365 nm,发射波长为450 nm,用直接比较法测出被测样品的浓度值。

(1)将波长为360 nm(带通型)的滤光片插入滤光片槽(选用与所需波长最接近的滤光片)。

(2)将400 nm(带通型)和420 nm(截止型)的滤光片合并到一个滤光片架上后,插入发射滤光片槽。

(3)将放有标准样品的荧光比色皿放入比色皿架,盖上样品室盖。

(4)按灵敏度键输入合适的值。如果想要使荧光读数为120左右,若灵敏度值为100,读数值为60,则灵敏度值可设成200。按测量键可读出标准样品荧光强度值 F_1。

(5)将放有被测样品的荧光比色皿放入比色皿架,盖上样品室盖。

(6)按测量键读出被测样品荧光强度值 F。

(7)计算被测样品的浓度值 c 为:

$$c = c_1 \times F/F_1$$

3.标准曲线拟合法:由于许多样品的荧光强度和溶液浓度并不完全呈线性关系,或尽管是线性关系但关系曲线不一定过坐标原点,用直接比较法常带来较大的误差,因此荧光分析一般多采用标准曲线法。

(1)注意事项:①拟合的各种标准曲线所需标准样品不同,最多为8个;②各标准曲线必须为单调曲线;③标准样品浓度必须从小到大依次放入。

(2)具体操作方法:

1)一次曲线拟合法:要拟合一次曲线必须有至少两个标准样品(包括空白样品)。用参数键选择拟合一次曲线后,针对样品选择合适的滤光片及灵敏度,即可进行一次曲线拟合。

例:有一个空白样品及两个浓度分别为 20 和 80 的标准样品,拟合一次曲线。如图18-20 所示。

操作步骤	显示	打印	说明
按 标准 键	0 000·0		进行一次标准曲线拟合
放入空白样品,按 0	1 000·0		输入第一个样品浓度 0
按 输入 键	1 9		读出空白样品的荧光值
放入浓度为 20 的标准样品,按 2 0 0	2 020·0		输入第二个样品浓度 20
按 输入 键	2 29		读出标准样品的荧光值
放入浓度为 80 的标准样品,按 8 0 0	3 080·0		输入第三个样品浓度 80
按 输入 键	3 106		读出标准样品的荧光值
按 标准 键	000	Y=BX+C B=0.756 C=-3.229	打印出拟合的一次曲线

图18-20　一次曲线拟合法

按图18-20 所示步骤拟合一次标准曲线后,将被测样品放入样品室,按一次测量键,仪器会显示出被测样品的浓度值,并打印对应的荧光值和浓度值。

2)二次曲线拟合法:要拟合二次曲线必须有至少 3 个标准样品(包括空白样品)。用参数键选择拟合二次曲线后,针对样品选择合适的滤光片及灵敏度,即可进行二次曲线拟合。例:有一个空白样品及两个浓度分别为 20 和 80 标准样品,拟合二次曲线。如图18-21 所示。

操作步骤	显示	打印	说明
按 标准 键	0 000·0		进行二次标准曲线拟合
放入空白样品,按 0	1 000·0		输入第一个样品浓度 0
按 输入 键	1 9		读出空白样品的荧光值
放入浓度为 20 的标准样品,按 2 0 0	2 020·0		输入第二个样品浓度 20
按 输入 键	2 29		读出标准样品的荧光值
放入浓度为 80 的标准样品,按 8 0 0	3 080·0		输入第三个样品浓度 80
按 输入 键	3 106		读出标准样品的荧光值
按 标准 键	000	Y=AX²+BX+C A=−0.001 B=1.032 C=8.821	打印出拟合的二次曲线

图 18-21　二次曲线拟合法

按上图步骤拟合二次标准曲线后,将被测样品放入样品室,按一次测量键,仪器会显示出被测样品的浓度值,并打印对应的荧光值和浓度值。

3)点到点曲线拟合法:要拟合点到点曲线必须有至少两个标准样品(包括空白样品)。用参数键选择拟合点到点曲线后,针对样品选择合适的滤光片及灵敏度,即可进行点到点曲线拟合。

例:有一个空白样品及两个浓度分别为 20 和 80 的标准,拟合点到点曲线。如图 18-22 所示。

按图 18-21 所示步骤拟合点到点标准曲线后,将被测样品放入样品室,按一次测量键,仪器会显示出被测样品的浓度值,并打印对应的荧光值和浓度值。

说明:上述例子浓度输入的格式为初始设置 c=999.9,若浓度输入的格式设置为浮点方式 c=9.99E9 时,操作方式如下。

例:输入标准浓度为 1.23E4。如图 18-23 所示。

操作步骤	显示	打印	说明
按[标准]键	0　000·0		进行点到点标准曲线拟合
放入空白样品，按[0]	1　000·0		输入第一个样品浓度0
按[输入]键	1　　　9		读出空白样品的荧光值
放入浓度为20的标准样品，按[2][0][0]	2　020·0		输入第二个样品浓度20
按[输入]键	2　　29		读出标准样品的荧光值
放入浓度为80的标准样品，按[8][0][0]	3　080·0		输入第三个样品浓度80
按[输入]键	3　　106		读出标准样品的荧光值
按[标准]键	000	Y=BX+C B=0.756 C=-3.229	点到点曲线拟合结束

图18-22　点到点曲线拟合法

操作步骤	显示	打印	说明
按[标准]键	00　00·0		拟合标准曲线
按[4]键	10　00·4		先输入指数位4
依次按[1][2][3]	14　1·23		再输入小数位1.23
按[输入]键	1　　000		确认标准浓度输入并测出其荧光值

图18-23　浮点方式下标准曲线拟合法

（王艺琳）

荧光法测定红细胞中游离原卟啉含量

一、实验目的

(1) 掌握荧光测量的基本原理。

(2) 通过测定血液中游离原卟啉(FEP),学会使用荧光光度计。

二、方法提要

基于原卟啉经 403 nm 激发光照射后,可发射出 605 nm 的荧光。全血溶于生理盐水后,其红细胞中游离的 FEP 可被乙酸乙酯-乙酸混合溶液提取,血中蛋白质经离心除去,然后用 0.5 mol/L 盐酸反提到水相,取水相用荧光法测定。当光源、环境介质(pH 值、温度等)确定后,在一定稀浓度范围内,根据溶液的荧光强度与 FEP 浓度成正比的关系进行定量分析。

三、仪器与试剂

(一) 仪器

荧光光度计(或荧光分光光度计),旋涡式混合器,离心机,10 mL 试管和 25 mL 的具塞试管各 7 支,血色素管 1 支,100 mL、50 mL 棕色容量瓶。

(二) 试剂

(1) 0.5%(W/V)硅藻土(60~80 目)生理盐水悬浮液。

(2) 0.9% 生理盐水。

(3) 乙酸乙酯-乙酸(4∶1)混合液。

(4) 0.5 mol/L 盐酸。

(5) 1.5 mol/L 盐酸。

(6) 原卟啉标准储备溶液:精确称取原卟啉 5.0 mg,用 10 mL 1.5 mol/L 盐酸溶解后,转移至 100 mL 棕色容量瓶中,用 1.5 mol/L 盐酸稀释至刻度,摇匀。此溶液 1 mL 相当于 50 μg 原卟啉。放置于 4 ℃冰箱中可保存数月。

(7) 原卟啉标准应用液:取上述储备液 0.1 mL 用乙酸乙酯-乙酸(4∶1)混合液稀释

至 50 mL,此溶液 1 mL 相当于 0.1 μg 原卟啉。使用时现配,注意避光。

四、实验步骤

(1)用血色素管取手指血 20 μL 放入 0.1 mL 生理盐水的 10 mL 试管中,加入 0.2 mL 硅藻土生理盐水悬浮液,摇匀,再加入 4.2 mL 乙酸乙酯-乙酸(4∶1)混合液,在旋涡式混合器上混匀 15 s。

(2)取 6 支 10 mL 的试管各加 0.1 mL 生理盐水,依次加入原卟啉标准应用液(1 mL 相当于 0.1 μg)0.00 mL、0.10 mL、0.30 mL、0.50 mL、0.70 mL、1.00 mL。依次加乙酸乙酯-乙酸(4∶1)混合液 4.5 mL、4.4 mL、4.3 mL、4.2 mL、4.0 mL、3.8 mL 及 3.5 mL,然后各加入 0.2 mL 硅藻土生理盐水悬浮液,在旋涡式混合器上混匀 15 s。

(3)将样品及标准品试管以 2 500 r/min 的速度离心 10 min。

(4)将上清液依次分别移入 25 mL 试管中,各加 4.0 mL 0.5 mol/L 盐酸,分别在旋涡式混合器上混匀 30 s。静置分层后,弃去上层有机相,取下层盐酸溶液测其荧光强度。

(5)激发滤光片 42#(403 nm)和荧光滤光片 65#(603 nm)条件下测定。以荧光强度为纵坐标、浓度为横坐标作图得原卟啉标准曲线。根据样品液的荧光强度,从标准曲线上查出相应的浓度,然后换算成 100 mL 全血中原卟啉的含量。

五、注意事项

(1)原卟啉对光、热不稳定,易产生光分解,应注意避光并冷藏。

(2)离心前离心管要用台称平衡。

六、思考题

能否用荧光光度计测原卟啉的荧光光谱和激发光谱?

(王艺琳)

荧光法测定尿中维生素 B_1

一、实验目的

(1)学习正确使用荧光分光光度计。

(2)掌握荧光法测定维生素 B_1 的原理和方法。

二、方法提要

维生素 B_1(又称硫胺素)在碱性铁氰化钾溶液中被氧化成噻嘧色素,反应式如下:

$$H_3C \cdots \xrightarrow[-2H]{K_3Fe(CN)_6} \cdots$$

噻嘧色素在紫外线照射下产生蓝色荧光。在给定的条件下,以及没有其他荧光物质干扰时,此荧光强度与噻嘧色素含量成正比,即与溶液中维生素 B_1 的量成正比。

如样品中杂质过多,应经过离子交换剂处理,使维生素 B_1 与杂质分离,然后以所得溶液作测定。

正常人平均 24 h 尿中排出 65~240 μg,低于此值维生素 B_1 不足或缺乏。

三、仪器与试剂

(一)仪器

(1)荧光光度计或荧光分光光度计。

(2)恒温水浴。

(3)盐基交换管(图20-1)。

(4)玻璃仪器:100 mL 容量瓶,60 mL 分液漏斗,10 mL、25 mL 具塞比色管,50 mL 烧杯,50 mL 量筒,5 mL、10 mL 移液管。

（二）试剂

（1）正丁醇（优级纯或重蒸馏的分析纯）。

（2）1%铁氰化钾溶液：1 g铁氰化钾溶于去离子水中稀释至100 mL，放于棕色瓶内保存。

（3）15%氢氧化钠溶液：15 g氢氧化钠溶于去离子水中，稀释至100 mL。

（4）碱性铁氰化钾溶液：取4 mL 1%铁氰化钾溶液，用15%氢氧化钠溶液稀释至60 mL。用时现配，避光使用。

（5）无水硫酸钠。

（6）250 g/L氯化钾溶液：250 g氯化钾溶于去离子水中稀释至1 000 mL。

（7）3%乙酸溶液：30 mL冰乙酸用去离子水稀释至100 mL。

（8）250 g/L酸性氯化钾溶液：8.5 mL浓盐酸用250 g/L氯化钾溶液稀释至1 000 mL。

（9）维生素B₁标准储备溶液：准确称取100 mg经氧化钙干燥24 h的维生素B₁，于冰箱中避光可保存数月。

（10）维生素B₁标准中间液：将维生素B₁标准储备溶液用0.01 mol/L盐酸稀释10倍。此溶液每毫升相当于10 μg维生素B₁，于冰箱中避光可保存数月。

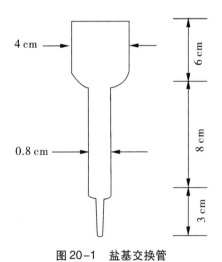

图20-1　盐基交换管

（11）维生素B₁标准使用液：将维生素B₁标准中间液用去离子水稀释100倍，此溶液每毫升相当于0.1 μg维生素B₁。用时现配。

（12）活性人造浮石：称取100 g经40目筛的人造浮石，以10倍于其容积的3%热乙酸搅拌2次，每次10 min，再用5倍于其容积的250 g/L热氯化钾搅拌15 min，然后再用3%热乙酸搅拌10 min，最后用热去离子水洗至没有氧离子，于去离子水中保存。

（13）0.1 mg/mL硫酸奎宁储备溶液：精确称取硫酸奎宁100.0 mg，用少量的

0.05 mol/L硫酸溶液溶解后,倾入1 000 mL容量瓶。再用0.05 mol/L硫酸溶液润洗3次,润洗液也倾入容量瓶。然后用0.05 mol/L硫酸稀释至刻度线配成0.1 mg/mL的硫酸奎宁储备溶液,摇匀备用。

(14)3 μg/mL硫酸奎宁应用液:取硫酸奎宁储备溶液3 mL,用0.05 mol/L硫酸稀释至100 mL。

四、实验步骤

(一)盐基交换管装柱

盐基交换管下段装以玻璃棉(或脱脂棉),加去离子水,倒入活性人造浮石,待全部下沉后,让去离子水流去。活性人造浮石的量一般在内径8 mm管内装至高约3.5 cm。太少不能把全部的硫胺素吸附住,太多则在下步用酸性氯化钾溶液冲洗时较困难。流速应在每分钟60滴,太快、太慢都会影响结果,每个样品必须做双份。

每批人造浮石,在使用前应先测试它是否能吸附一定量的硫胺素。回收率在92%～96%以上者可用,低于92%者,则需重新处理。

(二)提纯

取一定的尿于50 mL烧杯中,用3 mol/L乙酸溶液调pH值至4.5左右。取尿量根据尿中硫胺素浓度,即荧光计灵敏度而定。

将调好酸度的尿样加入已装好的盐基交换管中,弃去滤液。

用热水洗盐基交换管,用量30 mL(3×10 mL),以洗脱尿中的杂质。弃去滤液,将盐基交换管下口插入25 mL带塞比色管中。

加25 mL热(90 ℃左右)酸性氯化钾于盐基交换管中,收集于25 mL带塞比色管中,以酸性氯化钾调至25 mL。

标准及空白管的制备方法见表20-1,标准取样量为5 mL。

表20-1　样品管与标准管的制备

	样品管	样品空白管	标准管	标准空白管
取样量(mL)	5.0	5.0	5.0	5.0
15% NaOH	—	3.0	—	3.0
碱性铁氰化钾	3.0	—	3.0	—
正丁醇	10.0	10.0	10.0	10.0

(三)荧光的形成

把处理好的试液转移到60 mL分液漏斗中盖塞,用力振摇约90 s。放掉下层的碱溶液,正丁醇收集于 10 mL 比色管中,加 1~2 g 无水硫酸钠,使溶液脱水,即可进行荧光强度的测定。

（四）荧光测定

用硫酸奎宁应用液较正荧光计,使指针达到 70 格,测定正丁醇萃取液的荧光强度。

荧光计的激发波长为 360 nm,荧光波长为 420 nm,若用荧光分光光度计,可选激发波长为 365 nm,荧光波长 435 nm。

$$尿中硫胺素含量(\mu g)=\frac{样品荧光-样品空白荧光}{标准荧光-标准空白荧光}\times 标准用量\times \frac{总尿量}{取尿量}$$

五、注意事项

（1）如样品中还有很多还原性物质时,碱性铁氰化钾的用量可多加 1~2 滴。

（2）紫外线可破坏维生素 B_1,故噻嘧色素形成后应迅速测定。

六、思考题

（1）试述本测定方法的原理。

（2）样品处理时调节酸度的作用是什么?

（王艺琳）

荧光分光光度法测定农药甲基对硫磷含量

一、实验目的

（1）掌握用荧光分光光度法间接测定非荧光物质的原理和方法。

（2）了解荧光分光光度法在食品安全方面的应用。

二、方法提要

随着生活水平的提高，人们越来越关注食品的安全问题。食物在种植过程中喷洒过许多农药，导致食物本身农药成分的含量超标，可能会引起一些重大疾病。因此，测定食物中残留农药含量是食品质量控制的一个重要指标。

甲基对硫磷（methyl parathion）亦称甲基-1605，化学名称为 O,O-二甲基-O-（4-硝基苯基）硫代磷酸酯，是一种常用的含硫有机磷杀虫剂，属高毒级农药。

在 pH＝7.4 的缓冲溶液中钙黄绿素在波长为 492 nm 光激发下在 512 nm 具有较强的荧光，钙黄绿素与 Pd^{2+} 反应，生成的配合物无荧光。两者形成配合物的物质的量的比为 1∶1。当 Pd^{2+} 过量时荧光完全消失。反应式如下：

由于甲基对硫磷与 Pd^{2+} 形成的配合物比钙黄绿素-Pd^{2+} 配合物更稳定，加入后可使钙黄绿素游离出来而重显荧光,测得游离的钙黄绿素荧光强度与甲基对硫磷浓度在一定的浓度范围内成良好的线性关系。

三、仪器与试剂

(一)仪器

爱丁堡 FS5 荧光分光光度计,25 mL 容量瓶 8 支,pHs–3D 精密 pH 计(上海雷磁仪器厂)。

(二)试剂

(1)钙黄绿素储备溶液(1.0×10^{-3} mol/L),用 0.1 mol/L NaOH 溶解并稀释定容。

(2)PdCl$_2$储备溶液(1.0×10^{-3} mol/L),浓盐酸溶解后再用 0.1 mol/L 盐酸稀释定容。

(3)钙黄绿素–Pd^{2+}反应液,含 1.0×10^{-6} mol/L 钙黄绿素–Pd^{2+}配合物。

(4)甲基对硫磷标准液(1.0×10^{-5} mol/L)。

(5)NaOH　KH$_2$PO$_4$缓冲溶液,pH–7.4。

(6)甲基对硫磷未知溶液。

四、实验步骤

(一)激发光谱的绘制

向 1 支 25 mL 容量瓶中加入 5 mL 钙黄绿素–Pd^{2+}反应液、5 mL pH=7.4 的缓冲溶液和适量的甲基对硫磷标准液,用去离子水稀释至刻度,摇匀。

固定发射波长为 512 nm,改变激发光波长,测定荧光强度,然后以激发光波长为横坐标,荧光强度为纵坐标绘制激发光谱图,找出最大激发波长。

(二)荧光光谱的绘制

同样用上述溶液,固定激发波长为 492 nm,改变发射光波长,测定荧光强度,然后以发射光波长为横坐标,荧光强度为纵坐标绘制光谱图,找出最大发射光波长。

(三)标准曲线绘制

取 6 支 25 mL 容量瓶,各加入 5 mL 钙黄绿素–Pd^{2+}反应液、5 mL pH=7.4 的缓冲溶液,摇匀后分别加入 0.0 mL、0.5 mL、1.0 mL、1.5 mL、2.0 mL、2.5 mL 1.0×10^{-5} mol/L 甲基对硫磷溶液,用去离子水稀释至刻度,摇匀。则分别对应甲基对硫磷的浓度为 0.0 mol/L、2.0×10^{-7} mol/L、4.0×10^{-7} mol/L、6.0×10^{-7} mol/L、8.0×10^{-7} mol/L、1.0×10^{-6} mol/L,然后在选定的波长下测定体系的荧光强度,以甲基对硫磷浓度为横坐标,荧光强度为纵坐标绘制标准曲线。

(四)样品测定

取 1 支 25 mL 容量瓶,加入 5 mL 钙黄绿素–Pd^{2+}反应液,5 mL pH=7.4 的 NaOH–

KH_2PO_4的缓冲溶液,摇匀后,加入2.5 mL甲基对硫磷未知溶液,用去离子水稀释至刻度,摇匀。然后在选定的波长下测定体系的荧光强度,从标准曲线上查出相应溶液的浓度,并计算未知溶液中甲基对硫磷的含量(以 mol/L 表示)。

五、思考题

为什么要在 pH=7.4 的缓冲溶液中测定甲基对硫磷的含量?

(王艺琳)

三维荧光测定饮用水中苯乙烯

一、实验目的

(1)掌握荧光光度法的基本原理。

(2)学会绘制三维荧光光谱。

二、方法提要

传统的荧光发射(激发)光谱只是在某一个激发(发射)波长下扫描,而荧光是激发波长(Ex)和发射波长(Em)两者的函数,一个完整的化合物荧光信息描述需要三维光谱才能实现。三维荧光光谱(three dimensional fluo-rescence spectrum),又称总发光光谱、快速扫描荧光光谱、激发-发射矩阵图、等高线谱、电视荧光计,这种技术能够获得激发波长与发射波长或其他变量同时变化时的荧光强度信息,将荧光强度表示为激发波长-发射波长或波长-时间、波长-相角的两个变量的函数。

一般荧光测量所得到的光谱图是二维平面图,一种是固定发射波长,取荧光强度随激发波长变化的激发光谱图;另一种是固定激发波长,取荧光强度随发射波长变化的荧光光谱图。荧光强度取决于激发和发射两个波长变化,是二元函数。使激发和发射两个波长同时变化,记录到的荧光强度就是三维荧光。三维荧光可用等强度线图(又称等强度指纹图)、等距三维投影图和数学矩阵表示。

对三维荧光光谱的获得,最初常用的方法是利用荧光分光光度计首先获取各个不同激发波长下的发射光谱,然后利用所获得的一系列光谱数据,用手工绘出等角三维投影图或等高线光谱。随着信息科学技术的发展,进一步的改进则是采用联用微机的快速扫描荧光分光光度计,每次在保持一定的激发波长增量条件下,重复进行发射波长的扫描,并将所获得的发光强度信号输入计算机进行实时处理和作图。

苯乙烯(styrene)(图22-1)是用苯取代乙烯的一个氢原子形成的有机化合物,乙烯基的电子与苯环共轭,不溶于水,溶于乙醇、乙醚中,暴露于空气中逐渐发生聚合及氧化。工业上是合成树脂、离子交换树脂及合成橡胶等的重要单体。苯乙烯对人体健康和自然环境具有极大的危害,是国际卫生组织确认致癌物。历年来,苯乙烯泄漏事故频繁发生,对饮用水安全造成了极大的隐患。对水中苯乙烯污染进行快速监测并采取切实有效的应急处理措施有助于保障饮用水的卫生安全。

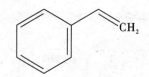

图 22-1　苯乙烯的结构示意

利用三维荧光光谱技术对苯乙烯的水溶液进行分析,发现在 Ex255/Em305 处有明显的荧光峰,因此通过三维荧光扫描结合苯乙烯的荧光特性,能快速测定水体中苯乙烯浓度及判断水体的污染程度。

三、仪器与试剂

(一)仪器

FS5 荧光分光光度计,50 mL 容量瓶。

(二)试剂

0.5 mg/L 苯乙烯溶液,未知浓度的苯乙烯溶液。

四、实验步骤

(一)三维荧光光谱的绘制

用 40.0 μg/L 的苯乙烯溶液作为测定液。

起始发射波长始终滞后起始激发波长 30 nm,激发波长的扫描范围是 200～400 nm,步长 10 nm,发射波长的扫描范围是 200～400 nm,步长 2 nm,狭缝宽度设定为 1 nm,测定荧光相对强度。以激发波长为 x 轴,发射波长为 y 轴,荧光相对强度为 z 轴,绘制三维荧光光谱。指出苯乙烯荧光特征峰的位置。

(二)标准曲线的绘制及未知液测定

1. 标准曲线的绘制

准确吸取 0.5 mg/L 的苯乙烯溶液 0.00 mL、0.50 mL、1.00 mL、1.50 mL、2.00 mL、3.00 mL、4.00 mL 置于 7 支 50 mL 容量瓶中,用去离子水稀释至标线,得到浓度为 0.00 μg/L、5.00 μg/L、10.0 μg/L、15.0 μg/L、20.0 μg/L、30.0 μg/L、40.0 μg/L 的苯乙烯溶液,然后测定其荧光特征峰的相对强度 F。

将得到的结果作出标准曲线,纵坐标为 $F-F_0$,横坐标为浓度,F_0 为试剂空白相对强度。

2. 未知液测定

与测定标准系列溶液相同的条件测出未知液的荧光强度,从标准曲线上查出浓度。

五、思考题

(1)为什么苯乙烯水溶液具有较强的荧光性能?

(2)在测量苯乙烯水溶液荧光光谱的过程中,为什么起始发射波长始终滞后起始激发波长30 nm?

(王艺琳)

冷原子荧光法测定水中汞

一、实验目的

(1)熟悉冷原子荧光法测定汞的原理。

(2)熟悉用 YYG-3 型冷原子荧光测汞仪测定水中汞的方法。

二、方法提要

试样中的汞经适当前处理可使其变成汞离子,再经 $SnCl_2$ 还原成元素汞,汞在常温下即可气化,通入高纯 N_2(或 Ar)把汞蒸气吹进低压汞灯发出的紫外线(波长 253.7 nm)的光路中,汞原子吸收该光波被激发后产生荧光。在一定条件下,荧光强度与汞含量成正比,因而根据荧光强度可求出样品中汞的含量。

三、仪器与试剂

(一)仪器

YYG-3 型冷原子荧光测汞仪,10 μL 微量注射器,1 mL、5 mL 吸量管。

(二)试剂

(1)100 mg/L Hg 标准溶液:在分析天平上准确称取 0.135 3 g 分析纯的 $HgCl_2$ 于烧杯中,用适量去离子水溶解后移入 1 000 mL 容量瓶中,稀释至刻度,摇匀。

(2)0.5 mg/L Hg 标准溶液:准确移取 0.5 mL Hg 标准溶液于 100 mL 容量瓶中,加入 2 mL 3 mol/L H_2SO_4 溶液、1 mL 10 g/L $KMnO_4$(无 Hg)溶液,用去离子水稀释至刻度,摇匀。

(3)100 g/L $SnCl_2$ 溶液:称取 10 g 分析纯 $SnCl_2$ 于烧杯中,加入少量浓盐酸,加热溶解后,加入 2 mL 3 mol/L H_2SO_4 溶液,加去离子水至 100 mL。

(4)1 mol/L HNO_3 溶液(洗液)。

四、实验步骤

按仪器的操作程序选择的分析条件如下:

负高压:-560V。

载气(高纯 N_2)流量:20 mL/min,所用玻璃仪器使用前均用 4 mol/L HNO_3 浸泡 12 h,再用去离子水清洗干净备用。

在了解仪器操作程序(见附录)后,进行以下实验。

(一)绘制标准曲线

在还原瓶中加入 4 mL 1 mol/L HNO_3 溶液、1 mL 100 g/L $SnCl_2$ 溶液,加盖并用瓶夹夹好后,通气 1 min 后停气,用微量注射器加入 10 μL 0.5 mg/L Hg 标准溶液,自动摇瓶 40 s,让 Hg^{2+} 与 $SnCl_2$ 反应,然后通气,同时读取荧光强度,断气后,倒掉还原瓶中废液,用洗液洗净还原瓶并空干。按照上述步骤操作,分别测定和记录加入 Hg 标准溶液为 20 μL、30 μL、40 μL、50 μL 时所产生的相应的荧光强度。然后以荧光强度 F 为纵坐标,Hg 浓度 c 为横坐标绘制标准曲线。

(二)测定水样

按照测定 Hg 标准溶液的步骤,测定出水样的荧光强度,然后从标准曲线上查出相应的 Hg 浓度,最后用 mg/L 表示出水样中汞的含量。

五、思考题

简述冷原子荧光测定汞的基本原理。

附录　YYG-3 型冷原子荧光测汞仪及其操作程序

YYG-3 型冷原子荧光测汞仪结构如图 23-1 所示。

仪器的操作程序:

1. 通电前,将板面及侧面旋钮放到适当位置;琴键开关按入"1"挡;负高压旋钮逆时针旋至最小;排污泵关掉;将三通旋到"断"。

2. 将仪器接上 220 V ,50 Hz 交流电源,打开电源开关,此时电源指示灯应亮。

3. 将琴键开关按入"5",再参考光电管使用电压,旋转负高压旋钮,使电压调到合适的数值,此时数显表头应有指示;若使用表头指示电压,则每格刻度均相当负 20 V。在调电压时,注意不要猛旋旋钮,以防光电管受到猛烈冲击。

4. 电压调节后,将琴键开关重新按入"1",粗调零点,使仪器预热 30 min。

5. 在预热仪器的同时,按说明书所给流量参考,调节流量,通入载气(此时氮气直接从仪器内部冲入暗室)。

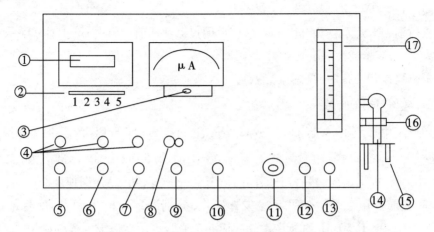

图23-1 YYG-3型冷原子荧光测汞仪结构

注:①数显表头;②挡位按键(琴键开关);③微安表头;④指示灯;⑤电源开关;⑥调零电位器旋钮;⑦调负高压旋钮;⑧"连续保持"换挡开关;⑨时空旋钮;⑩"停止"按键;⑪进样嘴软管接头;⑫反应指示灯;⑬按钮开关(控制反应按键);⑭反应瓶;⑮滑动工作台;⑯瓶夹;⑰流量计。

6. 将仪器附件的滑动工作台、瓶夹、还原瓶等安装在仪器的右侧,用细乳胶管连接好。此时,可按动"反应"按键,摇瓶装置应能左右摆动。摇瓶时间长短可由"延时"按钮调节,一般为15~60 s,在摇动中,出现异常现象需停止摇动时,可按"停止"键。

7. 加入洗液与还原剂,盖紧瓶盖,将三通旋到"通",吹气1 min。注意载气流量以使翻泡大小适中为准,防止将溶液吹入进样嘴及暗室。

8. 将三通旋到"断",关掉还原瓶中的载气,加入汞标准溶液(或样品)。

9. 按动"反应"按键,自动摇瓶40 s,这时"反应"指示灯应亮。如果瓶底与工作台接触太紧,瓶子摇不动,可用手指轻压一下瓶夹头,或者拉一拉瓶子即可。

10. 摇动停止后,将三通旋到"通",表头指出最大峰值后即可旋三通至"断"的位置,以防止过多的汞蒸气进入暗室。

11. 倒掉废液,然后洗瓶、放置、加液、吹气等按以上步骤进行第二次操作。

(王艺琳)

原子吸收分光光度法测定尿中的微量锌

一、实验目的

（1）理解并掌握原子吸收分光光度法的工作原理。

（2）学习使用日立 ZA3000 型原子吸收分光光度计，熟悉其基本操作。

（3）熟悉原子吸收分光光度法测定尿中锌含量的方法。

二、方法提要

原子吸收分光光度法是基于从光源辐射出的待测元素的特征辐射通过样品的原子蒸气时，蒸气中待测元素的基态原子吸收该特征辐射而使其强度减弱，光强度减弱的程度用吸光度 A 表示，吸光度 A 与蒸气中的基态原子数成正比，而基态原子数与溶液的浓度成正比，所以吸光度 A 与溶液的浓度 c 的关系符合朗伯-比尔定律，即：

$$A = Kbc$$

式中 b 是原子蒸气的厚度，当 b 一定时：

$$A = K'c$$

由此可见，吸光度 A 与溶液的浓度 c 呈线性关系，此式是原子吸收分光光度法的定量依据。

人体液中锌的含量现作为诊断肝硬化的一个辅助指标。肝硬化患者的排泄物（如尿）中锌含量往往很高，造成体内缺锌。原子吸收分光光度法是测定尿中锌含量的一种良好方法。本实验采用空气-乙炔火焰法测定，用标准曲线法进行定量。

三、仪器与试剂

（一）仪器

ZA3000 型原子吸收分光光度计，锌元素空心阴极灯，25 mL、50 mL、100 mL 容量瓶，5 mL、10 mL 吸量管，1 mL、5 mL、10 mL 移液管，100 mL、250 mL 烧杯，50 mL、100 mL 量筒，100 μL、1 000 μL 移液枪，100 mL、500 mL 试剂瓶。（本实验所用玻璃仪器均须用 2 mol/L 硝酸浸泡处理 24 h，并用去离子水洗净）

（二）试剂

（1）1 000 mg/L 锌标准溶液。

（2）50 mg/L 锌标准溶液：准确吸取 5 mL 1 000 mg/L 锌标准溶液于 100 mL 容量瓶中，用去离子水稀释至刻度，摇匀。

（3）5 mg/L 锌标准溶液：准确吸取 0.5 mL 1 000 mg/L 锌标准溶液于 100 mL 容量瓶中，用去离子水稀释至刻度，摇匀。

（4）浓硝酸（优级纯）。

（5）6% 正丁醇硝酸溶液：将 60 mL 正丁醇移入 1 000 mL 容量瓶中，用 0.5% HNO_3 溶液稀释至刻度，摇匀。

四、实验步骤

（一）标准系列的配制

准确移取 5 mg/L 锌标准溶液 0.50 mL、1.00 mL、1.50 mL、2.00 mL、2.50 mL 分别置于 25 mL 容量瓶中，用 0.5% HNO_3 溶液稀释至刻度，摇匀，得到 0.100 0 mg/L、0.200 0 mg/L、0.300 0 mg/L、0.400 0 mg/L、0.500 0 mg/L 锌标准系列溶液。

（二）样品处理

准确移取 60 mL 新鲜尿样于 100 mL 容量瓶中，用 6% 正丁醇硝酸溶液定容至刻度，摇匀。

（三）方法的检出限、精密度与准确度评价

1. 检出限实验

按照设定的仪器分析条件，对空白溶液（体积分数为 6% 正丁醇硝酸溶液）连续测定 11 次，计算检出限。

2. 精密度实验

用 10 mL 吸量管准确吸取 10 mL 处理好的尿样于 10 mL 比色管中，共吸取 9 份，分别编号 S_{B1}、S_{B2}、S_{B3}，S_{11}、S_{12}、S_{13}，S_{21}、S_{22}、S_{23}。

3. 回收率实验

（1）低加标组：用移液枪准确吸取体积为 V_1、浓度为 50 mg/L（c_s）锌标准溶液，分别加入 S_{11}、S_{12}、S_{13} 管中。

（2）高加标组：用移液枪准确吸取体积为 V_2、浓度为 50 mg/L（c_s）锌标准溶液，分别加入 S_{21}、S_{22}、S_{23} 管中。要求 $V_2 > V_1$，加入锌标准溶液后待测试液中锌浓度范围在 0.1 ~ 0.5 mg/L 之间。

（四）吸光度测定

按照 ZA3000 型原子吸收分光光度计操作程序选择如表 24-1 所示工作条件。

表 24-1　仪器分析条件

项目	参数
Zn 灯电流(mA)	5.0
分析线(nm)	213.9
狭缝宽度(nm)	1.3
燃烧头	标准
燃烧器高度(nm)	7.5
火焰类型	空气-乙炔
助燃气(空气)压力(kPa)	160
燃气(乙炔)流量(L/min)	1.8

按选定的工作条件,从稀到浓测定标准溶液的吸光度。

(五)数据处理

1.绘制标准曲线

标准系列溶液浓度如表 24-2 所示。

表 24-2　标准系列溶液浓度

编号	1	2	3	4	5	6
5 mg/L 锌标准溶液(mL)	0	0.50	1.00	1.50	2.00	2.50
6% 正丁醇硝酸溶液(mL)			定容至 25 mL			
c_{Zn}(mg/L)	0	0.100 0	0.200 0	0.300 0	0.400 0	0.500 0
吸光度						

以标准溶液的浓度为横坐标、吸光度为纵坐标绘制工作曲线。要求工作曲线的相关系数不低于 0.999。

2.计算检出限、精密度与加标回收率

检出限:计算 11 次吸光度值的标准偏差。根据工作曲线方程,计算 3 倍标准偏差对应的浓度。

精密度:3 次测量值的相对标准偏差(RSD)。如表 24-3 所示。

加标回收率计算公式:

$$P(\%) = \frac{c_x(V_s + V_s) - c_s V_s}{c_s V_s} \times 100\%$$

表24-3　样品加标实验

编号	S_{B1}	S_{B2}	S_{B3}	S_{11}	S_{12}	S_{13}	S_{21}	S_{22}	S_{23}
尿样(mL)	10	10	10	10	10	10	10	10	10
50 mg/L 锌标准溶液(mL)	—	—	—	V_1	V_1	V_1	V_2	V_2	V_2
吸光度									
回收率(准确度)	—	—	—						
c_{Zn}(mg/L)									
精密度									

3. 计算尿样中锌浓度

根据样品溶液的吸光度,在标准曲线上查出相应的浓度,最后计算出尿中锌的浓度,分别以 Zn^{2+}(mg/L)和 Zn^{2+}(mmol/L)表示。

五、注意事项

(1)打开灯箱,记下灯架上所用空心阴极灯底座编号。

(2)开机顺序:开电脑,开 ZA3000 型原子吸收光谱仪的主机开关,打开电脑屏幕上"ZAA 原子吸收分光光度计"软件。其他条件设置参见已经打印的"基本操作步骤"。

(3)点火前一定要将废液出口用水封好,以防"回火"。

六、思考题

(1)原子吸收分光光度计的基本结构分为哪几部分?

(2)用原子吸收分光光度计进行测定时,主要选择哪些分析条件?

附录　ZA3000 型原子吸收光谱仪火焰法操作方法

一、开机

1. 检查冷却水、电、保护气是否正常,安装测试元素的空心阴极灯。

2. 打开电脑、主机、通风设备的电源,15 s 后双击桌面上"原子吸收分光光度计"快捷方式图标,启动软件。

二、编辑完整的实验条件

(一)设定测定模式

测定模式选择:火焰;进样方式:手动;在操作者处输入分析者姓名;在分析名处输入待测样品类型等,如图24-1所示。

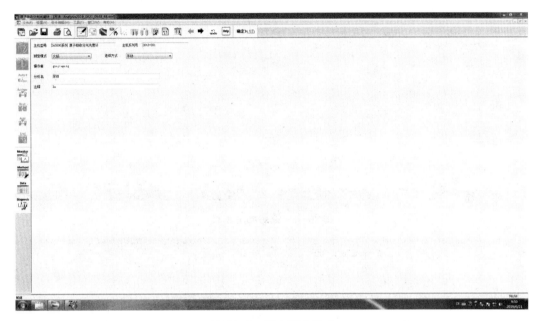

图24-1　设定测定模式

(二)设定测定元素

点击"设定元素"按钮,依次点击元素周期表中的元素符号输入待测元素、灯位号和测量顺序,如图24-2所示。

(三)仪器操作条件的设置

点击"主机条件"按钮,依次输入仪器条件,如图24-3所示。

测定信号:◆BKG 校正◇样品◇参比

信号计算:◆积分◇峰高值◇峰面积◇峰宽度

测定波长:213.9 nm

波长测定方法:◆自动◇直接

狭缝宽度:◇0.2◇0.4◆1.3◇2.6

时间常数:1.0

灯电流:5.0 mA

光电倍增管负高压:430 V

119

吸光度小数位数:4

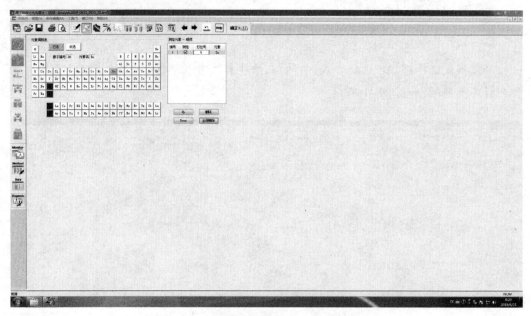

图24-2　设定测定元素

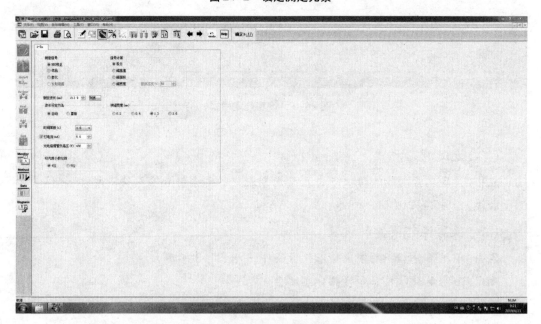

图24-3　编辑仪器操作条件

(四)分析条件的设置

点击"分析条件"按钮,设定以下内容,如图24-4所示。

原子化装置:◆标准燃烧器◇高温燃烧器◇汞池

火焰的种类:◆Air-C$_2$H$_2$　◇N$_2$O-C$_2$H$_2$　◇Air　◇None

燃气流量(L/min):1.8

助燃气压力(kPa):160

燃烧器高度(mm):7.5

延迟时间(s):0

数据采集时间(s):3.0

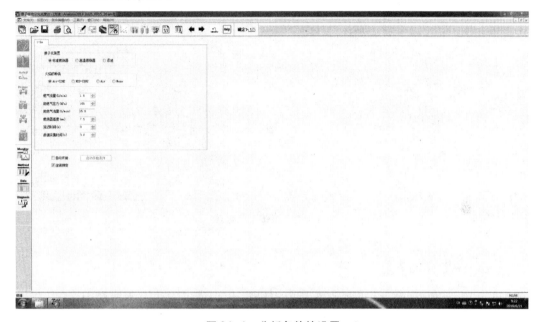

图24-4　分析条件的设置

(五)工作曲线和未知样品的设置

点击"标准曲线表"按钮,把工作曲线浓度点的数目、重复测定次数、浓度单位、小数位数依次输入,如图24-5所示。

计算方法:◇吸光度法◆标准曲线法◇标准加入法◇简易标准加入法

标准曲线:

回归方程:◆一次◇二次◇三次

STD 数:6

STD 重复次数:3

STD 小数位数:4

STD 样品单位:mg/L

未知样品:

UNK 重复次数:3

UNK 小数位数:4

UNK 样品单位:mg/L

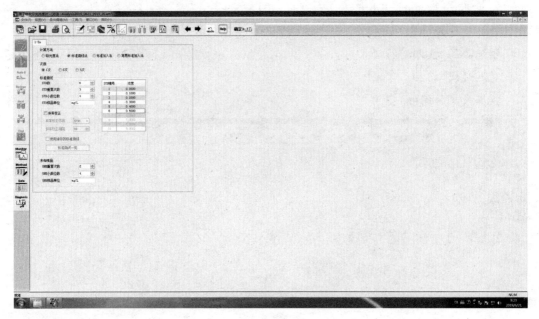

图 24-5　编辑工作曲线

（六）设定样品表

点击"样品表"按钮,显示样品表画面,如图 24-6 所示。设定未知样品数,输入样品名。

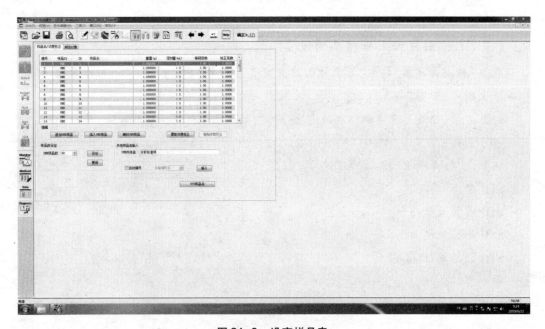

图 24-6　设定样品表

（七）设定分析报告

点击"报告"按钮，设置生成报告的格式，如图24-7所示。之后，保存新建的分析方法。

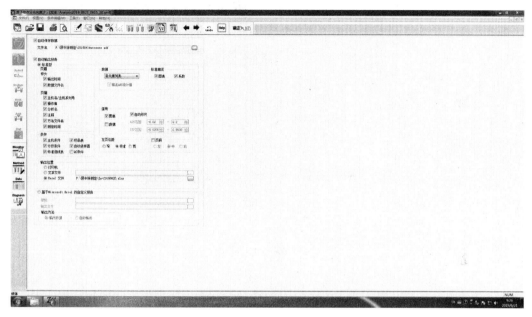

图24-7 编辑报告格式

（八）确认方法

点击"方法一览"按钮，显示方法一览，如图24-8所示，确认主要的设定参数。之后，保存所建立的分析方法。

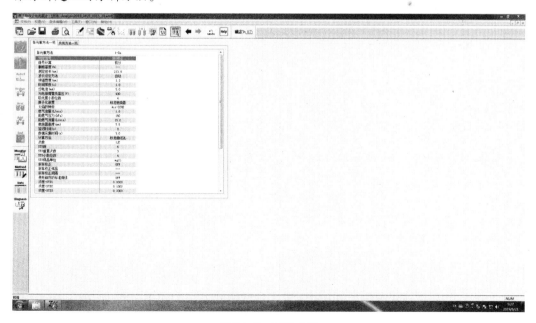

图24-8 确认方法

三、标准系列溶液与样品溶液吸光度的测定

1.切换到数据监测界面,点击工具栏的"设定条件"按钮,打开设定条件对话框。确认要测定的元素已经被选择,然后点击"确定"按钮。如图24-9所示。

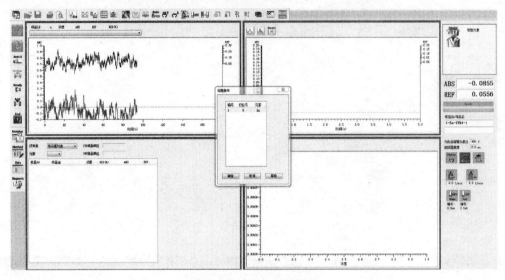

图24-9　确定设定条件

2.通入冷却水、氩气,按2 s左右主机的"FLAME ON/OF"按钮,点火。注入超纯水,点击工具箱中的"测定准备"按钮。5 min后,点击工具箱的"自动调零"按钮,进行调零。如图24-10所示。

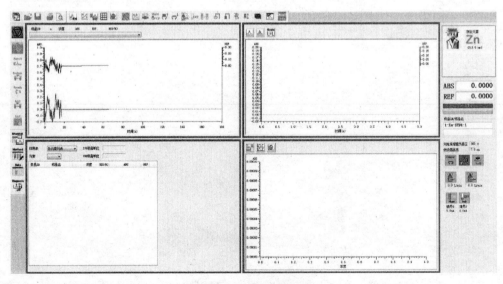

图24-10　自动调零

3. 当状态栏显示为"Ready"时，注入 STD 样品 1，点击工具箱的"测定开始"按钮。依次测量标准溶液、未知样品溶液的吸光度。测量结束后点击"结束全部测定"按钮，切换到测量结果页面。如图 24-11 所示。

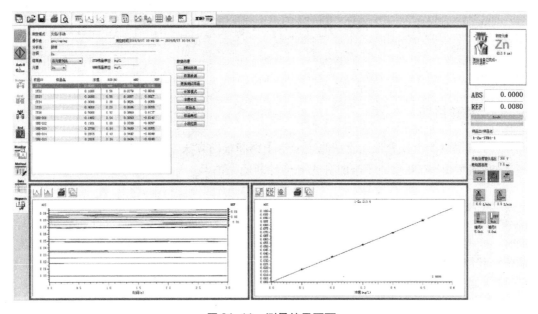

图 24-11　测量结果页面

4. 保存并打印测量结果。点击"结束全部分析测定"按钮，按照提示取出自动进样器样品盘上的样品，关闭乙炔气和冷却水，退出软件。

（田咏梅）

原子吸收分光光度法测定血清中铜和锌

一、实验目的

(1)掌握原子吸收分光光度法测定血清中铜和锌的方法。

(2)巩固 ZA3000 型原子吸收分光光度计的操作技术。

二、方法提要

人体血清中铜含量的正常值范围为 0.68 ~ 1.43 mg/L。当人体患有某些疾病时,血清中铜和锌等元素的含量将偏离正常值,因此,血清中的铜和锌含量可作为诊断疾病的参考指标。

原子吸收分光光度法是测定血清中铜、锌等元素的良好方法。

三、仪器与试剂

(一)仪器

ZA3000 型原子吸收分光光度计,铜、Zn 空心阴极灯,10 mL、25 mL、50 mL、100 mL 容量瓶,1 mL、2 mL、5 mL 吸量管。

(二)试剂

(1)8 mol/L HNO_3 溶液:浓硝酸用去离子水稀释 1 倍。

(2)1 mol/L HNO_3 溶液。

(3)甘油溶液:5 mL 甘油与 95 mL 去离子水混匀。

(4)45 g/L NaCl 溶液:称取 4.5 g 优级纯 NaCl 溶于 100 mL 去离子水中。

(5)1 g/L Cu 标准储备溶液:准确称取 1.000 0 g 铜于烧杯中,用 20 mL 8 mol/L HNO_3 溶液溶解,移入 1 000 mL 容量瓶中,用去离子水稀释至刻度,摇匀。

(6)1 000 mg/L Zn 标准溶液(国家标准物质中心产品)。

四、实验步骤

(一)测试条件的选择

测试条件的选择如表 25-1 所示。

表 25-1 测试条件的选择

元素	分析线 /nm	灯电流 /mA	光谱通道 /nm	燃烧器高度 /nm	空气流量/ (L/min)	乙炔气流量/ (L/min)
Cu	324.8	9.0	1.3	7.5	15.0	2.2
Zn	213.9	6.5	1.3	7.5	15.0	2.0

（二）血清铜的测定

1. 标准系列溶液的配制

吸取 1 g/L Cu 标准储备溶液 0.5 mL 于 100 mL 容量瓶中，用去离子水稀释至刻度，得浓度为 5 mg/L 的工作母液。再从工作母液中吸取 0.50 mL、1.00 mL、1.50 mL、2.00 mL、2.50 mL 分别置于 5 个 25 mL 容量瓶中，加入 1.00 mL 45 g/L 的 NaCl 溶液，再加 2 mL 甘油溶液，用去离子水稀释至刻度。分别得 0.10 mg/L、0.20 mg/L、0.30 mg/L、0.40 mg/L、0.50 mg/L 标准系列溶液。

2. 血清样品液的配制

吸取血清 0.50 mL 置于试管中，加 2.5 mL 去离子水，摇匀。

3. 测定

先以去离子水调节吸光度为零。在相同实验条件下，按顺序将标准系列溶液和待测溶液喷雾燃烧，记下各管的吸光度值。

以标准溶液的铜浓度对吸光度作图，绘制标准曲线。从标准曲线上查待测溶液的铜浓度。计算血清的含铜量，分别用 mg/L 及 μmol/L 表示。

（三）血清锌的测定

1. 标准系列溶液的配制

吸取 1 000 mg/L 锌标准储备溶液 0.50 mL 于 100 mL 容量瓶中，用去离子水稀释至刻度，得浓度为 5 mg/L 的工作母液。再分别从工作母液中吸取 0.50 mL、1.00 mL、1.50 mL、2.00 mL、2.50 mL 置于 5 个 25 mL 容量瓶中，加 1.00 mL 4.5 g/L 的 NaCl 溶液，再加 2.00 mL 甘油溶液，用去离子水稀释至刻度。分别得 0.10 mg/L、0.20 mg/L、0.30 mg/L、0.40 mg/L、0.50 mg/L 的标准系列溶液。

2. 血清样品液的配制

与测血清铜一样，用去离子水稀释 6 倍。

3. 测定

按表中所列测试条件顺序将标准系列溶液和待测溶液喷雾燃烧，记下各溶液的吸光度值。实验结果由工作站给出。

五、思考题

(1)用原子吸收分光光度计进行测定时,应对哪些操作条件进行选择?

(2)影响原子吸收分光光度法准确度的主要因素来自哪些方面?

(田咏梅)

原子吸收分光光度法测定粮食中锌、铁的含量

一、实验目的

(1)学习食品样品的预处理方法。

(2)掌握原子吸收分光光度法测定锌、铁含量的方法。

二、方法提要

食品样品经干法灰化(或湿法消化)后,试样中的有机成分被破坏,无机元素转化成相应的盐留在灰分中。将灰分制成待分析的试液,直接喷入火焰原子化器中,使其转化成相应的基态原子,通过测定基态原子对光源发出的待测元素的特征光波(分析线)的吸收程度,根据 $A = K'c$(A 为吸光度,K' 为与待测元素的吸收及测定条件有关的常数,c 为待测元素的浓度),计算出待测元素的含量。

三、仪器与试剂

(一)仪器

ZA3000 型原子吸收分光光度计,电热板,电炉,高温灰化炉,Zn、Fe 单元素空心阴极灯,100 mL、250 mL 三角烧瓶,10 mL、25 mL、100 mL 容量瓶,50 mL 瓷坩埚,1 mL、2 mL、5 mL 吸量管。

(二)试剂

(1)浓硝酸(优级纯)。

(2)浓盐酸(优级纯)。

(3)浓高氯酸(优级纯)。

(4)硝酸与高氯酸(3∶1)混合酸。

(5)6 mol/L 盐酸。

(6)1 mol/L 盐酸。

(7)1 g/L Fe 标准储备溶液:准确称取 1.000 0 g 洗净并干燥好的高纯铁丝(可将99.99%的细铁丝置于稀盐酸中浸泡片刻,待产生气泡时,迅速取出,用纯水冲去残余盐

酸,再用无水乙醇和丙酮漂洗后,置于烤箱中 105 ℃烘干,以除去表面的氧化物层)于一烧杯中,加 20 mL 浓盐酸溶解,溶解完全后,定量转入 1 000 mL 容量瓶中,加去离子水至刻度。

(8)1 g/L Zn 标准储备溶液:准确称取 1.000 0 g 洗净并干燥的高纯锌粒(洗涤方式与铁相同)于烧杯中,加约 20 mL 浓盐酸溶解,溶解完全后定量转入 1 000 mL 容量瓶中,加去离子水至刻度。

四、实验步骤

(一)样品的处理

1. 干法灰化

将粮食样品洗净,干燥,碾碎,过 30 目筛,混匀。称取 5.0~10.0 g 的样品置于 50 mL 瓷坩埚中,在电炉或电热板上低温炭化,然后转入高温炉中,500 ℃灰化约 8 h,取出坩埚,放冷后再加少量混合酸(1~2 mL),低温加热,不使干涸,必要时再加少量混合酸,如此反复处理,直至残渣中无炭粒,待坩埚稍冷,加 1 mol/L HCl 溶液,溶解残渣并转入容量瓶中,再用 1 mol/L HCl 溶液反复洗涤坩埚,洗液并入容量瓶中,并稀释至刻度,混匀备用。

2. 湿法消化

称取粮食样品 5.0 g,置于 250 mL 或 100 mL 三角烧瓶中,加 15 mL 混合酸,盖上表面皿,放置过夜,再于电热板上加热消化。消化过程中,勿使消化液干涸,必要时再加少量混酸,直至溶液澄明无色或微带黄色。冷后,加少量去离子水煮沸,除去残余的硝酸直至产生大量白烟时,蒸发除去水,待消化液呈湿盐状结晶时为止,然后用去离子水溶解,并转入 25 mL 或 10 mL 容量瓶中,稀释至刻度,混匀,备用。在与上述条件完全相同的条件下,同时做平行及空白试验。

(二)测定

1. 仪器工作条件

根据仪器的型号及厂家推荐的条件进行实验,找出不同元素测定时的最佳条件,本实验使用 Z-5000 型原子吸收分光光度计,本实验测铁的分析线为 248.3 nm,测锌的分析线为 213.9 nm,两元素测定的灯电流分别为 15 mA、6.5 mA,光谱通带分别为 0.2 nm 和 1.3 nm,空气流量均为 15 L/min,乙炔气流量均为 2.0 L/min。

2. 标准曲线的绘制

分别吸取 5.0 mL 铁和锌标准储备溶液于 100 mL 容量瓶中,加去离子水至刻度,此混合液为含 Fe、Zn 为 50 mg/L 的标准溶液。吸取 50 mg/L 含 Fe、Zn 的混合标准溶液 0.0 mL、0.5 mL、1.0 mL、1.5 mL、2.0 mL、2.5 mL 于 6 支 25 mL 容量瓶中,稀释至刻度,该标准系列含 0.00 mg/L、1.00 mg/L、2.00 mg/L、3.00 mg/L、4.00 mg/L、5.00 mg/L 的

Fe 和 Zn。按上述仪器工作条件,在原子吸收分光光度计上测出 Fe 和 Zn 的吸光度值。由化学工作站给出实验结果。

3. 样品的测定

在与标准系列完全相同的条件下,测定待测液及空白液的吸光度值(若待测样品的浓度超出标准系列范围时,可做适当稀释),根据其吸光度值在标准曲线上找出对应的浓度,然后根据取样量、稀释倍数、空白值计算出待测样品中铁和锌的含量。

五、注意事项

(1)在样品的消化处理中,对于含量低的样品,可做平行和回收试验,而且空白试验、平行试验、回收率试验应与待测样品在完全相同条件下处理,在消化处理时,尽可能少加酸,以免空白值过高,影响测定。

(2)样品的湿法消化,应在通风橱中进行。

六、思考题

(1)在样品处理时,为什么要做平行操作空白试验?

(2)原子吸收分光光度测定时,应选择最佳的测试条件有哪些?

(田咏梅)

原子吸收石墨炉法测定水中的痕量铅

一、实验目的

(1)掌握原子吸收石墨炉法的基本原理。

(2)学习并使用 ZA3000 原子吸收光谱仪,熟悉其结构和使用方法。

二、方法提要

(一)基本原理

(1)水体中的金属元素有些是人体健康必需的常量元素和微量元素,有些是有害于人体健康的,如汞、镉、铬、铅、砷等。有害金属侵入人的机体后,将会使某些酶失去活性而出现不同程度的中毒症状。铅是可在人体和动植物组织中蓄积的有毒金属,其主要毒性效应是导致贫血、神经功能失调和肾损伤等。铅对水生生物的安全浓度为 0.16 mg/L。

(2)原子吸收分光光度法,简称原子吸收法。该方法具有测定快速、干扰少、应用范围广,可在同一试样中分别测定多种元素等特点。测定镉、铜、铅、锌等元素时,可采用直接吸入火焰原子吸收分光光度法(适用于废水和受污染的水);还可采用石墨炉原子吸收分光光度法(适用于清洁水)。后者的测定灵敏度高于前者,但基体干扰较火焰原子化法严重。

在一定实验条件下,特征波长光强的变化与石墨管中待测元素基态原子的浓度有定量关系,从而与试样中待测元素的浓度(c)有定量关系,即

$$A = K'c$$

式中:K'——常数;A——待测元素的吸光度。

这说明吸光度与浓度的关系服从朗伯-比尔定律。因此,测定吸光度就可以求出待测元素的浓度,这是原子吸收分析的定量依据。

(3)原子吸收分光光度计或原子吸收光谱仪,主要由光源、原子化系统、分光系统及检测系统四个主要部分组成。

1)空心阴极灯是一种低压辉光放电管,当两极间加上一定电压时,则因阴极表面溅射出来的待测金属原子被激发,便发射出特征光。这种特征光谱线宽度窄,干扰少,故称空心阴极灯为锐线光源。

2）原子化系统是将待测元素转变成基态原子蒸气的装置,可分为火焰原子化系统和无火焰原子化系统。常用的无火焰原子化系统是电热高温石墨管原子化器,其原子化效率比火焰原子化器高得多,因此可大大提高测定灵敏度。无火焰原子化法的测定精密度比火焰原子化法差。

3）分光系统又称单色器,主要由色散元件、凹面镜、狭缝等组成。在原子吸收分光光度计中,单色器放在原子化系统之后,将待测元素的特征谱线与邻近谱线分开。

4）检测系统由光电倍增管、放大器、对数转换器、指示器和自动调节、自动校准等部分组成,是将光信号转变成电信号并进行测量的装置。

(二)定量分析方法——标准曲线法

配制一系列不同浓度的标准溶液,在相同的实验条件下,分别测量每个溶液的吸光度。以标准溶液的铅浓度为横坐标、吸光度为纵坐标作图,绘制标准曲线。根据待测样品吸光度的大小,由标准曲线计算出待测样品中铅的含量。

(三)石墨炉原子吸收分光光度法测定痕量铅

将标准溶液和清洁水样直接注入石墨炉内进行测定。每次进样量 $10 \sim 20~\mu L$(视元素含量而定)。测定时,石墨炉分三阶段加热升温。首先以低温(小电流)干燥试样,使溶剂完全挥发,但以不发生剧烈沸腾为宜,称为干燥阶段;然后用中等电流加热,使试样灰化或炭化(灰化阶段),在此阶段应有足够长的灰化时间和足够高的灰化温度,使试样基体完全蒸发,但又不使被测元素损失;最后用大电流加热,使待测元素迅速原子化(原子化阶段),通常选择低原子化温度。测定结束后,将温度升至最大允许值并维持一定时间,以除去残留物,消除记忆效应,做好下一次进样的准备。

三、仪器与试剂

(一)仪器

ZA3000 原子吸收光谱仪,Pb 空心阴极灯,氩气钢瓶,25 mL 容量瓶,10 mL 吸量管。

(二)试剂

铅标准溶液(中国标准物质中心产品),浓 HNO_3(优级纯),含铅水样或自来水。

四、实验步骤

(一)测试条件的选择

测试条件的选择见表 27-1。

表27-1　石墨炉工作条件

元素	分析线 /nm	干燥 /℃	灰化 /℃	原子化 /℃	清洗 /℃	清洗气体	进样体积/μL
Pb	283.3	80/140	400/400	2 000	2 200	Ar	20

（二）水样的配制

移取 25 mL 自来水水样于 50 mL 容量瓶，用 1% HNO_3 溶液定容至 50 mL。

（三）标准系列溶液的制备

从铅标准溶液（100 μg/L）中吸取 0 mL、1.25 mL、2.5 mL、5.0 mL、7.5 mL 分别置于 5 个 25 mL 容量瓶中，用 1% HNO_3 溶液稀释至刻度。

（四）测定

以 0.5% HNO_3 溶液调节吸光度为零（置于 59 号测量杯中）；将上述标准系列依次置于 1、2、3、4、5 号。在相同的实验条件下，记下各管的吸光度。

以标准溶液的铅浓度对吸光度作图，绘制标准曲线，根据待测样品吸光度的大小，由化学工作站直接给出未知样品中铅的含量。

五、思考题

（1）原子吸收石墨炉法与火焰法相比，有哪些优缺点？

（2）水体中铅污染主要有哪些来源？

附录　ZA3000 原子吸收光谱仪石墨炉法操作指南

一、开机

1. 检查冷却水、电、保护气是否正常，安装测试元素的空心阴极灯。

2. 打开电脑、主机、通风设备的电源，15 s 后双击桌面上"原子吸收分光光度计"快捷方式图标，启动软件。

二、编辑完整的实验条件

（一）设定测定模式

测定模式选择：石墨炉；进样方式：自动进样器；在操作者处输入分析者姓名；在分析

名处输入待测样品类型等,如图 27-1 所示。

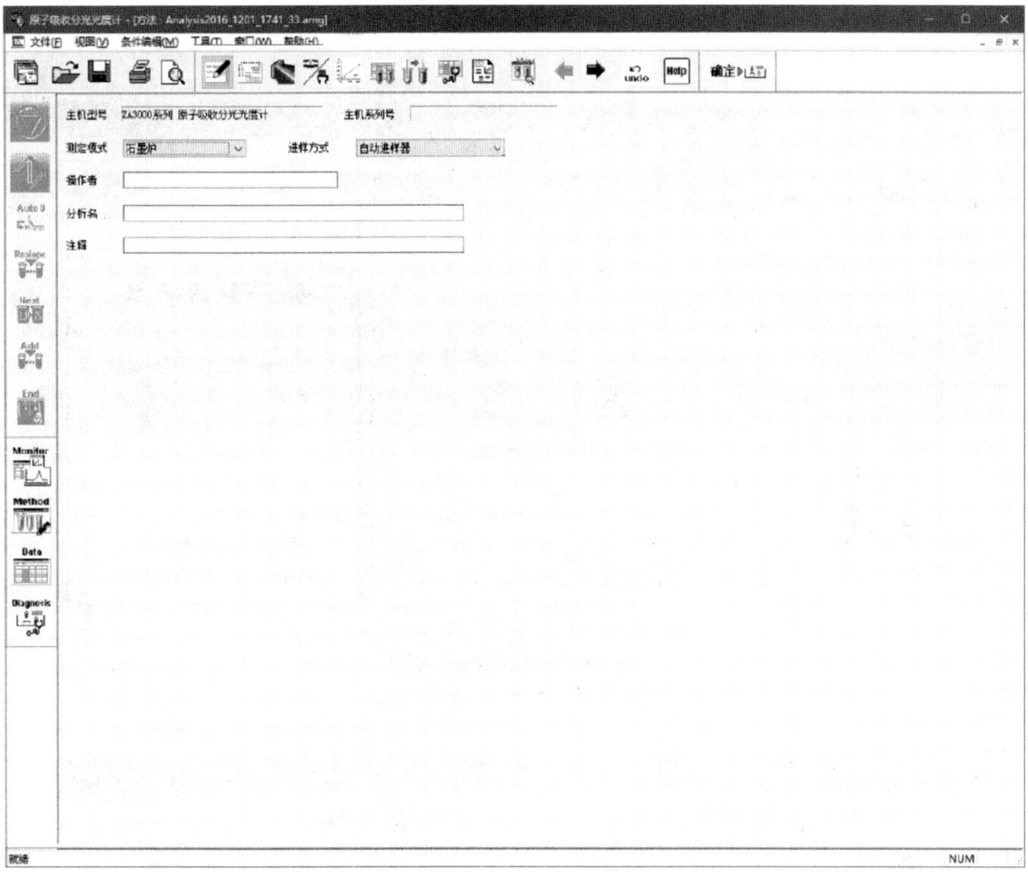

图 27-1　设定测定模式

(二)设定测定元素

点击"设定元素"按钮,依次点击元素周期表中的元素符号输入待测元素、灯位号和测量顺序,如图 27-2 所示。

(三)仪器操作条件的设置

点击"主机条件"按钮,依次输入仪器条件,如图 27-3 所示。

测定信号:◆BKG 校正◇样品◇参比

信号计算:◇积分◆峰高值◇峰面积◇峰宽度

测定波长:283.3 nm

波长测定方法:◆自动◇直接

狭缝宽度:◇0.2◇0.4◆1.3◇2.6

时间常数:0.1

灯电流:7.5 mA

光电倍增管负高压:330 V

吸光度小数位数:4

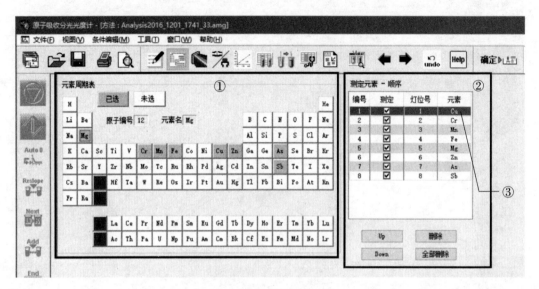

图27-2 设定测定元素

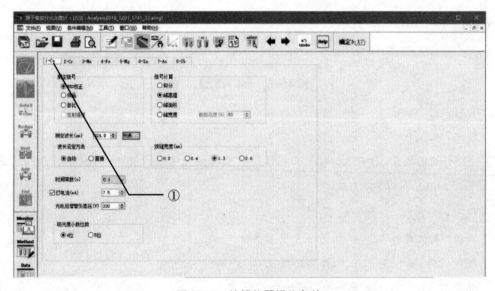

图27-3 编辑仪器操作条件

(四)分析条件的设置

点击"分析条件"按钮,设定以下内容,如图27-4所示。如石墨管种类:CⅡ型热解石墨管;加热控制方式:光温度控制。

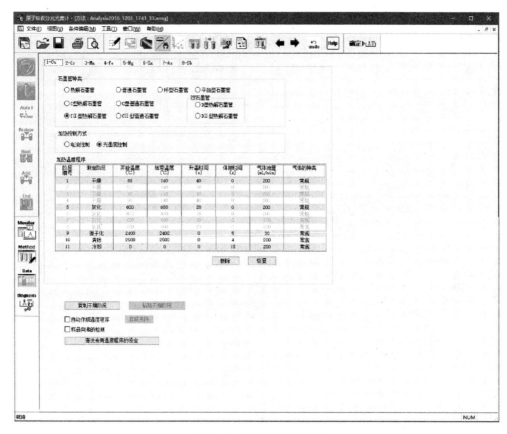

图27-4　分析条件的设置

(五)工作曲线和未知样品的设置

点击"标准曲线表"按钮,把工作曲线浓度点的数目、重复测定次数、浓度单位、小数位数依次输入,如图27-5所示。

计算方法:◇吸光度法◆标准曲线法◇标准加入法◇简易标准加入法

标准曲线:

回归方程:◆一次◇二次◇三次

STD 数:4

STD 重复次数:2

STD 小数位数:2

STD 样品单位:μg/L

未知样品:

UNK 重复次数:2

UNK 小数位数:2

UNK 样品单位:µg/L

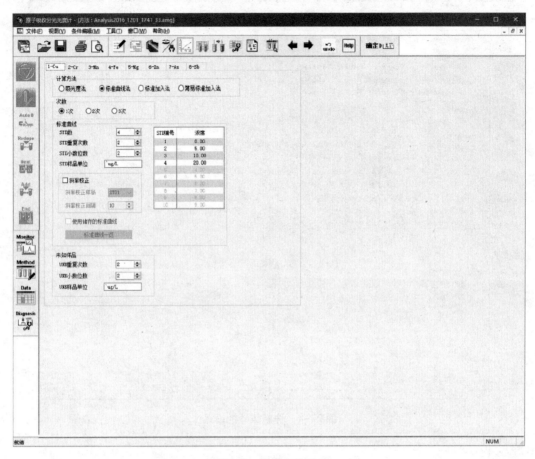

图 27-5　编辑工作曲线

（六）设定样品表

点击"样品表"按钮,显示样品表画面,如图 27-6 所示。设定未知样品数,输入样品名。

（七）设定自动进样器

点击"自动进样器"按钮,显示自动进样器页面。如图 27-7 所示,设定样品名、进样量、进样速度、稀释倍数、STD 样品杯编号以及标准储备液浓度。

点击页面上"未知样品杯编号"标签,打开输入页面,如图 27-8 所示。在"未知样品杯编号"一栏里,输入各个样品所对应的样品盘上的号码。点击页面上方的"样品杯表"标签,将显示出各测定样品杯的位置。确认测定样品的杯位置是否被正确设定。

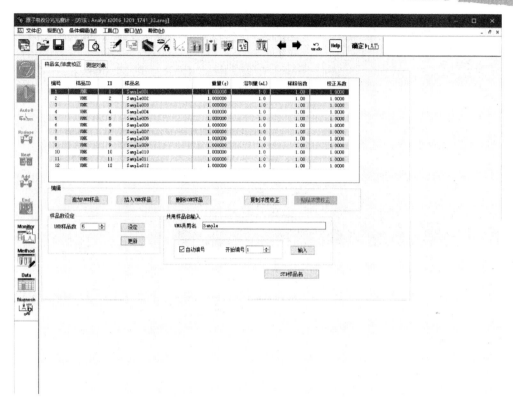

图 27-6　设定样品表

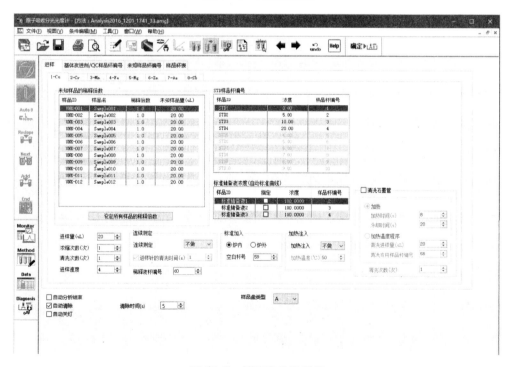

图 27-7　设定自动进样器

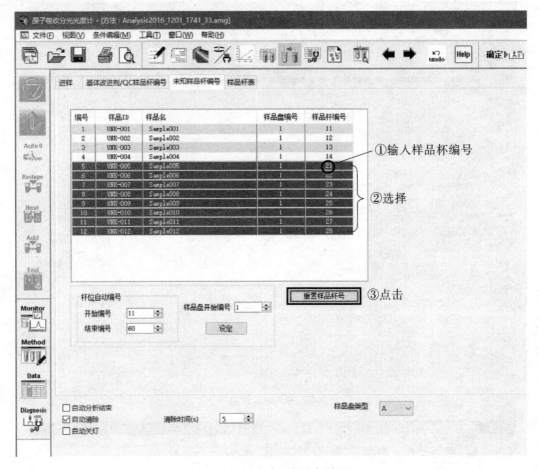

图 27-8　设定未知样品杯编号

（八）设定分析报告

点击"报告"按钮，设置生成报告的格式，确定要保存的文件夹和文件名。

（九）确认方法

点击"方法一览"按钮，显示方法一览，如图 27-9 所示，确认主要的设定参数。之后，保存所建立的分析方法。显示出自动进样器的进样针调整画面时，打开原子化炉的盖子，确认石墨管为"CⅡ型热解石墨管"后，确认进样针与石墨管的注入口（左侧）的位置已经调整好，点击"OK"。

（十）数据监测

如图 27-10 所示，点击工具栏的"设定条件"按钮，打开设定条件对话框。确认要测定的元素已经被选择，然后点击"确定"按钮。

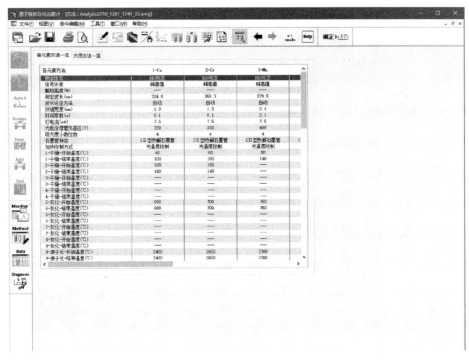

图 27-9　确认方法

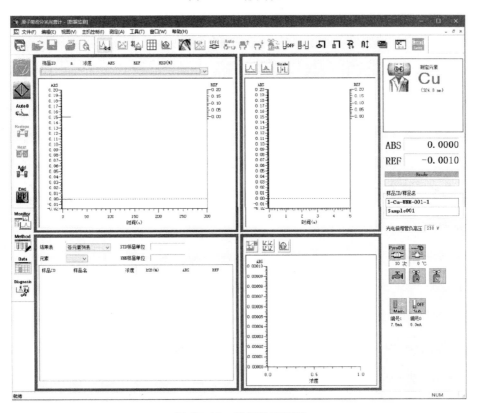

图 27-10　数据监测页面

（十一）准备自动进样器

点击工具栏的"清洗进样针"按钮,使用超纯水冲洗进样针。反复清洗3次。打开石墨炉的盖子,单击工具栏的"调整进样针"按钮,移动进样针使其顶端处于石墨管的正上方(0~0.5 mm)。再次点击工具栏的"调整进样针"按钮,把进样针顶端插入石墨管的进样口内,最后再返回到清洗杯的位置。

三、标准系列溶液与样品溶液吸光度的测定

1.将标准溶液以及未知样品溶液倒入样品杯,放置到样品盘上对应的位置。

2.通入冷却水,确认石墨炉的盖子是关闭着的之后,点击工具栏的"最大加热"按钮,输入加热时间5 s,点击"确定"按钮。空烧结束后,仪器状态显示"Ready"。

3.点击工具箱的"测定开始"按钮,按照样品表顺序进行测量。测量结束后,点击"结束全部测定"按钮,切换到数据处理界面,如图27-11所示。

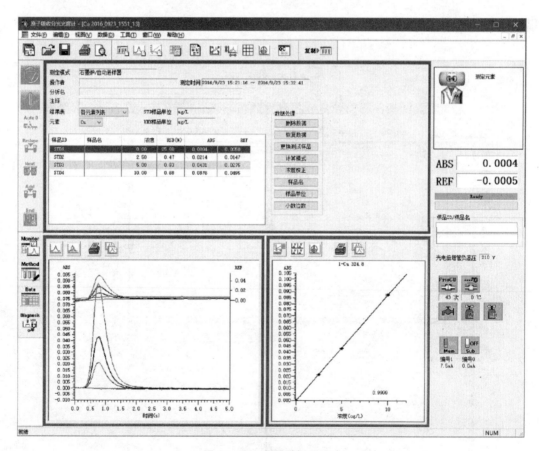

图27-11　测量结果页面

4.保存并打印测量结果。点击"结束全部分析测定"按钮,按照提示取出自动进样器样品盘上的样品,关闭冷却水,退出软件,切断电脑以及主机的电源。

(田咏梅)

原子吸收石墨炉法测定食品中的痕量铬

一、实验目的

(1)掌握原子吸收石墨炉法的基本原理。

(2)巩固 ZA3000 原子吸收光谱仪的基本结构及使用方法。

二、方法提要

食品样品经干法灰化或湿法消化后,试样中的有机成分被破坏,无机元素转化成相应的盐留在灰分中。将灰分制成待分析的试液,由石墨炉自动进样装置进样到原子化器中,按照石墨炉的加热程序使其转化成相应的气态基态原子,通过测定基态原子对光源发出的待测元素的特征辐射的吸收程度,根据 $A = K'c$,由化学工作站给出待测元素的含量。

铬主要以 Cr^{3+} 的形式构成葡萄糖耐受因子(glucose tolerance factor,GTF),协助胰岛素作用,影响糖类、脂类、蛋白质和核酸的代谢。GTF 是维持血液中葡萄糖水平的一种物质,没有铬,GTF 就无活性。人体内铬的摄入主要来自食物,正常牛奶中含铬 5 ~ 16 $\mu g/L$,初乳中含量约为常乳的 5 倍。目前,食品中痕量铬的测定多采用原子吸收石墨炉法进行。

将标准溶液和处理好的待测试液分别直接注入石墨炉内进行测定。每次进样量 10 ~ 20 μL(视元素含量而定)。测定时,石墨炉按照加热程序升温。首先以低温(小电流)干燥试样,使溶剂完全挥发,但以不发生剧烈沸腾为宜,称为干燥阶段;然后用中等电流加热,使试样灰化或炭化(灰化阶段),在此阶段应有足够长的灰化时间和足够高的灰化温度,使试样基体完全蒸发,但又不使被测元素损失;最后用大电流加热,使待测元素迅速原子化(原子化阶段),通常选择最低原子化温度。测定结束后,将温度升至最大允许值并维持一定时间,以除去残留物,消除记忆效应(净化阶段),做好下一次进样的准备。

三、仪器与试剂

（一）仪器

ZA3000 原子吸收光谱仪，Cr 空心阴极灯，氩气钢瓶，25 mL 容量瓶，10 mL 吸量管，电子分析天平。（实验中所用玻璃器材均用 8 mol/L HNO₃ 溶液浸泡 24 h 以上，再用去离子水冲洗干净，烘干后防尘储藏备用）

（二）试剂

Cr 标准溶液（国家标准物质中心产品），浓硝酸（优级纯），高氯酸（优级纯），超纯水，食品。

四、实验步骤

（一）测试条件的选择

测试条件的选择见表 28-1 和表 28-2。

表 28-1　石墨炉工作条件

元素	分析线 /nm	灯电流 /mA	光谱通带 /nm	进样体积 /μL	背景校正方式	测量值
Cr	359.3	7.0	0.4	20.0	偏振塞曼效应	峰值吸收

表 28-2　石墨炉升温程序

步骤	温度 /℃	斜坡时间 /s	保持时间 /s	氩气流速/（mL/min）	读数
干燥	140	40	0	200	否
灰化	700	20	0	200	否
原子化	2 600	0	5	30	是
净化	2 700	0	4	200	否

（二）标准系列溶液的配制

分别从铬标准溶液（100 μg/L）中吸取 0.00 mL、1.25 mL、2.50 mL、3.75 mL、5.00 mL 置于 5 个 25 mL 容量瓶中，用 1% 的稀 HNO₃ 溶液稀释至刻度。

（三）待测试液的配制

在电子分析天平上准确称取 1 g 左右的样品置于锥形瓶内，加入混酸（混酸由 HNO₃：

$HClO_4$ 为 4:1 配制而成)10 mL,并放置防爆玻璃珠 5 个,上端放一歪嘴漏斗,放置过夜(12 h 以上),次日用恒温电热板加热消化样品。打开电热板开关,使其缓慢升温,锥形瓶内冒大量的红棕色气体,待红棕色气体冒完后继续升温至 150 ℃。在此温度持续加热样品,使溶液呈无色,继续升温至 200 ℃,瓶内白烟冒尽即可。将消化好的样品溶液移入 25 mL 容量瓶中,用 1% 的稀 HNO_3 溶液定容至 25 mL。

（四）测定

把标准系列溶液倒入石墨炉样品杯中,按照 1、2、3、4、5 的顺序放在样品盘相应孔内。把 1% 的稀 HNO_3 溶液作为空白溶液放置在样品盘第 59 号孔内,待测样品放在 60、61、62 等孔内。按照预先设定的加热程序进行吸光度的测定。由化学工作站分别给出标准曲线和待测试液中铬的含量。

五、注意事项

（1）在样品的消化处理中,对于低含量的样品,可做平行操作空白试验,而且平行操作空白试验应与待测样品在完全相同条件下处理;在消化处理时,尽可能少加酸,以免空白值过高,影响测定。

（2）样品的湿法消化,应在样品处理室内的通风橱中进行。

六、思考题

（1）怎样设置合理的石墨炉升温程序?

（2）食品样品前处理方法有哪些?

（田咏梅）

红外光谱分析——定性鉴定未知物

一、实验目的

(1)掌握红外分光光度法的基本原理。

(2)熟悉红外分光光度计的主要部件及其作用。

二、方法提要

所有的分子都是由化学键相连接的原子组成的。原子与原子之间的键长与键角不是固定不变的,整个分子一直在不停地振动着,当分子接受红外光(通常指波长 2.5 ~ 50 μm 之间的光)的能量且此能量与振动能级一致时,便引起分子振动的共振。振动的频率不仅依赖于键本身的性质,如 C—H 键或 C—O 键,而且也受整个分子和它所处的环境的影响。显然,只有一定频率的红外光才能被吸收。这样,当样品受到频率连续变化的红外光照射时,分子吸收了某些频率的红外光,相应于这些吸收区域的透过光自然要减弱。因此,按波数(或波长)记录透过样品的红外光的强度(百分透过率),并将波数(或波长)对百分透过率作图,即得红外光谱图。

因为在不同的有机化合物中,相同的基团差不多在同一光谱区吸收,所以这种吸收光谱对鉴定有机化合物显得特别有用。许多红外光谱专著或手册中列有各种化合物特征红外吸收频率表。因此,根据未知物的红外吸收光谱图,再结合元素分析和有机化学知识,参照特征频率表,就可对未知物的结构做出初步判断。

在红外光谱分析实验中,样品的制备是关键步骤,根据不同的分析对象,采用不同的制样技术。现分述如下。

(一)固体样品

1. 溴化钾压片法

将 1 ~ 2 mg 样品与大约 200 mg 溴化钾置于玛瑙研钵中,混匀研细。用不锈钢刮刀将研磨好的粉末约 150 mg 转移到钢制压模中,将压模放在压片机上,接真空系统抽真空 3 ~ 5 min,以除去混在粉末中的空气和湿气。然后加压至 1 471 Pa,保持 5 min 以上,制成透明的溴化钾薄片。将样品的溴化钾压片放在特制的压片支架上,并将此支架插入红外分光光度计的样品光路中去,即可进行测量。需要指出的是,由于溴化钾极易吸水,吸水后会在 3 500 cm^{-1} 处出现水的吸收峰,与有机化合物中的羟基峰重叠,进行图谱解析时要加以注意。

2. 石蜡油研糊法

将固体样品 1~3 mg 与一滴石蜡油一起研磨约 2 min,然后用不锈钢刮刀将此糊状物转移到两个卤化盐片中间,即可测试。此法的优点是由于石蜡油的折射率和样品的折射率相近,因而减少了散射光的强度。不过石蜡油是一种链长平均为 625 nm 的各种直链饱和烃的混合物,它本身在 3 000~2 800 cm^{-1},1 460 cm^{-1},1 380 cm^{-1} 处有很强的吸收。解析图谱时,应将这几个峰划去,以防发生误解。或采用在参比光路加相同厚度的纯石蜡油,以抵消其光谱干扰。

3. 薄膜法

如果是熔点在 150 ℃ 以下,熔融时不发生分解、升华和其他化学变化的物质,可用熔融的办法制成薄膜后测定。其方法是把少许样品放在盐窗上,用红外灯或电吹风来加热样品,待其熔化后涂成薄膜或夹在两个盐片间制成膜后即可测定。

对于某些聚合物,则可以把它们放在两块具有抛光面的金属块间加热,样品熔融后立即用油压机加压,冷却后揭下薄膜再直接测定。

对于大多数化合物,都是先把它们溶于挥发性溶剂中,然后将溶液滴在盐片上或将溶液倾入盛有汞的小杯中,待溶剂挥发后即可成膜,在红外灯下进一步除去残余溶剂,即可对薄膜进行测试。常用的溶剂有苯,丙酮,甲乙酮,N,N-二甲基甲酰胺等。用溶剂法制膜的缺点在于样品的图谱中常常会出现残留溶剂的吸收峰,解析图谱时应当注意。

(二)液体和溶液样品

在红外分析中,经常遇到液体或溶液样品。对沸点较高且不易挥发的液体样品,通常用可折式池进行测定。即在 NaCl 窗片上,用尖端拉得很细的滴管滴上 1~2 滴纯液体样品(不得含水),压上另一块窗片,使之形成一层薄的液膜,液膜的厚度可借助于池架上的紧固螺丝做微小调节。将池子插入仪器样品光路中,即可进行测定。

对于一些吸收很强的液体,当用调整厚度的方法仍然得不到满意的光谱图时,往往制成溶液。某些固体样品因多晶现象而引起图谱差异,用溶液即可克服此缺点。常用的溶剂为 CCl$_4$ 和 CS$_2$。一般溶液的浓度大约在 1%,为了克服溶剂的干扰,在参比光路中放置一个和样品槽配对的充有纯溶剂的液槽,由于两光路中有相同量的溶剂,从而扣除了溶剂所产生的吸收。

溶液样品是盛在固定密封液体槽中进行测定的。

(三)气体样品

气体样品是用气体样品槽进行测定的。它是由直径为 40 mm,长为 50 mm 或 100 mm 的玻璃筒,两端用环氧树脂粘上红外透光窗片(KBr 或 NaCl 材料)构成的。槽身焊有两个带活塞的支管以便灌注样品,吸收峰的强度可以通过调整气槽内样品的压力来达到。

由于水蒸气在中红外区有大量吸收峰,因此样品注入气槽前必须保证干燥。

三、仪器与试剂

(一)仪器

WFD-14 型红外分光光度计,769YP-24 型 15t 压片机,可折式液体样品池,红外灯,玛瑙研钵。

(二)试剂

固体、液体样品若干种。

四、实验步骤

(一)红外分光光度计的启动调试

(1)先打开稳压电源,转动电压调节旋钮,使指针达 220 V,将电源线接在仪器后面的电源插座上。启动"放大器"指示灯亮,开动仪器后面的"十周马达开关"。

(2)按下"光源"开关,光源即开始预热,经 1 ~ 2 min 后,光源点燃(指示灯亮),预热丝自动停止加热。若预热丝不断电(发亮),应立即关闭"光源"开关进行检查。仪器预热 20 ~ 30 min 以后,即可进行下面的调试。

(3)调节电平衡,用纸片挡住双光束,调节电平衡旋转使记录笔停止不动。

(4)放好记录纸,对准卡纸标记。

(5)关闭样品光束,打开参考光束,调好 0。

(6)打开双光束,调好 100%。

(7)将扫描手把对准中间"0",用手将笔架推移到 4 000 cm^{-1} 处,备用。

(二)波数校对

将仪器所配备的聚苯乙烯薄膜插入样品光路,慢速扫描一张红外光谱图。将图上吸收峰的波数与表 29-1 所给出的聚苯乙烯红外吸收峰相比较,以校对仪器的波数是否正确。

表 29-1　聚苯乙烯吸收峰值波数

序号	1	2	3	4	5	6	7	8	9	10	11
标准峰值(cm^{-1})	3 061	2 922	1 946	1 802	1 603	1 495	1 182	1 154	1 028	907	699

（三）样品测定

在指导老师提供的几种固体、液体样品中，每个同学自选一个固体样品和一个液体样品进行测试。固体样品用溴化钾压片法，液体样品用可折式样品池进行测试。

五、注意事项

（1）红外光谱仪属精密仪器，价格昂贵，须在老师指导下操作。

（2）液体样品池的窗片是由 NaCl 晶体所制。NaCl 晶体易吸潮且性脆易碎，因此须在红外灯下拆装和清洗，且应戴上乳胶手套或指套，以防手汗污染窗片。拆装时必须轻拿轻放，旋紧螺丝时必须按对角线的次序进行，且不应拧得太紧。

（3）测试完毕，应及时清洗样品池。清洗的方法是：一只手戴上乳胶手套或指套拿窗片，另一只手持镊子，用脱脂棉蘸取无水 CS_2 或 $CHCl_3$，在红外灯下轻轻擦液体样品处。如此反复进行 3~5 次。（CS_2 极易挥发，以致会造成窗片突然降温结水，使窗片发毛，所以清洗必须在红外灯下进行）

六、思考题

（1）红外振动频率有哪些类型？怎样计算有机化合物的不饱和度？

（2）已知 C—H，C＝C，C≡C 键的力常数分别为 4~6，8~12 和 12~20，利用胡克定律计算这些键的伸缩振动频率范围。

（田咏梅）

四氯化碳拉曼光谱的研究

一、实验目的

(1)了解拉曼散射的基本原理。

(2)学习激光拉曼光谱仪、荧光光谱仪的使用方法,知道简单的谱线分析方法。

(3)测试四氯化碳的拉曼光谱。

二、方法提要

当频率为 ν_0 的单色辐射照射到物质上时,大部分入射辐射透过物质或被物质吸收,只有一小部分辐射被样品分子散射。入射的光子和物质分子相碰撞时,可发生弹性碰撞和非弹性碰撞,在弹性碰撞过程中,光子与分子之间不发生能量交换,光子只改变运动方向而不改变频率,这种散射过程叫弹性散射,亦称为瑞利散射。而在非弹性碰撞过程中,光子与分子之间发生能量交换,光子不仅要改变运动方向,它还放出一部分能量给予分子,或从分子吸收一部分能量,从而改变光子的频率。由非弹性散射引起含有其他频率的散射光的现象称为拉曼效应,这种散射过程称为拉曼散射。比入射辐射频率低的散射线称为斯托克斯线,高于入射辐射频率的散射线称为反斯托克斯线。如图 30-1 所示。

斯托克斯线、反斯托克斯线与入射辐射之间频率差 ν_1 称为拉曼位移。

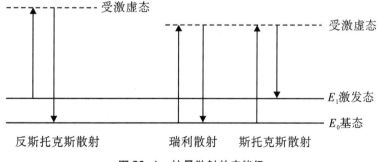

图 30-1 拉曼散射效应能级

对于斯托克斯拉曼散射来说,分子由处于振动基态 E_0 被激发至激发态 E_1,分子得到的能量为 ΔE,恰好等于光子失去的能量:

$$\Delta E = E_1 - E_0$$

与之相对应的光子频率改变 $\Delta\nu$ 为：

$$\Delta\nu = \Delta E / h$$

式中，h 为普朗克常数。此时，斯托克斯散射的频率 ν_s 为

$$\nu_s = \nu_0 - \Delta E / h, \quad \Delta\nu = \nu_0 - \nu_s$$

斯托克斯散射光的频率低于激发光频率 ν_0。

同理，反斯托克斯散射光的频率 ν_{as} 为

$$\nu_{as} = \nu_0 + \Delta E / h, \quad \Delta_\nu = \nu_{as} - \nu_0$$

反斯托克斯散射光的频率高于激发光频率。

斯托克斯与反斯托克斯散射光的频率与激发光频率之差 $\Delta\nu$ 统称为拉曼位移。斯托克斯散射通常要比反斯托克斯散射强得多，拉曼光谱仪通常测定的大多是斯托克斯散射。

拉曼位移 $\Delta\nu$ 取决于分子振动能级的改变，不同的化学键或基团有不同的振动，ΔE 反映了指定能级的变化，因此，与之相对应的拉曼位移 $\Delta\nu$ 也是特征的，这是拉曼光谱可以作为分子结构定性分析的理论依据。

以下对有机酸中有关基团的拉曼特征频率做一简单介绍。

1. C—H 振动

对于 C—H 伸缩振动的谱带，正烷烃一般在 2 980～2 850 cm^{-1}。烯烃中＝CH$_2$，＝CHR 基的谱带在 3 100～3 000 cm^{-1}。芳香族化合物中 C—H 振动谱带则在 3 050 cm^{-1} 附近。

C—H 变形振动包括剪式振动、面内摇摆、面外摇摆和扭曲 4 种模式，其频率范围分别为：正烷烃中甲基的 HCH 面外变形频率为 1 466～1 465 cm^{-1}，根据碳原子数的不同稍有区别；甲基和亚甲基的面内变形频率在 1 473～1 446 cm^{-1}；甲基的剪式振动频率在 1 385～1 368 cm^{-1}；甲基 HCH 面内变形振动还有 975～835 cm^{-1} 处的谱带。

亚甲基扭曲振动与面内摇摆的混合谱带在 1 310～1 175 cm^{-1}，亚甲基面内摇摆和扭曲的混合谱带在 1 060～719 cm^{-1}。CH$_3$—CH$_2$—扭曲在 280～220 cm^{-1}。而—CH$_2$—CH$_2$—扭曲则在 153～0 cm^{-1}。

2. C—C 骨架振动

由于拉曼光谱对非极性基团的振动和分子的对称振动比较敏感，因此在研究有机化合物的骨架结构时，用拉曼较红外有利。红外因对极性基团和分子的非对称振动敏感，适合测定分子的端基。

正烷烃中 C—C 伸缩振动频率在 1 150～950 cm^{-1}。C—C—C 变形振动频率在 425～150 cm^{-1}。伸缩振动频率与碳链长短无关，而变形振动频率则是碳链长度的函数，因此，变形振动频率是链长度的特征。

3. C ＝ O 振动

酸类的 C ＝ O 对称伸缩振动频率随物理状态不同而有差异,如甲酸单体为 $1\,170\ cm^{-1}$,二聚体为 $1\,754\ cm^{-1}$。$90\ ℃$ 下的液体为 $1\,679\ cm^{-1}$。$0\ ℃$ 以下的液体为 $1\,654\ cm^{-1}$。35% ~100% 水溶液为 $1\,672\ cm^{-1}$。

酸酐中的 C ＝ O 对称伸缩振动在 $1\,820\ cm^{-1}$,反对称伸缩振动在 $1\,765\ cm^{-1}$,而其他链状饱和酸酐则在 $1\,805$ ~ $1\,799\ cm^{-1}$ 和 $1\,745$ ~ $1\,738\ cm^{-1}$。

在进行有机化合物拉曼谱指认时,基团特征频率是定性分析的重要依据。但也要注意这个基团的频率在化学环境下发生的位移,包括位移的方向和大小。此外,谱带的相对强度和谱峰的形状也应综合考虑。

三、仪器与试剂

(一)仪器

激光拉曼光谱仪。

(二)试剂

四氯化碳、甲酸、丙烯酸。

四、实验步骤

(1)以四氯化碳为样品,了解激光拉曼光谱仪的正常操作过程,并调节光路,得到四氯化碳的拉曼光谱。用 $460\ cm^{-1}$ 特征峰的强度评价仪器的状态。

(2)用毛细管封装有机酸样品。注意,封装毛细管时,要均匀转动毛细管,使封口平滑,并保持毛细管平直。试样尽量保持居中,管中有 1 ~ 2 mm 液体即可。测定每一种有机酸样品的拉曼光谱,存储数据并打印出拉曼光谱图,查阅标准拉曼光谱图并作指认。

五、注意事项

在调试激光光路时,注意眼睛不要直视激光光束,要绝对防止激光直视视网膜,以防烧伤致残!

六、思考题

(1)激光拉曼光谱定性分析的依据是什么?
(2)比较红外光谱与拉曼光谱的特点,说明拉曼光谱的适用范围。

附录　拉曼光谱仪的基本操作

拉曼光谱仪规格型号多样,硬件和软件操作会有不同,但操作步骤相似,下面以 Invia

型共聚焦显微拉曼光谱仪为例,介绍仪器的操作步骤。

一、开机顺序

1. 打开主机电源。

2. 打开计算机电源。

3. 打开使用的激光器电源。①514 nm:打开激光器后面的总电源开关→打开激光器上的钥匙;②785 nm:直接打开激光器电源开关。

二、自检

1. 用鼠标双击 WiRE2.0 图标,进入仪器工作软件环境。

2. 系统自检画面出现,选择"Reference All Motors"并点击"确定(OK)"。系统将检验所有的电机。

3. 从主菜单 Measurement → New → New Acquisition 设置实验条件。静态取谱(static),中心 520 Raman Shift cm^{-1},Advanced → Pinhole 设为 in。

4. 使用硅片,用 50 倍物镜,1 s 曝光时间,100% 激光功率取谱。使用曲线拟合命令检查峰位。

三、实验

1. 实验条件设置:点击"设置"按钮(或菜单中 Measurement → Setup Measurement),设置相关参数。"OK"为采用当前设置条件,并关闭设置窗口;"Apply"为应用当前设置条件,不关闭窗口。

2. 采谱:执行 Measurement → Run 命令。

四、关机

1. 关闭计算机:①关闭 WiRE2.0 软件;②点击 Start → Shut Down → Turn Off Computer。计算机将自动关闭电源。

2. 关闭主机电源。

3. 关闭激光器:①关闭钥匙;②514 nm 激光器散热风扇会继续运转,此时不要关闭主电源开关。等风扇自动停转后再关闭主电源开关。

五、注意事项

1. 开机顺序:主机在前,计算机在后。

2. 关机顺序:计算机在前,主机在后。514 nm 激光器要充分冷却后才能关闭主电源。

3. 自检:一定要等自检完成后再做其他操作,不能取消。

4.硅片:514 nm,自然解理线与横向成45°时信号最强;780 nm(633 nm,325 nm),自然解理线与横向基本平行时信号最强。

（王艺琳）

ICP-OES 测定奶粉中金属元素

一、实验目的

（1）掌握电感耦合等离子体发射光谱法的基本原理。

（2）通过牛奶中金属元素的测量，熟悉电感耦合等离子体发射光谱仪（ICP-OES）的基本结构和使用方法。

二、方法提要

电感耦合等离子体发射光谱法是最早用于多元素同时分析的技术之一，也是测定微量元素和痕量元素的主要手段。ICP-OES 由于具有对多元素的同时分析、速度快、选择性好、灵敏度高等优点，被广泛用于环境、食品、卫生、生物、农业等行业。

三、仪器与试剂

（一）仪器

ICP-OES（8300 型，美国 Perkin Elmer 公司），电子分析天平，金科细胞破碎仪。

（二）试剂

金属元素标准系列均来自美国 PerkinElmer 公司的多元素混标：常量元素使用 Multi-element Calibration Standard 3 100 mg/L 100 mL（含 K、Ca、Na、Mg 等 32 种金属元素）；微量元素使用 Multi-element calibration standard 5 1 000 mg/L 500 mL（含 Cr、Cu、Pb、Mn 等 17 种元素）。质谱纯的聚乙二醇，优级纯硝酸需经过二次亚沸蒸馏（PFA 亚沸蒸馏器 Savillex DST-1000 两次蒸馏纯化制得）。

四、实验步骤

（一）标准溶液的配制

准确称取 0.10 g 聚乙二醇置于聚乙烯瓶中，用 0.1% 的硝酸定容到 100 mL 作为表面活性剂备用。

以 Perkin Elmer 公司多元素混标 Standard 3 为母液，以 0.1% 聚乙二醇（0.1% 硝酸为

介质)溶液为稀释剂,配制 10 mg/L K、Ca、Na、Mg 多元素混合标液,然后逐级稀释到 0.1 mg/L、0.2 mg/L、0.3 mg/L、0.4 mg/L 的 K、Ca、Na、Mg 多元素混合标液。

以 Perkin Elmer 公司多元素混标 Standard 5 为母液,以 0.1% 聚乙二醇(0.1% 硝酸为介质)溶液为稀释剂,配制 5 mg/L Cu、Cr、Mn、Pb 多元素混合标液,再通过逐级稀释到 0.1 mg/L、0.2 mg/L、0.4 mg/L、0.5 mg/L 的 Cu、Cr、Mn、Pb 多元素混合标液。

(二)ICP-OES 仪器工作条件

雾化器气体流速:0.9 L/min　　　辅助气流速:1.5 L/min

射频功率(RF):1 550 W　　　　观察高度(轴向):9 mm

仪器稳定时间:15 s　　　　　　样品提升蠕动泵速:20 r/min

进样泵速:15 r/min　　　　　　冲洗时间:20 s

每次采集数据时间 5 s,重复测定 3 次;在一个 robust plasma 条件下,可以很好地克服由基体效应带来的误差。

(三)样品前处理

将样品经过 240 目筛后,放在干燥箱中 60 ℃ 干燥 3 h 备用。在万分之一天平上准确称取(0.200 0±0.000 5)g 样品于 3 mL 的样品杯中,加入 1.0 g 0.1% 聚乙二醇表面活性剂,再加入 1 g 破碎珠。放在细胞破碎仪上破碎 240 s。取(0.200±0.005)g 制备液于 10 mL 离心管中,使用 0.1% 聚乙二醇表面活性剂准确定容到 2.0 g,将稀释好的制备液放在涡流震荡仪上振荡 2 min,待进样。将样品使用 ICP-OES 的测试程序进行检测。

为了形成均一、稳定的水基微乳液,需加入表面活性剂对固体进行包裹,形成的水基微乳液对溶液 pH 值等十分敏感。如果接近或者到达蛋白质的等电点,则会出现蛋白质的聚沉或微乳液的破乳现象,因此该实验需加入 0.1% 的硝酸以保证溶液偏离蛋白质等电点,维持其稳定。

(四)标准曲线绘制

在优化的实验条件下,绘制不同金属元素对应的标准曲线,K、Ca、Na、Mg 标准曲线浓度范围为 0.1~0.4 mg/L;Cr、Cu、Mn 和 Pb 标准曲线浓度范围为 0.1~0.5 mg/L。上述 8 种金属元素的标准曲线及相关参数,如表 31-1 所示。

表 31-1　8 种金属元素标准曲线及相关参数

元素	线性范围	线性方程	相关系数(r)
K	0.1~0.4 mg/L	$y=1.730x+4 776.5$	0.999 3
Ca	0.1~0.4 mg/L	$y=54 730x+45 539$	0.999 6
Na	0.1~0.4 mg/L	$y=12 110x+2 937.8$	0.999 1

续表31-1

元素	线性范围	线性方程	相关系数(r)
Mg	0.1~0.4 mg/L	$y = 279\ 500x - 14\ 815$	0.999 5
Cr	0.1~0.5 mg/L	$y = 171\ 600x + 2\ 693.14$	0.999 9
Cu	0.1~0.5 mg/L	$y = 17\ 380x - 1\ 748.2$	0.999 4
Mn	0.1~0.5 mg/L	$y = 48\ 615x + 5\ 057.3$	0.999 9
Pb	0.1~0.5 mg/L	$y = 36\ 890x - 3\ 102.4$	0.999 9

（五）样品检测

使用该方法对所采集的 9 份奶粉样品进行检测,测定其中钾、钠、钙、镁、铬、锰、铜、铅 8 种金属元素的含量,得到实验结果如表 31-2 所示。

表31-2　样品检测结果　　　　　　　单位:mg/kg

样品名称	K	Na	Ca	Mg	Cr	Cu	Mn	Pb
脱脂奶粉	13 289.3	6 760.85	8 813.63	801.80	0.070	0.48	0.46	未检出
全脂奶粉	12 526.1	6 581.04	8 603.85	588.59	0.105	0.67	0.45	未检出
脱脂高钙奶粉	17 760.6	5 840.03	8 850.02	892.89	0.113	0.54	0.50	未检出
营养奶粉	14 374.3	4 871.57	7 830.05	897.90	0.063	0.42	0.52	未检出
学生奶粉	11 184.2	4 520.14	7 861.78	908.91	0.112	0.66	0.51	未检出
高钙配方奶粉	14 465.4	4 047.74	7 599.38	1 177.18	0.031	0.45	0.41	未检出

五、注意事项

进行样品分析时,固体乳制品需进行破碎(粒径小于 1.25 μm),其主要目的在于:①当粒径足够细小的时候在电感耦合等离子体光谱仪中能实现完全电离,只有完全电离才能使用水溶液作为标准系列;②当粒径足够细小的时候可以很好地被表面活性剂(聚乙二醇)包裹,更加容易形成稳定的微乳液体系。

六、思考题

(1)简要说明电感耦合等离子体发射光谱法的基本原理。

(2)简述电感耦合等离子体发射光谱法为什么可以实现多元素同时分析。

(何磊良)

玻璃电极性能检查及 pH 值的测定

一、实验目的

（1）了解直接电位法测定 pH 值的基本原理。

（2）学会对一般 pH 计玻璃电极性能检查及 pH 计的使用。

二、方法提要

玻璃电极具有良好的氢离子响应特性,当它与参比电极组成电池时,此电池电动势与溶液的 pH 值之间存在如下关系:

$$E_{电池} = K + \frac{2.303RT}{F} \text{pH} \tag{1}$$

式中 K 值在一定条件下为常数,测得的电池电动势与溶液的 pH 值成直线关系。由于 K 值是无法确定的,且无法计算,实际上都不用计算来求得溶液的 pH 值,而是采用已知 pH 值的溶液作标准进行校正。这就是国际公认的 pH 值实用定义。从上式可知 E-pH 之间的关系在一定范围内成直线关系,直线的斜率 S 为 $\frac{2.303RT}{F}(E/\text{pH})$,而 $\Delta E/\Delta \text{pH}$ 称为玻璃电极的电极系数,其理论值在 25 ℃为 59.1 mV/pH,即说明当溶液的酸度改变 1 pH 单位时(25 ℃),电极电位将发生 59.1 mV 的变化。实际上每一支玻璃电极的电极系数不一定相同,在 52 ~ 59.1 mV/pH 之间波动,在此范围内可认为玻璃电极有较良好的氢离子响应特性。当玻璃电极使用过久时渐渐失去其特性,表现在电极系数变小,当电极系数小至 50 mV/pH 以下时就不宜使用了。

求玻璃电极的电极系数,可将同一对电极(待测的玻璃电极与饱和甘汞电极)置于两种不同的标准缓冲溶液(pH_1 和 pH_2)中,通过 pH 计(或离子计)测出电池电动势:

$$E_{电池1} = K + S\,\text{pH}_1 \tag{2}$$

$$E_{电池2} = K + S\,\text{pH}_2 \tag{3}$$

（3）-（2）,并整理得:

$$S = \frac{E_{电池2} - E_{电池1}}{\text{pH}_2 - \text{pH}_1} = \frac{\Delta E}{\Delta \text{pH}} \tag{4}$$

作 E-pH 的关系曲线,则曲线的斜率即 $\Delta E/\Delta \text{pH}$,此值即为该玻璃电极的电极系数。

三、仪器与试剂

(一)仪器

pHs-3C 型 pH 计,PXD-2 型通用离子计,pH 玻璃电极(或复合 pH 电极),饱和甘汞电极,磁力搅拌器,25 mL 烧杯,50 mL 烧杯。

(二)试剂

(1)饱和酒石酸氢钾溶液(pH=3.56,25 ℃):在磨口瓶中装入去离子水(或蒸馏水)和过量的酒石酸氢钾粉末(约 20 g/L),温度控制在(25±5)℃,剧烈摇动 20~30 min,溶液澄清后,用倾斜法取清液备用。

(2)0.05 mol/L 的邻苯二甲酸氢钾溶液(pH=4.01,25 ℃):称取在(115±5)℃烘干 2~3 h 的邻苯二甲酸氢钾 0.021 g,溶于去离子水,转移到 1 L 容量瓶中,定容至 1 L。

(3)0.025 mol/L 的磷酸二氢钾和 0.025 mol/L 的磷酸氢二钠溶液(pH=6.86,25 ℃):分别称取在(115±5)℃烘干 2~3 h 的磷酸二氢钾 3.4 g 和磷酸氢二钠 3.55 g,溶于去离子水,转移到 1 L 的容量瓶中,定容至 1 L。

(4)0.01 mol/L 的硼砂溶液(pH=9.18,25 ℃):称取 $NaB_4O_7 \cdot 10H_2O$(硼砂)3.81 g(注意不能烘),溶于去离子水,转移到 1 L 的容量瓶中,定容至 1 L。

四、实验步骤

(一)玻璃电极性能的检查

1. 测量毫伏数

将玻璃电极接负极,饱和甘汞电极接正极,连接于 pH 计(或离子计)上,先校正 pH 计(或离子计),可用 pH=6.86 的缓冲溶液进行"定位",然后对溶液电动势进行测量,记录如表 32-1。

表 32-1　25 ℃时不同 pH 值标准缓冲溶液测得的电池电动势

溶液	饱和酒石酸氢钾	邻苯二甲酸氢钾 0.05 mol/L	磷酸盐 0.025 mol/L	硼砂 0.01 mol/L
pH 值	3.56	4.01	6.86	9.18
E(mV)				

2. 作 E-pH 曲线

以 E 为纵坐标,pH 值为横坐标,绘图作 E-pH 曲线。

3. 求电极系数

由曲线上直线部分求斜率 $\Delta E / \Delta pH$,即为该电极的电极系数。

（二）纯水和自来水 pH 值的测量

将 pH 计的 pH-mV 开关置于 pH 档位置,用 pH 值等于 6.86 的磷酸盐标准缓冲溶液进行"定位",然后取出盛标准 pH 值溶液的烧杯,用去离子水洗电极 3 次,吸干电极上的水滴,然后分别测量去离子水和自来水的 pH 值。

五、注意事项

（1）使用电极时,特别是玻璃电极,必须小心,以防将电极损坏。

（2）甘汞电极内的 KCl 必须饱和,否则可加入少量 KCl 晶体。

（3）电极从一个溶液换插到另一溶液中时,一定要将电极冲洗干净,并用滤纸吸干水分。

（4）为使被测溶液分布均匀,测量过程中用磁力搅拌器搅拌溶液。为了减小误差,整个实验过程尽可能使磁力搅拌器的搅拌速度保持一致。

（5）实验过程中,必须严格按操作规程进行。

六、思考题

（1）在测量未知液的 pH 值时,为什么尽可能选用 pH 值与之相近的标准缓冲溶液来校正 pH 计进行定位?

（2）为什么当玻璃电极系数小于 50 mV/pH 时就不宜使用了?

附录　pHs-3C 型精密 pH 计板面结构及操作方法

一、板面结构

pHs-3C 型 pH 计是一台精密数字显示 pH 计,它采用 3 位半十进制 LED 数字显示。该机适用于测定水溶液的 pH 值和电位值。此外,它还可以配上离子选择型电极,测定电极的电位。仪器的外观如图 32-1 所示。

二、操作方法

（一）仪器校正

1. 连接好电极,插上电源,打开仪器开关,并把选择开关置于 pH 档上。

2. 调节温度补偿旋钮到溶液温度,选择与待测溶液相近的标准 pH 值溶液来进行定位。

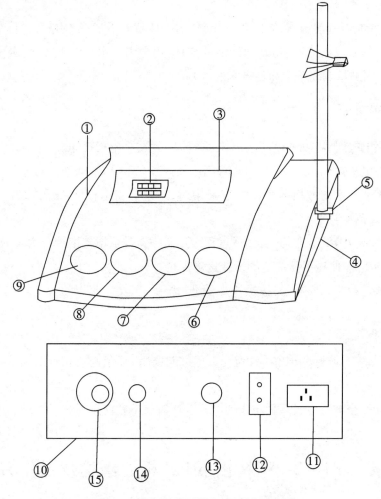

图 32-1　pHs-3C 型精密 pH 计板面结构

注：①机箱盖；②显示屏；③面板；④机箱底；⑤电极梗插座；⑥定位调节旋钮；
⑦斜率补偿调节旋钮；⑧温度补偿调节旋钮；⑨选择开关；⑩仪器后面板；⑪电
源插座；⑫电源开关；⑬保险丝；⑭参与电极接口；⑮测量电极插座。

　　3. 顺时针调节斜率补偿调节旋钮⑦到最大；然后把电极放入溶液中，这时调节定位
旋钮⑥，使显示屏显示的数据与被测的标准 pH 值溶液的 pH 值一致。

　　4. 取出电极，用去离子水冲洗干净，并用滤纸条把电极上的水分吸干，放入另一标准
的标准 pH 值溶液中。

　　5. 调节斜率旋钮⑦(此时定位旋钮⑥不能再调整)使显示屏上显示的数据与此次被
测的标准 pH 值溶液的 pH 值一致。

　　6. 反复调整，直至把电极插入第一个标准 pH 值溶液，不用调整任何旋钮，显示屏显
示的数值与其真实 pH 值一致，把电极插入第二个标准的 pH 值溶液，显示屏显示的数据

与其真实 pH 值一致为止。

（二）溶液的测量

用校正好的仪器来测量溶液的电位值和 pH 值。

1. 用去离子水把电极冲洗干净，并用滤纸把电极上的水分吸干，插入待测溶液中。

2. 调节温度补偿旋钮到溶液温度，并把选择开关置于 mV 档上，读出显示屏所显示的数据即为所测得值。

3. 把选择开关置于 pH 值档上，读数即为待测溶液的 pH 值。

（于　斐）

缓冲溶液的配制及其 pH 值的测定

一、实验目的

(1)掌握缓冲溶液配制的方法。

(2)学会用直接电位法测定溶液 pH 值的方法。

二、方法提要

缓冲溶液是具有抵抗少量外来强酸或强碱而维持其 pH 值几乎不变的溶液。在配制缓冲溶液时必须注意两点：既要有一定的 pH 值，还要有较大的缓冲容量。欲达到此目的，必须选择合适的缓冲对，即选择作为酸碱成分的 pK_a 值与欲配制的缓冲溶液的 pH 值尽量接近的缓冲对，同时所配制的缓冲溶液要有一定的总浓度，一般缓冲溶液的总浓度为 $0.05 \sim 0.20$ mol/L。

缓冲溶液的 pH 值与溶液中共轭酸的浓度[HB]、共轭碱的浓度[B⁻]的关系，服从如下两个公式：

$$pH = pK_a + \lg \frac{[B^-]}{[HB]} \tag{1}$$

$$pH = pK_a + \lg \frac{n_{B^-}}{n_{HB}} \tag{2}$$

由上式可知：①当温度与缓冲比一定时，缓冲溶液不因溶液的稀释而改变；②在配制缓冲溶液时，当共轭酸与共轭碱的浓度相等时，缓冲溶液的 pH 值可由下式计算：

$$pH = pK_a + \lg \frac{V_{B^-}}{V_{HB}} \tag{3}$$

按照(3)式，可用浓度相同，但体积不同的共轭酸和共轭碱制成不同的 pH 值的缓冲溶液。

电位法测定溶液 pH 值的原理是以 pH 玻璃电极为指示电极，饱和甘汞电极为参比电极，与待测试液组成电池：

$$(-) \text{Ag,AgCl} \left| \begin{matrix} \text{HCl} \\ 0.1 \text{ mol/L} \end{matrix} \right| 玻璃膜 \left| \begin{matrix} \text{pH} \\ (试液) \end{matrix} \right| \left| \begin{matrix} \text{KCl} \\ (饱和) \end{matrix} \right| \text{Hg}_2\text{Cl}_2, \text{Hg}(+)$$

电池的电动势为：

$$E_{电池} = K + \frac{2.303RT}{F}pH_{试液}$$

式中 K 是与玻璃电极的标准电极电位、内外参比电极电位、不对称电位、液接电位等因素有关的常数。在条件一定时为一定值,但无法得到其确定值,故不能直接由上式计算出待测液的 pH 值。通常是将 pH 玻璃电极和饱和甘汞电极放入一已知 pH 值的标准溶液中,测出其对应的电池电动势 E_1,再将电极放入待测试液中,测出对应的电动势 E_2,若用 pH_1 表示标准溶液的 pH 值,用 pH_2 表示待测试液的 pH 值,则可得到:

$$E_1 = K_1 + \frac{2.303RT}{F}pH_1 \tag{4}$$

$$E_2 = K_2 + \frac{2.303RT}{F}pH_2 \tag{5}$$

两式相减,由于对同一对电极,只是溶液组成不同,可认为 $K_1 = K_2$,则消去 K 后得到:

$$\Delta E = \frac{2.303RT}{F}\Delta pH$$

若 $\Delta pH = 1$ 时:

$$\Delta E = \frac{2.303RT}{F}V$$

25 ℃时为 59.1 mV。这样在 pH 计的读数盘上每相差 $\frac{2.303RT}{F}V$,刻一个 pH 单位,就将溶液的电池电动势直接转换成 pH 值而指示出来了。所以 pH 计测定时采用两步进行,第一步是用标准 pH 溶液进行定位,第二步是直接测量溶液的 pH 值。

三、仪器与试剂

(一)仪器

pHs-3C 型酸度计,pH 玻璃电极,饱和甘汞电极,50 mL、100 mL、250 mL 烧杯,洗瓶,50 mL 量筒,1 000 mL 容量瓶,100 mL、250 mL 试剂瓶,100 ℃温度计,滤纸条,玻璃棒 1 根。

(二)试剂

0.10 mol/L HAc 溶液,0.10 mol/L NaAc 溶液,饱和酒石酸氢钾溶液,KH_2PO_4,Na_2HPO_4,KCl 饱和溶液,0.05 mol/L 邻苯二甲酸氢钾溶液,0.1 mol/L $Na_2B_4O_7 \cdot 10H_2O$ 溶液。

四、实验步骤

(一)缓冲溶液的配制

(1)0.025 mol/L 的 KH_2PO_4 和 Na_2HPO_4 标准缓冲溶液的配制:用电子分析天平准确

称取在(115±5)℃烘2～3 h 的磷酸二氢钾0.340 0 g 和磷酸氢二钠0.355 0 g 于50 mL 小烧杯中,加去离子水溶解后,转入100 mL 的容量瓶中,稀释至标线,贮于100 mL 试剂瓶中,贴上标签备用。此溶液在25 ℃时,pH=6.86。

(2)pH=4.75 左右的 HAc-NaAc 缓冲溶液的配制,用50 mL 量筒分别量取0.10 mol/L HAc 溶液和0.10 mol/L NaAc 溶液各50 mL 于100 mL 试剂瓶中,混匀,贴上标签备用。

(3)pH=10.0 的氨性缓冲溶液的配制:称取5.0 g NH_4Cl 于250 mL 烧杯中,加入浓氨水25 mL,加去离子水至250 mL,混匀,转入250 mL 试剂瓶中,贴上标签备用。

(二)缓冲溶液 pH 值的测定

(1)用 pH=4.01 的0.05 mol/L 邻苯二甲酸氢钾标准缓冲溶液进行定位,测定 HAc-NaAc 缓冲溶液的 pH 值。

(2)用 pH=9.18 的0.1 mol/L 硼砂标准缓冲溶液定位,测定氨性缓冲溶液的 pH 值。

(3)用 pH=6.86 的0.025 mol/L KH_2PO_4-Na_2HPO_4 标准缓冲溶液定位,测定去离子水的 pH 值。

(4)用量筒取上述 pH=4.75 左右的 HAc-NaAc 缓冲溶液50 mL,加1 滴6 mol/L NaOH 溶液,另取去离子水50 mL,加1 滴6 mol/L HCl 溶液,测定其 pH 值,观察 pH 值的变化情况。

五、注意事项

(1)使用电极时,特别是玻璃电极,必须小心,以防将电极损坏。

(2)饱和甘汞电极内的 KCl 必须饱和,否则可加入少量 KCl 晶体。

六、思考题

(1)在配制标准缓冲溶液时,为什么用分析天平称量,而配制一定 pH 值范围的缓冲溶液时则用台秤称量?

(2)在配制缓冲溶液时,一般使共轭碱与共轭酸的浓度尽可能相等,为什么?

(于　斐)

应用氟离子选择性电极测定水中氟离子的含量

一、实验目的

(1)掌握直接电位法的测量原理。

(2)熟悉离子选择性电极的特性及有关仪器的使用方法。

二、方法提要

氟离子选择性电极对氟离子(F^-)具有高度选择性,应用氟电极可以测定水中氟含量;对于生物材料、食品等样品中的微量氟,若把样品处理成可测定的溶液,也可以用氟电极测定氟含量。

通常以氟离子选择性电极为指示电极,饱和甘汞电极为参比电极,浸入待测溶液中组成电池如下:

$$(-)\ Hg, Hg_2Cl_2 \left|\begin{matrix}KCl \\ (饱和)\end{matrix}\right| \left|\begin{matrix}F^- \\ (试液)\end{matrix}\right| LaF_3\ 薄膜 \left|\begin{matrix}0.1\ mol/L\ NaF \\ 0.1\ mol/L\ NaCl\end{matrix}\right| AgCl, Ag(+)$$

电池电动势为:

$$E_{电池} = K - \frac{2.303RT}{nF}\lg a_{F^-} = K - \frac{2.303RT}{nF}\lg \gamma c_{F^-}$$

式中:

K——包括内外参比电极电位及一些常数项,在一定温度下为一常数;

R——气体常数;

T——绝对温度;

F——法拉第常数;

n——被测离子的电荷数;

γ——氟离子活度系数;

a_{F^-}——氟离子活度;

c_{F^-}——氟离子的分析浓度。

测定时通常在标准溶液和待测溶液中加入总离子强度调节缓冲剂(TISAB),使各溶液的离子强度很高且近于相等,这样活度系数 γ 基本相等。另外,加入 TISAB 可消除

Al^{3+}、Fe^{3+}等离子的干扰,又可调节溶液的 pH 值在 5~6 范围内。当温度为 25 ℃时,上式可写成 $E = K - 0.059 \lg c_{F^-}$。即原电池的电动势 E 与 F^- 浓度的对数 $\lg c_{F^-}$ 成直线关系,用精密酸度计或离子计测出 E,即可求出 c_{F^-},具体定量方法可采用标准曲线法和标准加入法。

三、仪器与试剂

(一)仪器

PXD-2 型通用离子计或 pHs-3C 型 pH 计,氟离子选择性电极,饱和甘汞电极,电磁搅拌器,25 mL、50 mL 容量瓶,25 mL、50 mL 塑料烧杯(或玻璃烧杯)。

(二)试剂

(1)5.000 0 mmol/L F^- 标准溶液:用电子分析天平准确称取在 120 ℃烘烤 1 h 的优级纯的 NaF 0.210 0 g,置于 100 mL 小烧杯中,加适量去离子水溶解后,移入 1 000 mL 容量瓶中,稀释至刻度,摇匀,贮于聚乙烯塑料瓶中,贴上标签(此溶液也为 95.00 mg/L F^- 标准溶液)。

(2)0.500 0 mmol/L F^- 标准溶液:用 25 mL 移液管吸取 5.000 0 mmol/L F^- 标准溶液 25.00 mL 于 250 mL 容量瓶中,用去离子水稀释至刻度,摇匀,贮于聚乙烯塑料瓶中,贴上标签(此溶液也为 9.50 mg/L F^- 标准溶液)。

(3)总离子强度调节缓冲液:取 57.0 mL 冰醋酸,称取 58.0 g 氯化钠和 12.0 g 二水合柠檬酸钠,先后加入已盛有 500 mL 去离子水的大烧杯中,慢慢加入 6 mol/L 的氢氧化钠溶液约 125 mL,调节 pH 值为 5.0~5.5,冷至室温,加去离子水至 1 000 mL,贮存于 1 000 mL 试剂瓶中,贴上标签备用。

四、实验步骤

(一)标准曲线法测水样中氟的含量

(1)吸取 0.500 0 mmol/L F^- 标准溶液 1.00 mL、2.00 mL、3.00 mL、4.00 mL、5.00 mL,分别注入 25 mL 容量瓶中,加入 TISAB 5.00 mL,用去离子水稀释至标线,摇匀,即得到氟离子浓度为 0.020 0 mmol/L、0.040 0 mmol/L、0.060 0 mmol/L、0.080 0 mmol/L、0.100 0 mmol/L 的标准系列,该标准系列 $-\lg c_{F^-}$ 分别为 1.70、1.40、1.22、1.10、1.00。

(2)将标准系列溶液分别转入小烧杯中,按由稀到浓的顺序,插入指示电极和参比电极,搅拌,测出各溶液的平衡电位。作 $E - (-\lg c_{F^-})$ 标准曲线。

(3)取水样 10 mL 于 25 mL 容量瓶中,加入 5 mL TISAB 溶液,稀释至标线,转入干燥洁净的小烧杯中,测出其电池电动势 E_x,从曲线上查出 E_x 相应的 $-\lg c_{F^-}$,再查反对数,并根据稀释倍数和 F^- 的摩尔质量,求出水中氟的含量(mg/L)。

（二）标准加入法测定水样中氟的含量

（1）于 50 mL 容量瓶中加入 25 mL 水样,加入 10 mL TISAB 溶液,稀释至标线,摇匀,转入小烧杯中,测其电池电动势为 E_1。

（2）于 50 mL 容量瓶中,加入 25 mL 水样,再向待测溶液中准确加入 1.00 mL 浓度为 95.00 mg/L 的氟标准溶液,10 mL TISAB 溶液,稀释至标线,摇匀,转入小烧杯中,测其电动势为 E_2。

先求出待测液（50 mL）氟的浓度 c_x,然后根据稀释倍数再计算出水样中氟的含量。

$$c_x = \frac{\Delta c}{10^{\frac{-\Delta E}{S}} - 1}$$

$$\Delta c = \frac{c_S V_S}{V_x}$$

式中:

c_S——加入标准氟溶液的浓度（mg/L）;

V_S——加入标准氟溶液的体积（mL）;

V_x——50 mL;

ΔE——$E_2 - E_1$;

S——实验的能斯特斜率,$S = \frac{2.303 RT}{nF}$,25 ℃时理论值为 59 mV,本实验的 S 值可从上述绘制的标准曲线求得:

$$S = \frac{\Delta E}{\Delta \lg c_{F^-}}$$

水样中氟含量（mg/L）:

$$c_{F_x^-} = \frac{50}{25} c_x$$

五、注意事项

（1）氟电极在使用前宜在纯水中浸泡数小时,最好浸在 0.001 mol/L NaF 溶液中活化 1~2 h,再用去离子水清洗,直至电极在去离子水中能达到电极使用说明书所要求的空白电位值为止。电极在连续使用的间隙可浸泡在水中,长久不用时,则应清洗到空白电位,风干保存。

（2）电极在接触浓的含氟溶液后再测稀溶液时,往往伴有迟滞效应,因此,当用于测定 pH = 5.0 左右的溶液时,电极不宜接触浓氟溶液,否则会产生误差。测定顺序宜由稀溶液到浓溶液进行。电极电位的平衡时间随氟离子浓度降低而延长,测定时,如果电位在 1 min 变化不超过 1 mV 时即可读取平衡电位。

六、思考题

(1)氟离子选择性电极测定氟含量的基本原理是什么?

(2)总离子强度缓冲调节剂的作用是什么?

附录　PXD-2 型通用离子计的板面结构及操作方法

一、板面结构

PXD-2 型通用离子计的板面结构如图 34-1 所示。

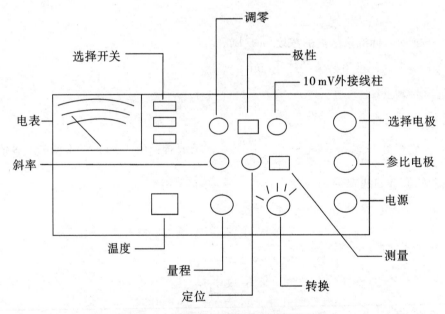

图 34-1　PXD-2 型通用离子计板面结构

二、操作方法

(一)机械调零

(二)电气调零

1.按下"选择开关",要进行测量的项目(如 mV)琴键。

2.将"量程开关"置于零,"转换开关"置于"校准",测量开关不按下。

3.开启电源开关,预热 20 min 后,仪器稳定时,电表指针应为零,否则调节零位电位器"调零"使指针位于零,中途关机要重新稳定 20 min。

(三)仪器自校

用 mV 档,只要在校零完成后,将"转换开关"拨至"校准"位置,电表应指满度。校准正常,表示仪器已调整好,可以进行测量。

(四)mV 电极电位的测量

1. 估计被测信号极性,将极性开关置于响应位置。

2. 将"转换开关"拨至"粗测",轻轻按下"测量开关",此时表头有指示,可粗略看出被测信号的大小,为下一步正确选择量程做准备,若表针反打,则表示极性开关扳错,应换位置。mV 档粗细测电表满度为 1 000 mV。

3. 粗测后进行细测,将"转换开关"扳向细测前必须正确选择"量程"。按下"测量开关",在"粗测"档选择好量程,如粗测为 560 mV 左右,则应把"量程开关"置于按下状态,否则表针反打。在"细测"档电表的指针为整个读数的"个位"和"十位"部分,如果此时为 61.5 mV,则整个读数为 561.5 mV,到此,整个测量完毕,把"转换"退到"粗测",再把"测量"键复原。

4. 当更换溶液时,应先把"转换开关"拨至"粗测",再将测量键复原。此时电表应为零位。且勿在未完成上两步工作的情况下,更换电极或测量溶液,否则指针乱打。

(于　斐)

纯水及自来水的电导测定

一、实验目的

(1)掌握电导法进行水质检测的原理和方法。

(2)熟悉 DDS-11A 型电导仪的使用方法。

二、方法提要

电导是电阻的倒数,所以测量溶液的电导,实质上就是测量其电阻,溶液的电导决定于所含电解质的浓度。纯度极高的水是极难导电的,当水中混有能导电的杂质时就能导电,水的电导高,说明水中含的导电杂质多。因此,测定水样的电导,能判断水质的优劣。本实验用 DDS-11A 型电导仪测量其电导。符合要求的离子交换水,在 25 ℃时的电导应小于 2 $\mu\Omega^{-1}$,即电阻应大于 $5.0\times10^5\Omega$。

三、仪器与试剂

(一)仪器

DDS-11A 型电导仪,规格常数为 J_0 型电导电极(该电导电极规格常数为 $J_0=1$),260 型光亮电极,260 型铂黑电极,50 mL 烧杯。

(二)试剂

去离子水,待测自来水样。

四、实验步骤

1. 离子交换水电导的测定

按附录中仪器的操作程序对仪器进行校正,根据待测水样的导电程度选择量程范围,然后用待测水样洗电极 3 次,将电极浸入水样中,校正测量开关扳向测量,此时读取表头指针的指示值,再乘以量程开关的倍率,即为被测水样的电导。

2. 自来水电导的测定

将待测自来水代替去离子水,重复上述操作进行测量,测量完毕,关闭电源,取下电极,用去离子水冲洗干净,放回电极盒中。

3.电导池常数的测定

用一对电极与电导仪构成电导池,先测量一次已知电导率的 KCl 溶液的电导,然后根据 $J = \dfrac{k}{G}$ 计算出电导池常数(J 表示电导池常数,κ 表示电导率,G 表示电导度)。0.01 mol/L KCl 溶液在不同温度下的电导率如表35-1所示。

五、思考题

(1)用电导仪测量水样的电导,应做好哪些准备工作,如何测量?

(2)若已知溶液的电导和电导池常数,如何计算出溶液的电导率?

表35-1　不同温度下 0.01 mol/L KCl 溶液的电导

温度 $t/℃$	电导率 $\kappa/(\Omega^{-1} \cdot cm^{-1})$	温度 $t/℃$	电导率 $\kappa/(\Omega^{-1} \cdot cm^{-1})$	温度 $t/℃$	电导率 $\kappa/(\Omega^{-1} \cdot cm^{-1})$	温度 $t/℃$	电导率 $\kappa/(\Omega^{-1} \cdot cm^{-1})$
1	0.000 800	9	0.000 995	17	0.001 199	25	0.001 413
2	0.000 824	10	0.001 020	18	0.001 225	26	0.001 441
3	0.000 848	11	0.001 045	19	0.001 251	27	0.001 468
4	0.000 872	12	0.001 070	20	0.001 278	28	0.001 496
5	0.000 896	13	0.001 095	21	0.001 305	29	0.001 524
6	0.000 921	14	0.001 121	22	0.001 332	30	0.001 552
7	0.000 945	15	0.001 147	23	0.001 359	31	0.001 581
8	0.000 970	16	0.001 173	24	0.001 386	32	0.001 609

附录　DDS-11A 型数字电导率仪的外形、操作部件名称及使用方法

一、外形及操作部件

DDS-11A 型数字电导率仪的外形及操作部件如图35-1所示。

二、使用方法

1.常数校正:同一规格常数的电极,其实际电导池常数的存在范围为 $J_{实际} = (0.8 \sim 1.2)J_0$,为消除实际存在的偏差,仪器设有常数校正功能。

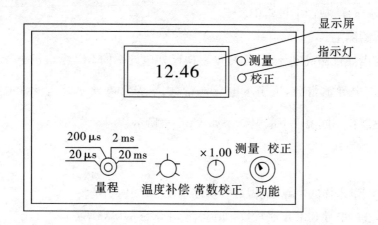

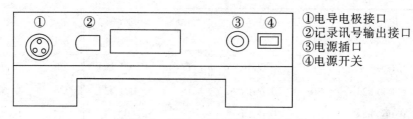

①电导电极接口
②记录讯号输出接口
③电源插口
④电源开关

图 35-1　DDS-11A 型数字电导率仪

操作:打开电源开关,适时等温,温度补偿钮置于 25 ℃刻度值。将仪器测量开关置"校正"档,调节常数校正钮,使仪器显示电导池实际常数值。即当 $J_{实际} = J_0$ 时,仪器显示 1.000;当 $J_{实际} = 0.95 J_0$ 时,仪器显示 0.950;当 $J_{实际} = 1.05 J_0$ 时,仪器显示 1.050。

仪器是否接上,仪器量程开关在何位置,不影响进行常数校正。新电极出厂时,其 $J_{实际}$ 一般标在电极相应位置上。

2.测量:将测量开关置"测量"档,选用适当的量程,将洁净的电导电极插入被测液中,仪器显示该被测液在溶液温度下的电导。

3.仪器维护和注意事项:

(1)电极应置于清洁干燥的环境中保存。

(2)电极在使用和保护过程中,因受介质、空气侵蚀等因素的影响,其电导池常数会有所变化。电导池常数发生变化后,需重新进行电导池常数测定。仪器应根据新测得的常数重新进行"常数校正"。

(3)测量时,为保证样液不被污染,电极应用去离子水冲洗干净,并用样液适量冲洗。

(4)当样液介质电导率小于 1 μS/cm 时,应加测量槽作流动测量。

(5)选用仪器量程时,应在低一档量程内测量的,不放在高一档量程测量。在低档量程内,若已超量程,仪器显示屏左侧第一位显示 1(溢出显示)。此时,请选高一档测量。

4.电导池常数的测定方法(标准溶液测定法):

(1)配制电导率标准溶液:用分析天平准确称取 0.745 4 g KCl 标准物质(在 110 ℃下烘干 4 h),用去离子水溶解后转移到 1 L 容量瓶中,用去离子水定容至刻度,摇匀,备用。

(2)清洗、清洁待测电极,并接入仪器,插入溶液。

(3)仪器操作:温度补偿钮置 25 ℃ 刻度线。测量开关置"校正"档,调节常数校正钮,使仪器显示 100.0。测量开关置"测量"档,读出仪器读数 $G_{表}$。

(4)计算电导池常数 $J_{待测}$:

$$J_{待测} = \kappa_{标准} \cdot G_{表}$$

式中:

$J_{待测}$——待测电极的电导池常数,单位 cm^{-1};

$\kappa_{标准}$——标准溶液的电导率,单位 S/cm、mS/cm、μS/cm;

$G_{表}$——仪器显示读数,单位 S、mS、μS,由仪器所用量程档得。

（于　斐）

阳极溶出伏安极谱法测定锌中微量铅的含量

一、实验目的

(1)掌握阳极溶出伏安极谱法的测量原理。

(2)学习和熟悉797伏安极谱仪的使用方法。

二、方法提要

极谱法是在含有被测离子的电解池两电极上,加一随时间作线性变化的电压,通过测定电解过程中所得到的极化电极的电流随电压变化的情况,实现对溶液中待测离子的测定的一类电化学分析方法。以往的极谱仪,极化电极(滴汞电极)通常和极化电压的负极相连,参比电极(甘汞电极)和极化电压的正极相连。当施加于两电极上的外加直流电压达到被测电活性物质在滴汞电极上还原的分解电压之前,通过电解池的极化电流一直很小(残余电流),达到被测物质的分解电压时,被测物质开始在滴汞电极上还原,从而产生极化电流,此后极化电流随外加电压增高而急剧增大,逐渐达到极限值 I_p(极限电流),不再随外加电压增高而增大。这样得到的电流 I-电位 E 曲线,称为极谱波。在极谱波中极化电流随电压增大至极限电流一半时对应的电位称为半波电位 $E_{1/2}$,是被测物质的特征值,可用来进行定性分析。而极限电流大小由溶液中被测物质的浓度决定,据此可进行定量分析。

极谱法与伏安法的区别在于极化电极(工作电极)不同。伏安法采用表面静止的液体和固体电极为极化电极,而极谱法则是使用滴汞电极或其他表面能够周期性更新的液体电极为极化电极。但现代的伏安极谱仪,采用三电极系统,其中工作电极是具有 MME 多功能电极(multi-mode electrode),有 DME(滴汞电极)、SMDE(静态滴汞电极)和 HMDE(悬汞电极)三种模式;辅助电极为旋转圆盘电极(RDE),可装配玻碳、石墨、铂、银或金等辅助电极,参比电极为 Ag-AgCl。兼具极谱分析(采用 DME、SMDE)和伏安分析(采用 HMDE)两种功能,因此称为伏安极谱仪。另外,伏安极谱仪还可以控制电压,使待测金属离子首先在汞电极上还原富集,然后施加反向电压,使汞滴中的金属离子氧化溶出,通过测定溶出电流和电压关系曲线进行定性和定量分析,形成溶出伏安极谱分析。现代伏安极谱仪与计算机相连,操作灵活、信号灵敏、干扰小、应用范围越来越广泛。

三、仪器与试剂

(一)仪器

797 伏安极谱仪,三电极系统(Ag-AgCl 参比电极、铂丝辅助电极、悬汞工作电极),仪器的测量条件都应控制在(20±2)℃。

(二)试剂

(1)高纯氮(纯度为 99.99%)。

(2)2.0 mol/L HAc 溶液。

(3)2.0 mol/L NaAc 溶液。

(4)12.0 mol/L HCl 溶液。

(5)50 g/L 抗坏血酸(用时新鲜配制)。

(6)5 g/L 动物胶(用时新鲜配制)。

(7)1 g/L 铅标准溶液:准确称取优级纯金属铅 0.500 0 g 于 250 mL 烧杯中,加 5.3 mol/L HNO$_3$ 溶液 20 ~ 30 mL,盖上表面皿,待激烈反应停止后,加热溶解完全。冷却后移入 500 mL 容量瓶中,用水稀释至标线,摇匀,浓度为 1 g/L。

四、实验步骤

(一)标准曲线的制作

1. 标准溶液的配制

在一系列 50 mL 容量瓶中,分别加入标准铅溶液,使其浓度分别为 2.0 mg/L、4.0 mg/L、6.0 mg/L、8.0 mg/L、10.0 mg/L,然后再分别加入 HAc-NaAc 混合液 5 mL,抗坏血酸 2 mL 和动物胶 0.1 mL,稀释至标线,摇匀,然后依次分别转入电解池中。

2. 测定

将上述标准系列溶液,从稀到浓,分别置于 797 伏安极谱仪测量杯里,采用悬汞电极方式,设定扫描电压测定峰电流值。具体方法如下。

(1)开机:将电脑和主机按照以下顺序依次打开:显示器—主机—工作站—氮气阀门(0.08<分压<0.1)。

(2)点击 797 伏安极谱仪工作站中 Computer—Start measurement,仪器自检,自检完成进入软件。

(3)通路检查,在工具栏中点击 Utility—Computrace control——HMDE(悬汞电极)。

(4)Purug 吹气(气路检测)—Electrode test(电极测试)—New drop(检测汞滴是否顺利滴下)。

(5)Load method—根据需要打开相应的测量方法,编辑方法参数:起始电位-0.7V,

终止电位–0.2 V。富集电位–0.7 V、富集时间 10 s,清洗电压–0.7 V,平衡时间 5 s,脉冲振幅 50 mV,扫描速率 25 m/s,开始测量。

(6)点击 Monitor 开始测量—按电脑提示加样加标,点 Determination curves 显示测量动态曲线。

(7)测量数据导出:用 XML 格式导出,可用 excel 打开。

3. 作图

以峰电流为纵坐标,以溶液浓度为横坐标作图即得到铅离子的工作曲线。

(二)试样测定

准确称取锌粉 2 g 左右,以少量水浸润,加 10 mL 左右浓盐酸,待剧烈反应停止后,加热溶解,若有少量不溶物,可滴加浓硝酸溶解,然后加热赶尽硝酸,转移到 50 mL 容量瓶中,加醋酸–醋酸钠溶液 5 mL,抗坏血酸 2 mL,动物胶 0.1 mL,稀释至标线,摇匀。在与测定标准系列相同的条件下测定峰电流值。

(三)数据处理

根据测定试样溶液的峰电流值,从工作曲线上查出所对应的铅浓度,算出试样中铅的含量。

五、注意事项

(1)将电极浸没在超纯水中进行清洗,注意冲洗时水不要溅出测量杯,以防腐蚀仪器。

(2)关闭系统,首先关闭软件和电脑,关闭 797 伏安极谱仪电源,关闭氮气总阀。

六、思考题

配制标准溶液时加入抗坏血酸和动物胶的作用是什么?

(于　斐)

氨基酸的薄层层析

一、实验目的

在掌握薄层层析原理的基础上,学习薄板的制备及薄层层析法。

二、方法提要

薄层层析法(也叫薄层色谱法)是一种灵敏度高、分析速度快、分离效果好、应用广泛的分离分析方法。

本实验属于薄层吸附色谱法。其原理与柱色谱法基本一致。样品中各组分同时在流动相和固定相两相间连续不断地发生吸附、脱附、再吸附、再脱附过程。各组分理化性质不同而导致随流动相移动的速率不同,经过一定时间后,不同的组分在层析过程中所移动的距离具有重现性,在薄层层析中常用比移值(R_f值)表示移动距离。

$$R_f = \frac{原点至斑点中心的距离}{原点至溶剂前沿的距离}$$

在条件固定时,这些数值可以作为鉴别样品之用。将样品与已知成分对照,观察比移值是否相同,以确定是否为同一物质。

三、仪器与试剂

(一)仪器

5 cm×15 cm 玻璃片,层析槽,小烧杯,10 mL 量筒,喷雾器,点样用毛细管,电吹风。

(二)试剂

0.01 mol/L 甘氨酸,0.01 mol/L 亮氨酸,混合氨基酸,展开剂正丁醇:冰醋酸:水 = 4∶1∶1,1 g/L 茚三酮溶液,1% 羧甲基纤维素钠(CMC-Na)溶液,硅胶 G。

四、实验步骤

(一)薄板的制备

取 5 cm × 15 cm 大小的玻璃板一块,洗净,板面上不能有任何油迹,用去离子水冲洗干净,再用乙醇浸泡一遍,晾干,待用。

称取 2 g 硅胶 G 置于小烧杯中,加入 5 mL 1% 羧甲基纤维素钠溶液,迅速搅拌,混合均匀成糊状,倾倒在玻璃板上,左右轻微转动,使糊状物平铺,并放在水平桌面或平台上,轻轻振动玻璃板,使板上的吸附剂振荡成均匀的薄层,然后使其自然凝固,阴干。

(二)薄层板的活化

将上面制备好的薄层板小心放入烘箱中,在 105 ~ 110 ℃ 下干燥 1 h 后取出,放入干燥器中备用(活化后的薄层板如果放置时间过久,用时必须重新活化)。

(三)点样

在离薄层板一端 1.5 cm 处,用铅笔轻轻画一细直线,在直线上轻轻画 3 个等距离的标记,作为点样的起始点,用管口平整的 3 支毛细管分别吸取甘氨酸、亮氨酸、混合氨基酸溶液,然后让毛细管轻轻接触薄板上点样的位置;通过毛细管作用,试样被吸附在薄板上,最好使斑点直径为 2 ~ 3 mm,各点之间的距离应在 1.5 ~ 2.0 cm,不可太近,以免互相干扰;滴入量不可太多,过多易使图谱扩散,拖尾,以致分离不清。待头次点样风干后,再重复点样 2~3 次。

(四)展开

将薄层板点有样品的一端置于盛有展开剂的层析槽底部,但展开剂不能浸没有样品的地方,另一端靠在层析槽壁上,迅速盖好层析槽盖,观察当溶剂前沿达到 8 ~ 10 cm 时,将层析板取出,立即用铅笔轻轻地画出溶剂前沿的位置,用电吹风吹干。

(五)显示色谱

用喷雾器均匀喷上茚三酮溶液,再用电吹风吹干,继续吹至板上出现明显的红色图谱为止。即刻用铅笔或细针勾画出斑点的形状确定图谱中心。

(六)测量 R_f 值

将薄板平放在桌上,用直尺依次测量各组分斑点中心到原点中心的距离以及溶剂前沿到原点中心的距离。计算甘氨酸、亮氨酸、混合氨基酸的 R_f 值。

根据实验结果,将混合物 R_f 值分别与已知氨基酸的 R_f 值相比较,根据同一物质在相同条件下具有相同的 R_f 值这一原则,确定混合氨基酸的组成及它们的名称。

五、思考题

(1)影响 R_f 值的主要因素有哪些?

(2)薄层层析法中选择展开剂的原则是什么?

(王 佳)

气相色谱法分离苯、甲苯、二甲苯混合物

一、实验目的

（1）熟悉 HP 6890N 型气相色谱仪基本结构和使用方法。

（2）熟悉色谱图的测量方法和理论塔板数及分离度的计算方法。

（3）掌握化学工作站的开机、关机、参数设定，学会数据采集、数据分析的基本操作。

二、方法提要

由于试样中各组分性质的差异，它们在色谱柱的流动相和固定相之间的分配系数则不同，随着流动相的推移，各组分在两相中经过反复多次的分配发生差速迁移，最后达到分离。分离后的组分依顺序先后进入检测器，产生的电信号经放大后，由记录仪描绘出各组分的色谱峰。

工业纯的二甲苯是对二甲苯、间二甲苯、邻二甲苯的混合物，另外，还会有甲苯、乙苯。二甲苯的同分异构体沸点相近、性质相似，用一般分离方法很难分开，而气相色谱法则可使这些难分离的物质达到分离。苯、甲苯、二甲苯混合物通过在流动相（氮气）和固定相 HP-INNOWax 中反复多次的分配后可达到分离，它们以沸点不同由低到高先后流出，其顺序是：苯、甲苯、乙苯、对二甲苯、间二甲苯、邻二甲苯。

三、仪器与试剂

（一）仪器

HP 6890N 型气相色谱仪，微量注射器。

（二）试剂

（1）苯、甲苯、二甲苯混合物：工业纯的二甲苯中加入适量纯苯或取适量色谱纯的苯、甲苯和化学纯的二甲苯与适量二硫化碳溶剂混合。

（2）苯（色谱纯）。

（3）对二甲苯（色谱纯）。

（4）间二甲苯（色谱纯）。

(5)邻二甲苯(色谱纯)。

四、实验步骤

(一)选择分析条件

按仪器使用说明书进行操作,选择适宜的分析条件。今列出 HP 6890N 气相色谱仪的分析条件如下:

氢焰离子化检测温度:150 ℃;气化室温度:165 ℃;柱箱程序升温:于 50 ℃ 保持 5 min;氮气流量:2 mL/min;空气流量:550 mL/min;氢气流量:50 mL/min;分流比:30∶1。

(二)HP 6890N 型气相色谱仪使用方法

用微量进样器取适量待分离的混合物注入色谱柱,同时按动启动键。另外,取适量苯(色谱纯)、对二甲苯(色谱纯)、间二甲苯(色谱纯)、邻二甲苯(色谱纯)注入色谱柱,同时按启动键。

(三)数据处理

(1)利用苯、对二甲苯、间二甲苯、邻二甲苯纯品的保留值(保留距离)确定混合物中有无苯、对二甲苯、间二甲苯、邻二甲苯。

(2)计算对二甲苯与间二甲苯的分离度:

$$R = \frac{t_{R(间)} - t_{R(对)}}{W_{1/2(间)} + W_{1/2(对)}}$$

(3)以对二甲苯计算色谱柱的理论塔板数:

$$n_{对} = 5.54 \left(\frac{t_R}{W_{1/2(对)}} \right)^2$$

附录 HP 6890N 气相色谱仪及其使用说明

HP 6890N 气相色谱仪实物如图 38-1 所示。

一、学习准备

(一)仪器设备

1.进样口:毛细管柱进样口(S/SL)。

2.检测器 FID。

3.色谱柱:P/N 19091J-413 HP-5 毛细管柱(30 m,320 μm × 0.25 μm),即柱长 30 m,柱直径 320 μm,固定相液膜厚度 0.25 μm。

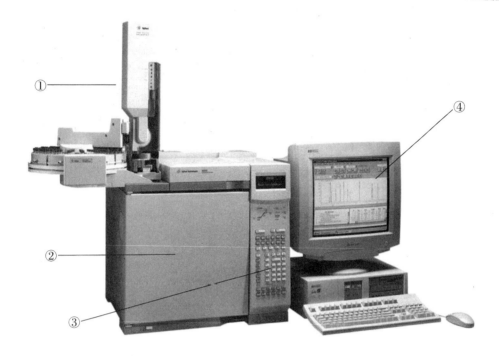

图 38-1 HP 6890N 气相色谱仪实物

注:①自动进样装置;②色谱柱柱箱;③操作键盘;④化学工作站。

4.进样体积 $1.0~\mu L$。

（二）气体准备

1.FID 高纯 H_2(99.999%)，干燥空气。

2.载气高纯 N_2(99.999%)。

二、基本操作步骤

（一）开机

1.打开气源(按相应的检测器所需气体)。

2.打开计算机。

3.打开 HP 6890N GC 电源开关。

4.等仪器自检完毕，双击"仪器 1 联机"图标，化学工作站自动与 HP 6890N GC 通讯，此时 HP 6890N GC 显示屏上显示"Loading…"。进入的工作站界面如图 38-2 所示。

（二）数据采集方法编辑

1.开始编辑完整方法，从"方法"菜单中选择"编辑整个方法"项，如图 38-3 所示，选中除"数据分析"外的三项，单击"确定"，进入下一画面，如图 38-4。

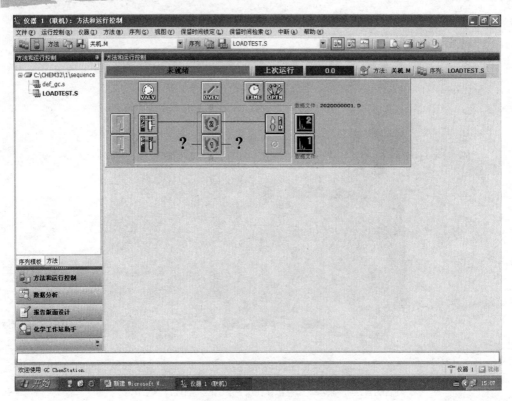

图 38-2　化学工作站界面

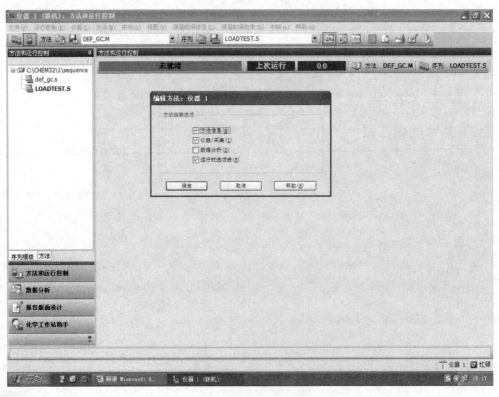

图 38-3　方法信息编辑

2.方法信息:在"方法注释"中输入方法的信息(如用途等),如图38-4所示,单击"确定",进入下一画面。

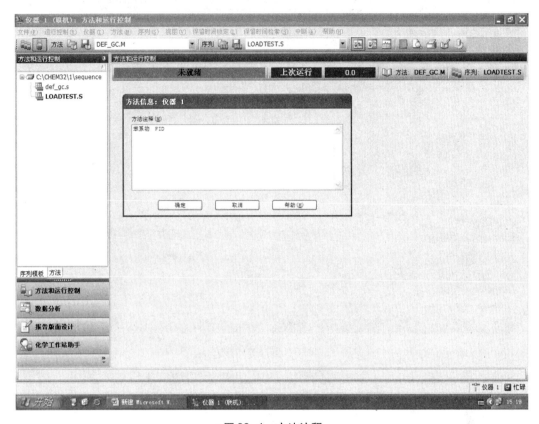

图38-4　方法注释

3.进样设置:未使用自动进样器,则在"选择进样源/选择进样器位置"画面中选择"手动",并选择所用进样口的物理位置("后")。如图38-5所示,确认所选条件后单击"确定"。

4.柱参数设定:点击"色谱柱"图标,则该图标对应的参数显示出来。在"色谱柱"下方选择"2"。如图38-6所示。

模式——选择"恒定流量"模式;进样口——柱连接进样口的物理位置,选中"后";检测器——柱连接检测器的物理位置,选中"后";出口压力——选择"大气压"(连 MSD 则为真空)。

选择合适的柱头压、流速、线速度(三者只输一个即可),设定流量为"2.0 mL/min",点击"应用"。

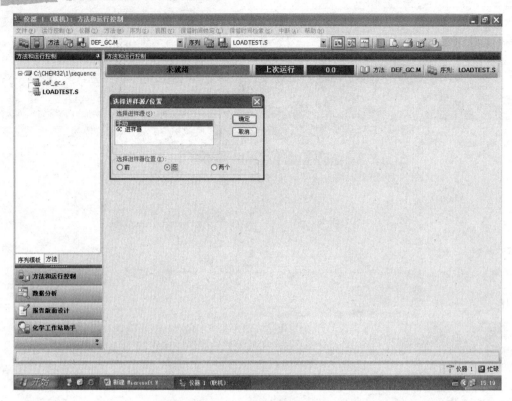

图 38-5　选择进样方式

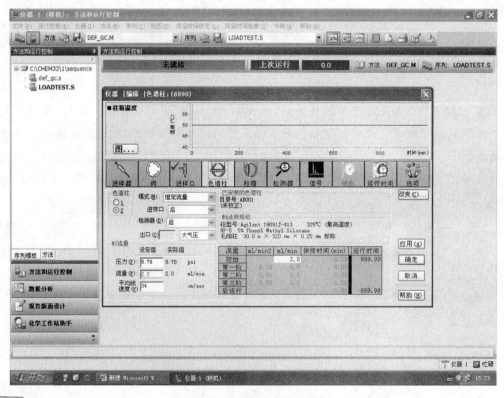

图 38-6　色谱柱分析条件设置

5. 分流-不分流进样口参数设定:点击"进样口"图标,进入进样口设定画面。点击"应用"上方的下拉式箭头,选中进样口的位置选项(如后)。

单击"载气"下方的下拉式箭头,选择合适的载气类型(如 N_2)。

单击"模式"下方的下拉式箭头,选择合适的进样方式(如分流方式),在"设定值"下方的空白框内输入进样口的温度(如 165 ℃),然后点击"打开"下方的所有方框。

输入分流比 30∶1,如,38-7 所示,点击"应用"钮。

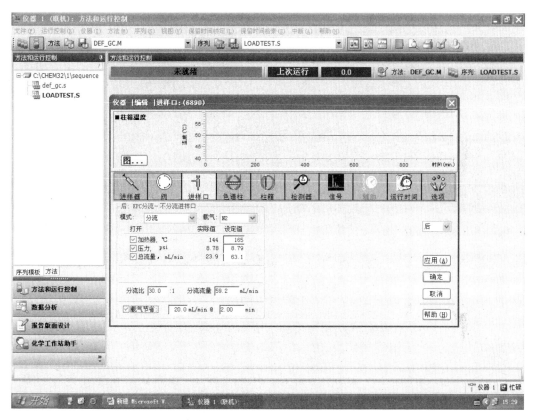

图 38-7　进样条件设置

6. 柱温箱温度参数设定:点击"柱箱"图标,进入柱箱温度参数设定。在"设定值"右边的空白框内输入初始温度(如 50 ℃),点击"打开"左边的方框;输入柱子的最大耐高温、平衡时间(如 325 ℃,3min)。如图 38-8 所示。

7. FID 检测器参数设定:单击"检测器"图标,进行检测器参数设定。点击"应用"上方的下拉式箭头,选中检测器的位置选项(如后)。

在"设定值"下方的空白框内输入:氢气流量 50 mL/min,空气流量 550 mL/min;检测器温度(如 150 ℃);尾吹气流量 25 mL/min,气体类型为 N_2,并选中该参数。如图 38-9 所示。

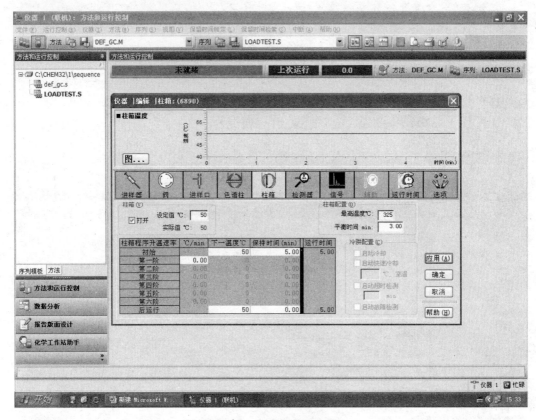

图 38-8　色谱柱升温设置

点火补偿,2.0 PA 为缺省值,若显示信号小于输入值,仪器将自动点火,两次点不着,仪器将发生报警信息,并关闭 FID 气体。编辑完,点击"应用"钮。

点击"信号"图标,进入信号采集设定。信号 2 选中"检测器",信号源为"后检测器"。数据采集频率设定为 20 Hz,0.01 min。点击"保存数据",选中"全部",点击"应用""确定"。

8.单击"方法"菜单,选中"方法另存为",输入方法名,如"苯系物.M",单击"确定"。

9.从菜单"视图"中选中"在线信号",选中"信号窗口 2"。

10.从"运行控制"菜单中选择"样品信息"选项,如图 38-10 所示,输入操作者名称(如 WYM),在"数据文件"中选择"手动"或"前缀"。

区别:手动——每次做样之前必须给出新名字,否则仪器会将上次的数据覆盖掉。

前缀——在"前缀"框中输入前缀,在"计数器"框中输入计数器的起始位。

11.从"方法"菜单中选择"运行方法",等仪器就绪,基线平稳,进样。

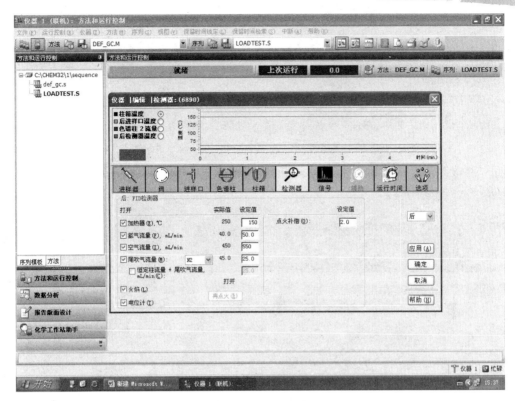

图 38-9　检测器实验条件设置

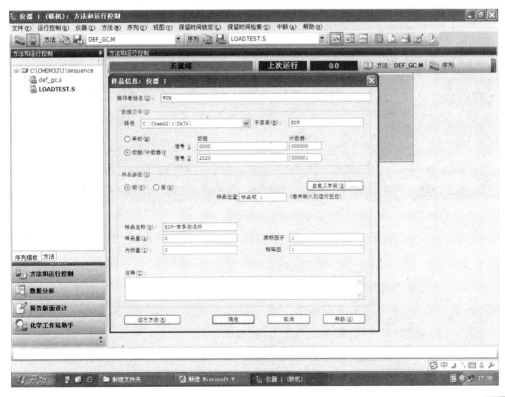

图 38-10　样品信息设置

(三)混合物的分离

在选定的实验条件下进样,进行混合物的分离。如果流出曲线中各组分分离不理想的话,重新编辑实验条件,直到混合物中各组分都能分开。

(四)数据分析方法编辑

1.从"视图"菜单中,单击"数据分析"进入数据分析画面。

2.从"文件"菜单中选择"调用信号"选项,选中数据文件名,单击"确定"。

3.做谱图优化:从"图形"菜单中选择"信号选项",如图38-11所示,从"范围"中选择"满量程",单击"确定"。

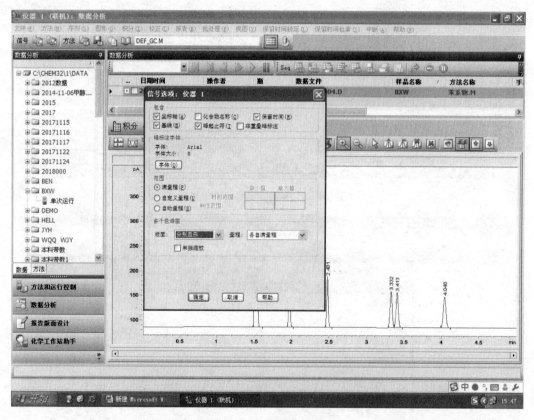

图38-11　色谱图优化处理

4.积分:

(1)从"积分"中选择"自动积分",如积分结果不理想,再从菜单中选择"积分事件"选项,选择合适的"斜率灵敏度""峰宽""最小峰面积""最小峰高",如图38-12所示。

(2)从"积分"菜单中选择"积分"选项,则数据被积分。

(3)若积分结果不理想,则重复上两步操作,直到满意为止。

(4)单击左边"√"图标,将积分参数存入方法。

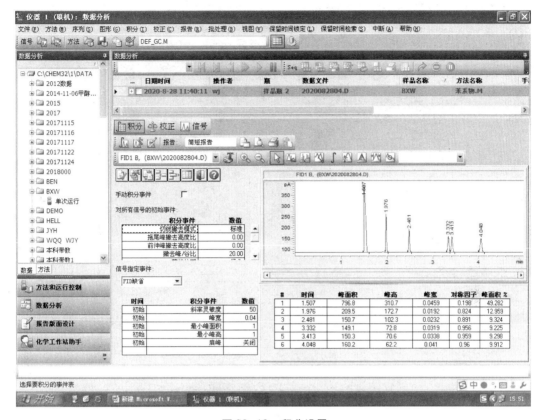

图 38-12　积分设置

5. 打印报告：

（1）从"报告"菜单中选择"设定报告"选项，进入如图 38-13 所示画面。

（2）"定量结果"中，"定量"选中"面积百分比"，"基于"选中"峰面积"，"排列方式"选中"信号"。单击"确定"。

（3）"输出报告"中选择"屏幕"，则报告结果将显示在屏幕上，如想输出到打印机上，则单击"输出报告"底部的"打印机"钮。

（五）关机

实验结束后，调出提前编好的关机方法，此方法内容包括同时关闭 FID/NPD/FPD/ECD/TCD 检测器，降温各热源（柱箱温度、进样口温度、检测器温度），关闭 FID/NPD/FPD 气体（氢气，空气）。

待各处温度降下来后（低于 50 ℃），退出"仪器 1 联机"应用程序。

关闭 PC，关闭打印机电源。

关闭 GC 电源，最后关闭载气。

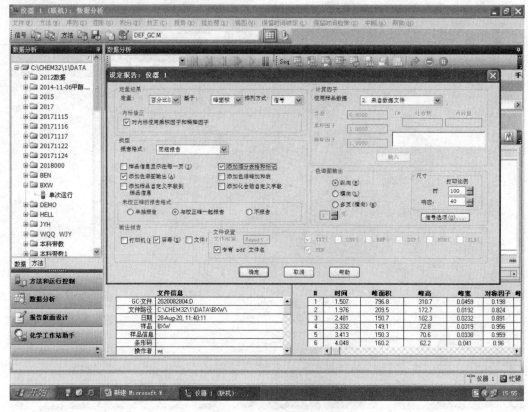

图 38-13　打印报告格式选择

三、注意事项

(1)柱子老化时,勿将柱端接到检测器上,防止污染检测器。

(2)柱子老化时,请在室温下通载气 10 min 后,再老化,以防损坏检测器。

四、思考题

(1)影响分离的因素有哪些?

(2)气相色谱中定性方法有哪些? 各有什么特点?

(王　佳)

气相色谱法测定果酱食品中的苯甲酸钠含量

一、实验目的

(1)练习样品处理方法。

(2)掌握气相色谱法的定量方法。

二、方法提要

苯甲酸钠是无色、无臭的粉状固体,溶于水和乙醇,主要用作食品防腐剂。果酱食品经酸化后将其中的苯甲酸钠转化为苯甲酸。苯甲酸微溶于水,易溶于乙醚、氯仿、苯、松节油等有机溶剂中。所以,酸化后的食品样品用乙醚提取苯甲酸。乙醚提取液经浓缩后,用气相色谱法进行分离测定。

三、仪器与试剂

(一)仪器

HP 6890N 气相色谱仪,恒温水浴锅,25 mL 带塞量筒,25 mL 容量瓶,5 mL 带塞刻度试管,漏斗,滴管。

(二)试剂

(1)乙醚(不含过氧化物)。

(2)石油醚(沸点 30 ~ 60 ℃)。

(3)6 mol/L HCl 溶液。

(4)40 g/L NaCl 溶液。

(5)2 g/L 无水硫酸钠。

(6)苯甲酸标准溶液:准确称取 0.200 0 g 苯甲酸置于 100 mL 容量瓶中,用石油醚-乙醚(体积比 3∶1)混合溶剂溶解后并稀释至刻度。

(7)苯甲酸标准使用液:吸取适量的 2 g/L 苯甲酸标准溶液,以石油醚-乙醚(体积比 3∶1)混合溶剂稀释为浓度分别为 50 mg/L、100 mg/L、150 mg/L、200 mg/L、250 mg/L 苯甲酸溶液。

四、实验步骤

(一)样品处理

称取 2.5 g 预先混合均匀的样品,置于 25 mL 带塞量筒中,加 0.5 mL 6 mol/L 盐酸酸化,用 15 mL、10 mL 乙醚提取两次,每次振摇 1 min,将上层醚提取液吸入另一个 25 mL 带塞量筒中,合并乙醚提取液。用 3 mL 40 g/L NaCl 酸性溶液洗涤两次,静止 15 min,用滴管将乙醚层通过无水硫酸钠滤入 25 mL 容量瓶中,加乙醚至刻度,混匀。准确吸取 5 mL 乙醚提取液于 5 mL 带塞刻度试管中,置于 40 ℃水浴上挥干,加入 2 mL 石油醚-乙醚(3∶1)混合溶剂溶解残渣,备用。

(二)色谱条件

1.色谱柱

玻璃柱,内径 3 mm,长 2 m,内装涂以 5%(质量分数)OEGS(丁二酸二乙醇酯)+1% H_3PO_4 固定液的 60~80 目 Chromosorb WAW。

2.气流速度

载气为氮气,50 mL/min。氮气和空气、氢气体积之比一般为 1∶10∶1。最佳比例通过实验进一步选择。

3.温度

气化室温度 230 ℃;检测器温度 230 ℃;柱温 170 ℃。

(三)测定

在选定的实验条件下,分别取 2 μL 苯甲酸标准系列溶液进样,可测得不同浓度苯甲酸的峰高。以浓度为横坐标,相应的峰高为纵坐标,绘制标准曲线。同时进样 2 μL 样品溶液,测得峰高后与标准曲线比较定量。

(四)计算

$$X_1 = \frac{m_2 \times 1\,000}{m_1 \times \dfrac{5}{25} \times \dfrac{V_2}{V_1} \times 1\,000}$$

式中:

X_1——样品中苯甲酸的含量(g/kg);

m_1——样品的质量(g);

m_2——测定用样品液中苯甲酸的含量(μg),由标准曲线法求得;

V_1——加入石油醚-乙醚(3∶1)混合溶剂的体积(mL),本实验为 2 mL;

V_2——测定时进样的体积(μL),本实验为 2 μL;

5——测定时吸取乙醚提取液的体积(mL);

25——样品乙醚提取液的总体积(mL)。

$$X_2 = X_1 \times 1.8$$

式中：

X_2——样品中苯甲酸钠的含量(g/kg)；

X_1——样品中苯甲酸的含量(g/kg)；

1.18——换算系数。

五、注意事项

(1)水浴除去乙醚时,一定不要接触明火,且须在通风橱中进行。

(2)使用 HP 6890N 型气相色谱仪时,开机前要先通载气,关机后待各处温度降下来后(低于 50 ℃),再退出 Windows 所有的应用程序,用 Shut down 关闭 PC,关闭打印机电源,关 GC 电源,最后关载气。

六、思考题

(1)食品样品为什么先酸化,再用乙醚萃取?

(2)推导 X_1 的计算公式。

(3)把苯甲酸换算成苯甲酸钠含量时为什么要乘1.18?

（王　佳）

气相色谱法测定韭菜中甲胺磷等七种农药残留

一、实验目的

（1）了解气相色谱法在食品安全方面的应用。

（2）了解气相色谱法测定农药残留的原理。

（3）掌握气相色谱的外标法定量的方法。

二、方法提要

蔬菜在种植过程中为了防治病虫害，取得较高的产量，喷洒了大量的农药，导致食物本身农药成分的含量超标。因此，食品中残留农药含量是食品质量控制的一个重要指标。由于气相色谱的进样量少、分离效能高、灵敏度高、分析速度快等优点，在农药残留测定方面得到了广泛的应用。

样品中的农药用有机溶剂提取，经柱层析净化除去干扰物，用气相色谱仪氮磷检测器进行定性定量分析。

三、仪器与试剂

（一）仪器

HP 6890N 气相色谱仪，配有氮磷检测器；高速组织捣碎机；旋转蒸发器；玻璃层析柱，18 mm × 25 cm，带聚四氟乙烯旋塞。

（二）试剂

（1）丙酮。

（2）二氯甲烷。

（3）石油醚（沸程 60～80 ℃）。

（4）无水硫酸钠。

（5）氯化钠。

（6）活性炭。

（7）中性氧化铝（200～300 目）：于 140 ℃烘 4 h，用 8% 的水去活，混匀，静置过夜备用。

（8）农药标准品：甲胺磷、甲拌磷、久效磷、对硫磷、甲基异柳磷、毒死蜱、呋喃丹（纯度≥98.0%）。

（9）农药标准溶液：精确称取上述标准品适量，分别用丙酮配制成浓度为1.0 mg/mL标准储备溶液，根据需要用丙酮配制成适当的混合标准工作液。

四、实验步骤

（一）提取

称取样品20.0 g（精确至0.1 g），置于组织捣碎机中，加入10 g氯化钠，100 mL丙酮和50 mL二氯甲烷，高速匀浆1 min，静置10 min，取100 mL上清液于圆底烧瓶中，用旋转蒸发器在40 ℃水浴中减压浓缩至约1.0 mL，用10 mL石油醚转移两次并继续浓缩至约1.0 mL，待净化。

（二）净化

1. 净化柱的制备

依次将脱脂棉、2 cm高无水硫酸钠、石油醚装入柱中，并将石油醚液面放至硫酸钠的顶部，称取4.0 g混合填料（$m_{活性炭}$：$m_{中性氧化铝}$＝1∶4），用石油醚湿装且将石油醚液面放至填料的顶部，再加入2 cm高的无水硫酸钠。

2. 净化

将浓缩好的样品用10 mL石油醚分两次转至柱上，并将石油醚弃去，用150 mL混合淋洗液（$V_{丙酮}$：$V_{石油醚}$＝1∶1）淋洗并收集，浓缩，用丙酮定容至1.0 mL，待测。

（三）测定条件选择

（1）色谱柱：HP-1701 30 m×0.25 mm ×0.25 μm。

（2）色谱柱温度80 ℃（1 min）$\xrightarrow{20\ ℃/min}$170 ℃ $\xrightarrow{5\ ℃/min}$240 ℃。

（3）进样口温度：240 ℃。

（4）检测器温度：270 ℃。

（5）载气：氮气≥99.999%，1.3 mL/min。

（6）辅助气：氮气30 mL/min，氢气（3.0 ± 0.2）mL/min，空气90 mL/min。

（四）色谱测定

根据样液中农药的残留量情况，选定相近的标准工作液，标准工作液和样液中农药的响应值均应在仪器的检测线性范围内。在上述条件下，各种农药的保留时间分别为甲胺磷7.435 min、甲拌磷11.433 min、呋喃丹13.255 min、久效磷14.214 min、毒死蜱15.915 min、对硫磷17.388 min、甲基异柳磷17.586 min。

五、实验结果及数据处理

(1)根据色谱图定性分析。

(2)计算样品中各种农药的残留量:

$$X_i = \frac{E_{si} \times h_i(S_i) \times V \times V_1}{V_i \times H_{si}(S_{si}) \times m \times V_2}$$

式中:

X_i——样品中 i 组分农药的残留量(mg/kg);

E_{si}——标准溶液中 i 组分农药的含量(μg);

V——样品最终定容容积(mL);

V_i——样品进样体积(μL);

$H_{si}(S_{si})$——标准样品中 i 组分的峰高(峰面积)[mm(mm^2)];

$h_i(S_i)$——样品中 i 组分的峰高(峰面积)[mm(mm^2)];

V_1——提取溶液有机相的总体积(mL);

V_2——提取溶液有机相的取用体积(mL);

m——样品量(g)。

六、思考题

(1)如何评价方法的准确度?

(2)如何计算方法的回收率和变异系数?

(王　佳)

气相色谱法测定薏苡仁中草甘膦残留

一、实验目的

(1)了解气相色谱法在食品药品安全方面的应用。

(2)了解气相色谱法测定农药残留的样品处理方法。

(3)掌握气相色谱的外标法定量。

二、方法提要

草甘膦本身极性强,不具有挥发性,因此不能直接利用气相色谱分析,需要事先衍生成易挥发的物质,在100 ℃加热的条件下,与三氟乙醇(TFE)和三氟乙酸酐(TFAA)反应生成易于检测的物质。本方法使用气相色谱法测定薏苡仁中草甘膦残留量。

三、仪器与试剂

(一)仪器

GC 7890A,带 NPD 检测器;C_{18}柱(1 000 mg/6 mL);数控超声波清洗器;旋转蒸发器;中药粉碎机;电子天平(精确至0.01 g);分析天平(精确至0.000 1 g);离心机;水浴锅;固相萃取仪。

(二)试剂

本实验除另有说明外,所有的试剂为分析纯,且有机溶剂经过全玻璃蒸馏装置重蒸。

二氯甲烷,盐酸,乙酸乙酯,丙酮,三氟乙醇,三氟乙酸酐,氨水,去离子水,氢氧化钠,氯化钠,无水硫酸钠,甲醇(色谱纯),草甘膦标准品100 mg(纯度99.3%)。

标准工作溶液的制备:称取标准品0.025 2 g(精确到0.000 1 g),用去离子水溶于50 mL棕色容量瓶中,并加入几滴3 mol/L的盐酸,得到500 mg/L的标准溶液,充分摇匀后,吸取10 mL液体至另一50 mL的棕色容量瓶中,去离子水定容,如此依次稀释成浓度为0.05 mg/L、0.50 mg/L、1.00 mg/L、2.00 mg/L、5.00 mg/L、10.00 mg/L的系列标准溶液,充分摇匀后,于5 ℃的冰箱中保存待用。

四、实验步骤

1.样品的采集和制备

薏苡仁可以在药材市场、药房购买或在产地直接进行采购。对采集的薏苡仁干燥后用粉碎机粉碎,过 20 目的筛子,于 5 ℃的冰箱中保存待用。

2.样品前处理

提取:称取 2.0 g 样品于 15 mL 乙烯离心管中,加入 10 mL 去离子水,超声提取 30 min 后离心 10 min,取上清液于另一离心管中。

净化:在上述样品溶液中加入 5 mL 二氯甲烷进行液液分配,离心 7 min 后,取全部上清液浓缩至 1 mL,过 C_{18} 固相萃取小柱(分别用 2×5 mL 色谱甲醇,2×5 mL 色谱级水活化),当溶液接近液面的时候,加入 1 mL 色谱级水淋洗,全部收集于衍生化瓶中(带聚四氟乙烯垫)。

3.标样的制备

取适量的标样于衍生化试剂瓶中,加入 40 μL 浓磷酸,平衡 1 h,85 ℃下氮气吹干。将衍生化瓶置于冰水浴中,加入 1 mL TFAA 和 0.5 mL TFE,用聚四氟乙烯瓶盖密封,在 100 ℃的水浴锅中反应 1 h,冷水浴冷至室温,氮气吹干,再用 15 mL 去离子水和 3 × 30 mL 二氯甲烷液液分配,有机相经无水硫酸钠层过滤后收集于 250 mL 圆底烧瓶中,40 ℃下浓缩至近干,氮气吹干,用 2 mL 乙酸乙酯定容,过 0.22 μm 有机膜,待测。

4.检测条件

(1)色谱柱:KB-5,30 m × 0.32 mm × 0.25 μm。

(2)检测器温度:320 ℃。

(3)进样口温度:200 ℃。

(4)柱箱温度:100 ℃保留 1 min,以 20 ℃/min 升至 130 ℃保留 0 min,以 1 ℃/min 升至 133 ℃保留 8.5 min,以 35 ℃/min 升至 260 ℃保留 10 min。

(5)柱气体流速:1 mL/min。

(6)尾吹:30 mL/min。

(7)隔垫吹扫:3 mL/min。

(8)进样口模式:不分流。

5.样品测定

按仪器参考条件,对标准工作液和试样溶液等体积交替进样,根据保留时间定性,外标法定量。

6.结果计算

样品中被测草甘膦残留量按以下公式计算:

$$X = \frac{ScV}{S'm}$$

式中：

　　X——样品中草甘膦的残留量（mg/kg）；

　　S——样品的峰面积；

　　c——草甘膦标准溶液的浓度（mg/L）；

　　V——最终定容体积（mL）；

　　S'——标样的峰面积；

　　m——薏苡仁样品质量（g）。

五、思考题

气相色谱法衍生化反应的注意事项有哪些？

（王　佳）

高效液相色谱法——苯萘的分离与定性分析

一、实验目的

(1)熟悉 HP 1100 高效液相色谱仪的基本结构和使用方法。

(2)掌握高效液相色谱法的基本原理。

(3)掌握化学工作站的开机、关机、参数设定,学会数据采集、数据分析的基本操作。

二、方法提要

高效液相色谱法(high performance liquid chromatography,HPLC)是以高压下的液体为流动相,利用样品中各组分在互不相溶的两相(液、液)中分配系数不同,当样品中各组分随着流动相通过色谱柱时,在两相间进行反复的分配,因各组分在两相间的分配系数不同,致使在结构上有微小差异的各组分最后达到分离,分离后的各组分依次进入高灵敏度检测器,产生电信号,经放大后,在记录仪上描绘出各组分的色谱图。根据色谱图可对组分进行定性定量分析。

本实验所用仪器的检测器为二极管阵列检测器(DAD 检测器),二极管阵列检测元件由 1 024(512 或 211)个光电二极管组成,可同时检测 200～800 nm 的全部紫外光和可见光的波长范围内的信号。能够获得 A、λ、t 信息,绘制出三维立体光谱-色谱图。光源是钨灯与氘灯的组合光源。DAD 工作原理:氘灯光源发出连续光,经过消色差透镜系统,聚焦在检测池。透过光束经过入射狭缝投射到光栅。经过光栅的表面色散投射到二极管阵列元件上。光照射二极管,产生电流,即可实现光信号至电信号的转换。

三、仪器与试剂

(一)仪器

HP 1100 高效液相色谱仪,微量注射器。

(二)试剂

苯(色谱纯),萘(色谱纯),甲醇(色谱纯),苯、萘混合物,高纯水。

四、实验步骤

(一)选择分析条件

按仪器使用说明书进行操作,选择适宜的分析条件。列出 HP 1100 高效液相色谱仪的分析条件如下。

(1)C_{18}反相色谱柱(150 mm × 4.6 mm,5 μm),即柱长 150 mm,柱直径 4.6 mm,固定相颗粒大小 5 μm。

(2)柱温 25 ℃。

(3)DAD 检测器参数:设定检测波长 254 nm,光谱通带(BW)40 nm;参比波长 360 nm,光谱通带(BW)100 nm。

(4)流动相:甲醇 85%,水 15%,流速 1 mL/min。

(二)HP 1100 高效液相色谱仪使用方法

HP 1100 高效液相色谱仪使用方法见附录。

(三)样品分析

(1)将微量注射器依次用甲醇、萘标准溶液洗涤 1~2 次。

(2)用已洗涤干净的微量注射器吸取已知浓度的萘标准溶液 20 μL,注入六通进样阀(即采样:load 状态)中,再把阀扳向进样位置(即样品进柱:injection 状态)。观察色谱工作站中流出曲线。

(3)用另一微量注射器进苯、萘混合溶液 20 μL,其他操作同上。

(4)将微量注射器洗涤干净,放回原处备用。

(四)数据处理

根据色谱流出曲线,利用苯、萘纯品的保留时间等参数,确定混合物中有无苯、萘,并计算苯、萘的分离度。

五、思考题

(1)与注射器进样相比,六通阀进样有何优点?

(2)简要说明高效液相色谱法的分离原理。

附录　HP 1100 高效液相色谱仪及其使用说明

一、HP 1100 高效液相色谱仪

HP 1100 高效液相色谱仪实物如图 42-1 所示。

二、使用说明

(一)学习准备

(1)仪器设备:HP 1100 液相色谱仪; G1311A 四元泵;G1316A 柱温箱;G1315A DAD 检测器;G1321A FLD 检测器;色谱柱:C_{18},150 mm × 4.6 mm,5 μm。

(2)溶剂准备:色谱纯甲醇,乙腈,高纯水。

(二)基本操作步骤

1. 开机:

(1)打开计算机,进入 Windows 画面, 并运行 Bootp Server 程序。

(2)打开 HP 1100 高效液相色谱仪各模块电源。

(3)待各模块自检完成后,双击 Instrument 1 Online 图标,化学工作站自动与 HP 1100 高效液相色谱仪通信,进入的工作站界面如图 42-2 所示。

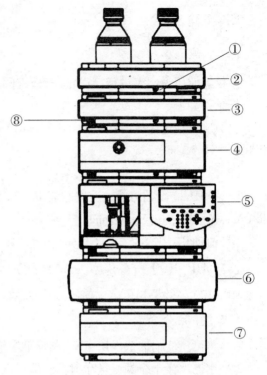

图 42-1　HP 1100 高效液相色谱仪

注:①指示灯;②溶剂箱;③脱气机;④四元泵;⑤自动进样;⑥柱温箱;⑦检测器;⑧电源开关。

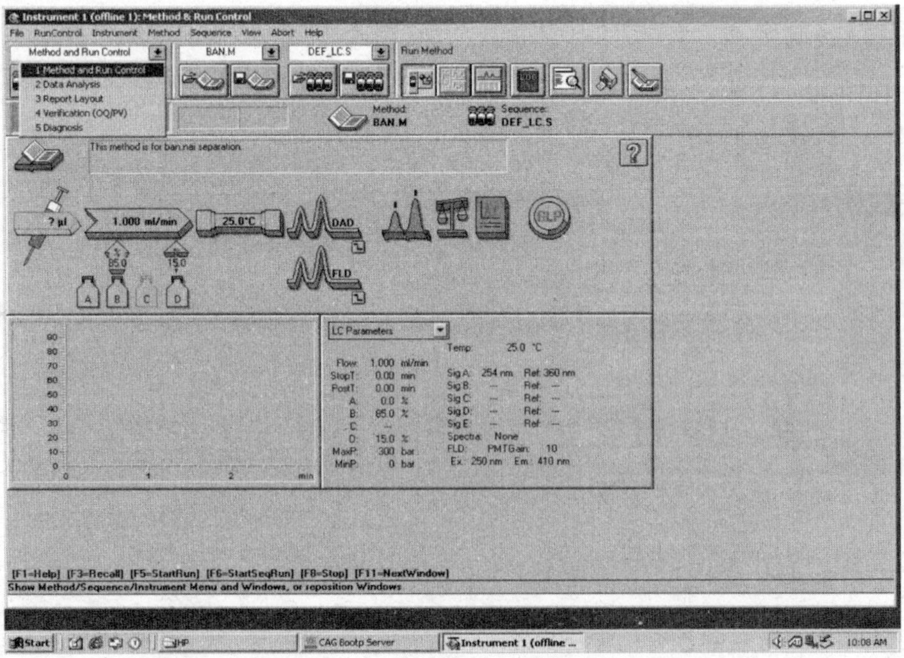

图 42-2　化学工作站界面

（4）从"View"菜单中选择"Method and Run Control"画面，单击"View"菜单中"Show Top Toolbar""Show Status Toolbar""System Diagram""Sampling Diagram"，使其命令前有"√"标志，来调用所需的界面。

（5）把流动相放入溶剂瓶中。

（6）打开"Purge"阀。

（7）单击"Pump"图标，出现参数设定菜单，单击"Setup Pump"选项，进入泵编辑画面，如图42-3所示。

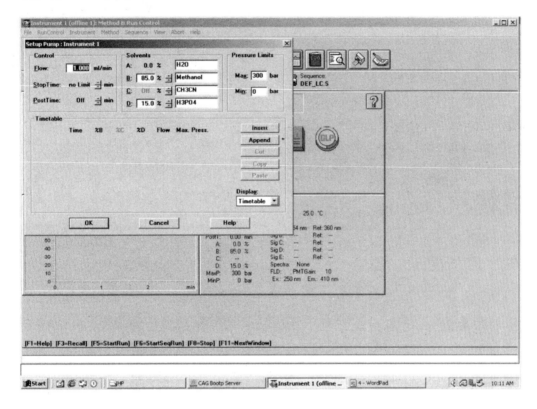

图42-3　流动相选择设置

（8）设 Flow:5 mL/min，单击"OK"。

（9）单击"Pump"图标，出现参数设定菜单，单击"Pump control"选项，选中"On"，单击"OK"，则系统开始 Purge，到管线内（由溶剂瓶到泵入口）无气泡为止，切换通道继续 Purge，直到所有要用通道无气泡为止。

（10）单击"Pump"图标，出现参数设定菜单，单击"Pump Control"选项，选中"Off"，单击"OK"，关泵，关闭 Purge Valve。

（11）单击"Pump"图标，出现参数设定菜单，单击"Setup Pump"选项，进入泵编辑画面，设 Flow :1 mL/min，单击"OK"。

（12）单击泵下面的瓶图标，如图42-4所示，输入溶剂的实际体积和瓶体积，也可输入停泵的体积，单击"OK"。

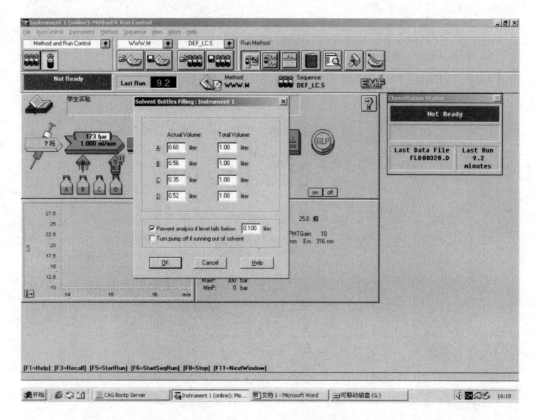

图42-4　流动相梯度洗脱设置

2.数据采集方法编辑：

（1）开始编辑完整方法：从"Method"菜单中选择"Edit Method"项，如图42-5所示，选中除"Data Analysis"外的三项，单击"OK"，进入下一画面。

（2）方法信息："Method Comments"中输入方法的信息（如方法的用途等），如图42-6所示，输入实验题目，单击"OK"，进入下一画面。

（3）泵参数设定：在"Flow"处输入流量1 mL/min，在"Solvents B"处输入10，在"Pressure Limits Max"处输入柱子的最大耐高压，以保护柱子，如图42-7所示，单击"OK"，进入下一画面。

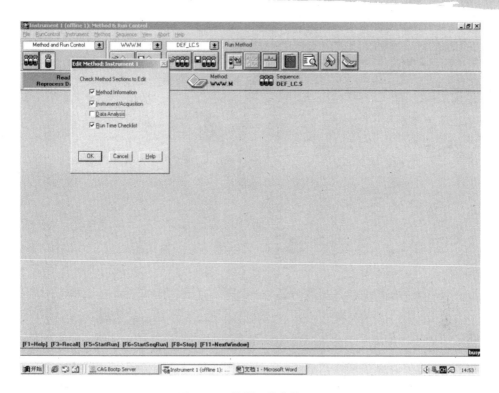

图 42-5 仪器工作条件设置

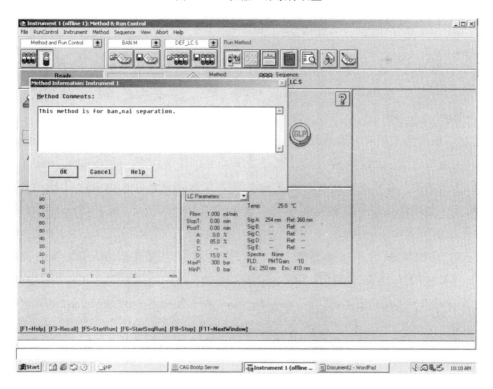

图 42-6 输入实验题目

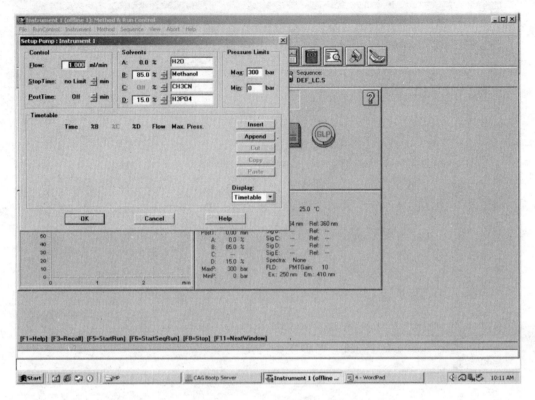

图 42-7　高压输液泵参数设置

（4）柱温箱参数设置：在"Temperature"下面的方框内输入所需温度，并选中它，点击"More"键，如图 42-8 所示，选中"Same as Left"使柱箱的温度左右一致，单击"OK"，进入下一画面。

（5）二极管阵列检测器参数设置：检测波长 254 nm，BW 40 nm；参比波长 360 nm，BW 100 nm。检测波长一般选择最大吸收处的波长。样品带宽 BW 一般选择最大吸收值一半处的整个宽度。参比波长一般选择在靠近样品信号的无吸收或低吸收区域。参比带宽 BW 至少要与样品信号的带宽相等，许多情况下用 100 nm 作为缺省值。如图 42-9 所示，单击"OK"，进入下一画面。

（6）荧光检测器（FLD）参数设置：柱温箱 25 ℃，荧光激发波长（EX）250 nm，荧光发射波长（EM）410 nm。如图 42-10 所示。

（7）单击"Method"菜单，选中"Save Method As…"，输入一方法名，如"test"，单击"OK"。

（8）从菜单"View"中选中"Online Signal"，选中"Windows 1"，然后单击"Change"钮，将所要的绘图信号移到右边的框中，点击"OK"。

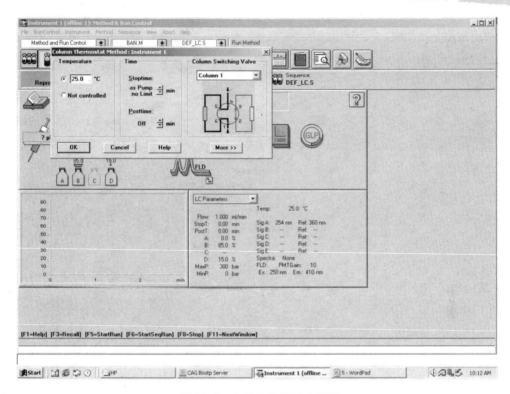

图 42-8　色谱柱柱箱温度设置

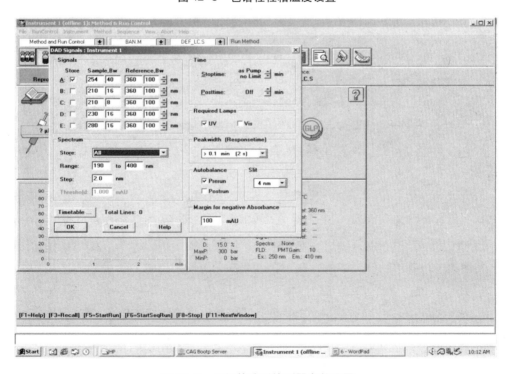

图 42-9　二极管阵列检测器参数设置

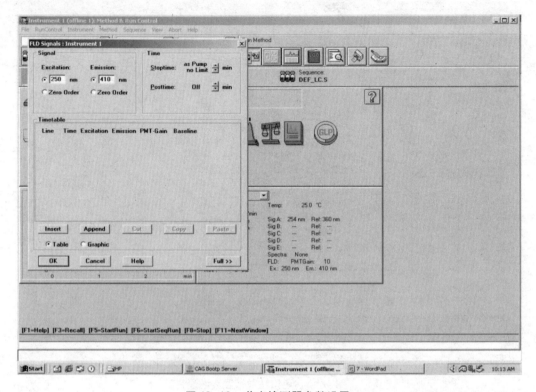

图 42-10 荧光检测器参数设置

（9）从"Run Control"菜单中选择"Sample Info…"选项，如图 42-11 所示，输入操作者名称（如 wym），在"Data File"中选择"Manual"或"Prefix"。

区别：Manual——每次做样之前必须给出新名字，否则仪器会将上次的数据覆盖掉。

Prefix——在 Prefix 框中输入前缀，在 Counter 框中输入计数器的起始位。

（10）等仪器"Ready"，基线平稳，从 Method 菜单中选择"Run Method"，进样色谱图如图 42-12 所示。

3. 混合物的分离：在选定的实验条件下进样，进行混合样品（苯、萘）的分离。观察流出曲线中两组分的分离情况，如果两峰的裸露面积大于 99%，可以认为分离得很完全；否则，重新编辑实验条件，直到组分完全分开。

4. 数据分析方法编辑：

（1）从"View"菜单中，单击"Data Analysis"进入数据分析画面。

（2）从"File"菜单中选择"Load Signal"选项，选中您的数据文件名，单击"OK"。

（3）色谱图优化：从"Graphics"菜单中选择"Signal Options"选项，如图 42-13 所示，从"Ranges"中选择"Auto Scale"及合适和显示时间，单击"OK"或选择"Use Range"调整。反复进行，直到图的比例合适为止。

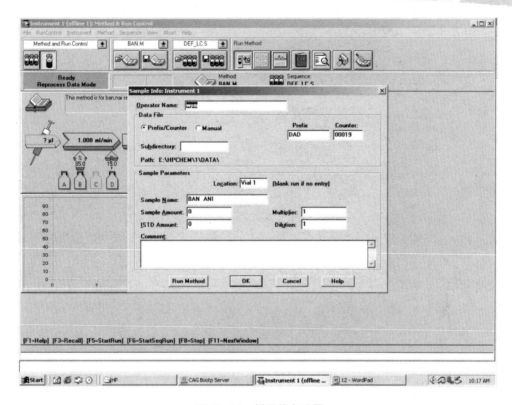

图 42-11　样品信息设置

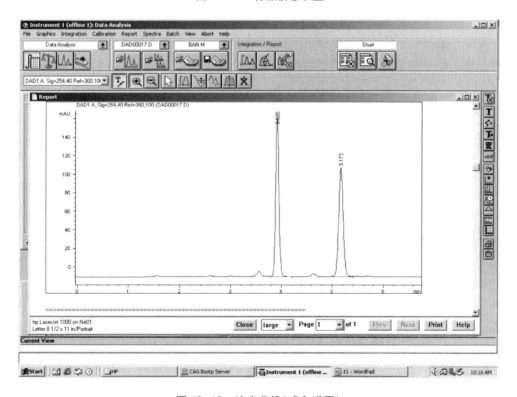

图 42-12　流出曲线（或色谱图）

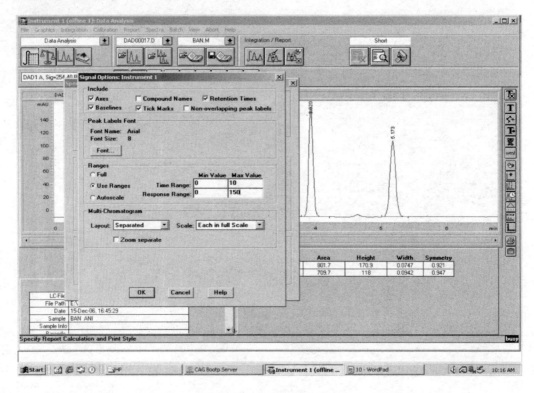

图 42-13　色谱图优化处理

　　(4)积分:①从"Integration"中选择"Auto Integrate",如积分结果不理想,再从菜单中选择"Integration Events"选项,选择合适的 Slope Sensitivity,Peak Width,Area Reject,Height Reject。②从"Integration"菜单中选择"Integrate"选项,则数据被积分。③若积分结果不理想,则重复上两步操作,直到满意为止。④单击左边"√"图标,将积分参数存入方法。

　　如图 42-14 所示。

　　(5)打印报告:①从"Report"菜单中选择"Specify Report"选项,进入如图 42-15 所示画面。②单击"Quantitative Results"框中 Calculate 右侧的黑三角,选中"Percent"(面积百分比),其他选项不变,单击"OK"。③从"Report"菜单中选择"Print Report",则报告结果将显示到屏幕上,如想输出到打印机上,则单击"Report"底部的"Print"钮。

　　5.关机:

　　(1)关机前,用100%的水冲洗20 min,然后用有机溶剂(乙腈或甲醇)冲洗10 min,然后关泵。

　　(2)退出化学工作站及其他窗口,关闭计算机。

　　(3)关闭 HP 1100 高效液相光色谱仪电源开关。

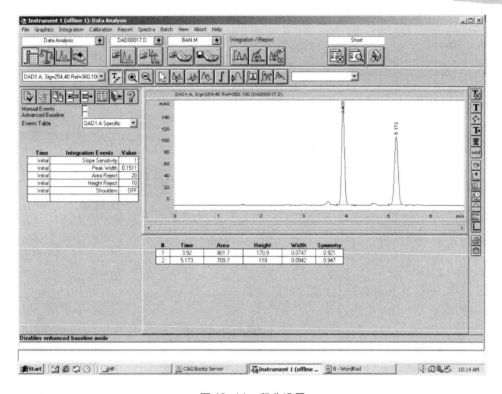

图42-14　积分设置

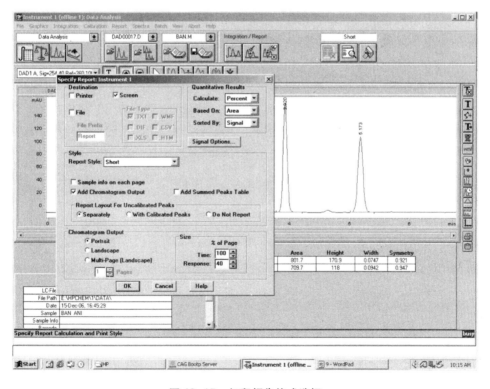

图42-15　打印报告格式选择

三、注意事项

(1)色谱柱长时间不用,存放时,柱内应充满溶剂(乙腈),两端封死。

(2)对于手动进样器,当使用缓冲溶液时,要用水冲洗进样口,同时扳动进样阀数次,每次数毫升。

(3)流动相使用前必须过滤,用以除去大颗粒物等,以免堵塞色谱柱、流动管道、接口等。

(4)带 Seal-wash 的 HP 1100 高效液相色谱仪要配制 90% 水+10% 异丙醇(体积分数),以每分钟 2~3 滴的速度虹吸排出,溶剂不干涸,从而避免高压泵损坏。

(何磊良)

APC 片剂的含量测定

一、实验目的

(1)掌握内标法和已知浓度样品对照法的高效液相色谱定量方法。

(2)了解高效液相色谱法在药物制剂含量测定中的应用。

二、方法提要

高效液相色谱法用于药物制剂中各组分的含量测定具有其独特的优点。一般可采用外标法、归一法、内标法和已知浓度样品对照法进行定量分析。我们采用内标法和已知浓度样品对照法测定 APC 片剂中各组分的含量。

在本实验条件下,内标物扑热息痛(S)和 APC 片中阿司匹林(A)、非那西丁(P)、咖啡因(C)的色谱图如图 43-1 所示。

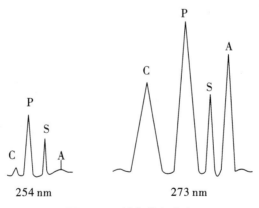

图 43-1　APC 片色谱峰

1. 内标法

准确称取样品,加入一定量的内标物。测得色谱峰面积与各组分质量之间有如下关系:

$$\frac{m_i}{m_s} = \frac{f_i A_i}{f_s A_s}$$

式中：

m_i——被测组分的质量；

m_s——内标物的质量；

A_i——被测组分的峰面积；

A_s——内标物峰面积；

f_i——被测组分的质量校正因子；

f_s——内标物的质量校正因子。

若需求片剂中每片的含量，则

$$m_i = \frac{f_i A_i}{f_s A_s} \times m_s \times \frac{\overline{w}}{m}$$

式中：

$\overline{w}$——平均片重；

m——称取样品质量。

药典规定，制剂中各组分含量用标示百分含量表示，因此

$$m_i(\%) = \frac{m_i}{标示量} \times 100\%$$

各组分的质量校正因子已由实验测定。结果如下：

(1)检测波长 254 nm：

$f_S = 1.0; f_A = 17.4; f_P = 1.0; f_C = 3.8$。

(2)检测波长 273 nm：

$f_S = 1.0; f_A = 7.01; f_P = 1.07; f_C = 3.44$。

2. 已知浓度样品对照法

药物制剂的分析中，校正因子常常是未知的。在这种情况下，可采用已知浓度样品对照法来定量。也就是先注射加入内标物的样品液，然后注射加入内标物的标准液。按下式计算每片中组分的含量。

$$m_i = m_i{}' \times \frac{m_s}{m_s{}'} \times \frac{A_i / A_s}{A_i{}' / A_s{}'} \times \frac{\overline{w}}{m}$$

式中：

$m_i, m_i{}'$——样品液与标准液中 i 组分的含量；

$m_s, m_s{}'$——样品液与标准液中内标物的含量；

$A_i/A_s, A_i{}'/A_s{}'$——样品液与标准液中 i 组分与内标物峰面积之比。

三、仪器与试剂

(一)仪器

HP 1100 高效液相色谱仪,100 mL 容量瓶,125 mL 带塞锥形瓶。

(二)试剂

甲醇,三乙醇胺,氯仿–无水乙醇(体积比为 1∶1,下同),APC 片,阿司匹林,非那西丁,咖啡因及扑热息痛标准品。

四、实验步骤

(一)标准溶液的配制

按药典规定每片 APC 中各成分的含量,精密称取标准品阿司匹林 0.220 0 g,标准品非那西丁约 0.150 0 g,标准品咖啡因约 0.035 0 g 和标准品扑热息痛约 0.0350 g,置于100 mL 洁净干燥的容量瓶中,加入氯仿–无水乙醇(1∶1)溶解,并稀释至刻度,摇匀备用。

(二)样品溶液的配制

取 10 片 APC 精密称重后置乳钵中研成细粉。精密称取约平均片质量的粉末,置于125 mL 带塞锥形瓶中,加入 40 mL 氯仿–无水乙醇(1∶1)溶剂,振摇 5 min,放置 5 min,再振摇 5 min,放置 5 min。将上清液滤至 100 mL 容量瓶中(瓶中事先加入内标物扑热息痛约 0.035 0 g,精密称量)。锥形瓶中沉淀用上述溶剂 20 mL 振摇 5 min,放置 5 min,上清液滤至该容量瓶中。锥形瓶中沉淀用上述溶剂 10 mL 振摇 5 min,放置 5 min,然后将沉淀及提取液一并倒入漏斗中。用溶剂洗涤锥形瓶,而后洗涤漏斗中的滤渣,滤液滤到容量瓶中并补加上述溶液至刻度,摇匀备用。

(三)色谱条件

(1)色谱柱:日立 3010 胶(20 μm),柱长 50 cm,柱内径 4 mm。

(2)流动相:甲醇(含 0.02% 三乙胺)。

(3)流动相的流速:1.0 mL/min。

(4)检测器:DAD。

(5)进样量:1 μL。

(6)用微量进样器吸取标准品溶液 1 μL 注入色谱柱,记录色谱图,重复进样 3 次。同样吸取样品液 1 μL,重复进样 3 次,计算出峰面积平均值。按方法提要中给出的公式计算结果。

五、思考题

(1)用高效液相色谱法,怎样对药片中各组分进行定性?

（2）检测器不同时,物质的校正因子是否相同? 为什么?

（3）内标法与已知浓度样品对照法各有什么优点,各自的应用条件是什么?

（4）已知浓度样对照法的含量计算公式与内标法的计算中心公式有什么关系?

（5）内标法与归一化法的区别是什么?

（何磊良）

高效液相色谱法测定尿中马尿酸和甲基马尿酸

一、实验目的

(1)掌握高效液相色谱法测定尿中马尿酸和甲基马尿酸的原理及方法。

(2)熟悉尿中马尿酸和甲基马尿酸的样品处理方法。

二、方法提要

首先,尿液加盐酸酸化处理后,用乙酸乙酯萃取其中的马尿酸和甲基马尿酸;其次,将磷酸氢二钾溶液(含0.5%乙酸)与甲醇按7∶3(体积比,下同)混合作为流动相,采用C_{18}反相色谱柱进行分离,紫外检测器则用于监测组分的分离;最后,依据马尿酸和甲基马尿酸的保留时间和对应的峰面积分别进行定性和定量分析,在马尿酸和甲基马尿酸各自的标准曲线的线性范围内,分别依据其所测得的峰面积与其含量间的线性关系进行定量分析。

三、仪器与试剂

(一)仪器

高效液相色谱仪(配置有紫外检测器),旋涡混合器,离心机,微量注射器,25 mL、1 000 mL容量瓶,0.5 mL、1 mL、5 mL刻度吸量管,10 mL离心管,10 mL具塞试管,0.45 μm滤膜,100 mL聚乙烯塑料瓶。

(二)试剂

马尿酸、甲基马尿酸和甲醇均为色谱纯试剂。盐酸、冰醋酸、氯化钠、乙酸乙酯和磷酸氢二钾($K_2HPO_4 \cdot 3H_2O$)均为分析纯试剂。

马尿酸和甲基马尿酸标准溶液(1.0 mg/mL):分别称取马尿酸和甲基马尿酸各25.0 mg,分别用纯水溶解,并转移至2个25 mL容量瓶中,用纯水稀释至刻度,4 ℃保存备用。25 mL马尿酸和甲基马尿酸混合标准溶液(其中马尿酸浓度为0.25 mg/mL、甲基马尿酸浓度为0.75 mg/mL):分别移取6.25 mL 1.0 mg/mL马尿酸,18.75 mL 1.0 mg/mL甲基马尿酸,两者混合即为所需混标。并稀释配置6 mol/L盐酸溶液。

四、实验步骤

(一)流动相的配制

称取 2.28 g 磷酸氢二钾($K_2HPO_4 \cdot 3H_2O$),加入少量纯水溶解,并转移至 1 000 mL 容量瓶中,加入 5 mL 冰醋酸,用纯水稀释至刻度。将此溶液与甲醇按照 7∶3 的比例混匀,经 0.45 μm 滤膜过滤,脱气后备用。

(二)样品的预处理

1. 原尿的预处理

首先,移取 1.0 mL 尿样于 10 mL 离心管中,依次加入 0.1 mL 6 mol/L 盐酸溶液、0.3 g 氯化钠和 4.0 mL 乙酸乙酯,旋涡混合器上混合 30 s 后,以 1 000 r/min 的速度离心 5 min;其次,移取 1 mL 上层溶液(乙酸乙酯层)于 10 mL 具塞试管中,用氮气将溶剂吹干,加入 1.0 mL 纯水,充分溶解残留物;最后,经 0.45 μm 滤膜过滤后,进高效液相色谱仪进行分析。

2. 原尿加标的预处理

首先,移取 1.0 mL 尿样于 10 mL 离心管中,另加 0.3 mL 混标(马尿酸和甲基马尿酸混合标准溶液)进行充分的混合。

其余过程同上述原尿预处理过程。

(三)标准溶液配制

马尿酸、甲基马尿酸标准溶液的配制以 1.0 mg/mL 马尿酸(或甲基马尿酸)为母液,通过逐级稀释的办法,依次配置 0.200 0 mg/mL、0.100 0 mg/mL、0.050 0 mg/mL、0.020 0 mg/mL、0.005 0 mg/mL、0.002 0 mg/mL、0.000 5 mg/mL 马尿酸(或甲基马尿酸)标准溶液。

(四)测定

1. 色谱条件

C_{18} 反相色谱柱(150 mm×4.6 mm,5 μm);磷酸氢二钾溶液(含 0.5% 乙酸)与甲醇按 7∶3 比例混合作为流动相;流速为 1 mL/min;柱温为室温;色谱紫外检测器的检测波长设为 254 nm。

2. 标准曲线的绘制

依据已选定的色谱条件,将高效液相色谱仪调节至最佳状态,分别取 20 μL 已配置好的不同质量浓度的马尿酸和甲基马尿酸标准溶液,依次进样分析。依据马尿酸和甲基马尿酸的保留时间定性,峰面积定量。每个浓度重复测定 3 次,计算峰面积的均值。以标准溶液中马尿酸或甲基马尿酸的含量为横坐标,其相应的峰面积的均值为纵坐标,绘制标准曲线,并计算回归方程。

3. 样品的测定

取 20 μL 已处理好的样品溶液（原尿或原尿加标样），进行高效液相色谱仪分析，重复测定 3 次，计算峰面积的均值。依据色谱峰的保留时间定性，将峰面积代入回归方程中计算样品溶液中马尿酸或甲基马尿酸的含量。

4. 结果处理

按下式分别计算原尿（及原尿加标样）中马尿酸和甲基马尿酸的质量浓度。

$$\rho = \frac{m \times 1\,000}{V} \times 4$$

式中：

ρ——原尿（或原尿加标样）中马尿酸或甲基马尿酸的质量浓度（mg/L）；

m——经标准曲线获得的马尿酸或甲基马尿酸的量（mg）；

V——分析时所取尿样体积（mL）。

五、注意事项

（1）尿液是一种复杂的混合物，含有尿素、尿酸、肌酐等有机物和氯化物、硫酸盐等无机盐类。若直接测定，这些物质会干扰马尿酸含量测定。采用酸化尿样后用乙酸乙酯提取，与尿液基体分离后测定，可避免干扰。

（2）尿样酸化，用乙酸乙酯提取，将样品提取液蒸干，室温下保存，至少可以稳定半年。

（3）在样品预处理过程中，通入氮气使溶剂挥发时，应注意控制氮气气流的大小，以免样品溅射，造成待测物质的损失。

六、思考题

（1）实验结果中，如果马尿酸和甲基马尿酸的分离度很好，但分析时间过长，请问可采取何种方法进行调整？

（2）实验过程中，若室温波动较大，对马尿酸和甲基马尿酸的保留时间有何影响？

（何磊良）

高效液相色谱法测定葛根中葛根素的含量

一、实验目的

(1)掌握高效液相色谱法测定葛根中葛根素含量。

(2)掌握高效液相色谱仪的主要部件和作用。

二、方法提要

葛根为豆科植物野葛或甘葛藤的干燥根。一般宜在11月下旬至次年3月采挖2～4年生的葛根为佳。其主要有效成分为异黄酮类,即葛根素,它具有解肌退热、生津、扩张冠状动脉,增加冠状动脉血流量的作用,同时也有降低血压的作用。

利用 HP 1100 高效液相色谱仪测定葛根中葛根素的含量,色谱条件为:Zorbax Edipse XDB－C_{18}(250 mm×4.6 mm,5 μm)色谱柱,甲醇－水为流动相,梯度洗脱,流速 0.5 mL/min,光电二极管阵列检测器(DAD),检测波长为250 nm。用30%乙醇在100 ℃水浴回流下提取葛根中的葛根素,提取时间为30 min,20 μL进样,对葛根中葛根素进行测定。本实验结果为控制野葛药材质量提供了依据。

三、仪器与试剂

(一)仪器

Agilent HP 1100 高效液相色谱仪,Zorbax Edipse XDB－C_{18}(250 mm×4.6 mm,5 m)色谱柱,光电二极管阵列检测器,水浴回流装置一套。

(二)试剂

葛根素标准品(中国药品生物制品检定所),95%乙醇,甲醇(色谱纯),高纯水,葛根。

四、实验步骤

(一)选择分析条件

按仪器使用说明书进行操作,选择适宜的分析条件。所采用的 HP 1100 高效液相色谱仪的分析条件如下:

（1）色谱柱 Zorbax Edipse XDB-C$_{18}$(250 mm×4.6 mm,5 m)。

（2）柱温25 ℃。

（3）DAD 参数设定:检测波长250 nm,BW 40 nm;参比波长360 nm,BW 100 nm。

（4）流动相梯度洗脱0~60 min,由25%(体积分数)的甲醇上升到100%。

（5）流速:0.5 mL/min。

（6）进样量:20 μL。

（二）标准曲线的绘制

准确称取葛根素标准品10 mg,置于25 mL 容量瓶中,用30%乙醇溶解、定容,分别配制成20 mg/L、40 mg/L、80 mg/L、100 mg/L、200 mg/L 标准系列。

进样标准品后,将所得峰面积(Y)与相应浓度(X)进行线性回归分析。

（三）样品的制备

取葛根样品洗净,80 ℃烘干,粉碎过50 目筛。精密称取葛根粉末约100 mg,置圆底烧瓶中,用量筒量取体积分数为30%乙醇80 mL,加入烧瓶中。水浴100 ℃回流30 min,转移到100 mL 容量瓶,用30%乙醇定容,摇匀,过滤。

（四）样品测定

用30%乙醇水浴100 ℃回流提取,取上清液用0.45 μm 微孔滤膜滤过,进样20 μL。以色谱峰面积计算样品含量。标准品色谱图见图45-1,样品色谱图见图45-2。

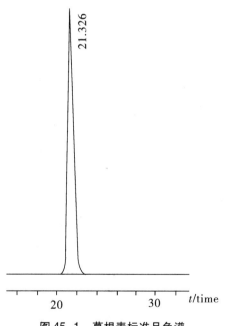

图45-1　葛根素标准品色谱

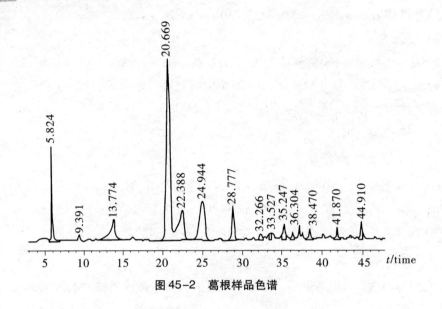

图45-2　葛根样品色谱

五、思考题

（1）利用标准品如何确定样品中是否含有葛根素？

（2）梯度洗脱有何特点？为什么复杂样品的分离常采用梯度洗脱的方式？

（何磊良）

实验四十六

高效液相色谱法测定氨基酸

一、实验目的

掌握一种快速和高灵敏的氨基酸定量分析方法。

二、方法提要

氨基酸是生物体中重要的生命物质,是组成酶和蛋白质的基本单元。由于大多数氨基酸本身没有紫外吸收,因此所建立的检测方法,往往需要事先对它们进行柱前或柱后衍生,之后再对其衍生物进行分析。高效液相色谱法(HPLC)是在经典液相色谱和气相色谱的基础上发展的新型分离分析技术,具有分离效能高、速度快、操作简便、检测灵敏度好、对样品适用范围广等特点,已广泛应用于各领域。高效液相色谱法亦成为分析氨基酸的一种重要方法。

三、仪器与试剂

(一)HPLC 仪器

使用下列 Agilent Hp1100 系列组件:高压梯度泵,在线脱气机,自动进样器,柱温箱,浓度在 100 pmol 以上使用二极管阵列检测器,浓度在 100 pmol 以下使用荧光检测器,氨基酸报告软件部件号 G1300-10013(用户购买的软件)。

(二)氨基酸标准品

使用 5 种不同浓度的氨基酸标准测定保留时间和峰面积的精密度、检测限和线性范围。这 5 种浓度包括 10 pmol/μL、23 pmol/μL、100 pmol/μL、250 pmol/μL 和 1 000 pmol/μL。标准品中含有以下化合物:

Asp 天门冬氨酸　　Glu 谷氨酸　　Ser 丝氨酸　　His 组氨酸

Gly 甘氨酸　　Thr 苏氨酸　　Ala 丙氨酸　　Arg 精氨酸

Tyr 酪氨酸　　Cys-SS-Cys 胱氨酸　　Val 缬氨酸　　Met 蛋氨酸

Phe 苯丙氨酸　　Ile 异亮氨酸　　Leu 亮氨酸　　Lys 赖氨酸　　Pro 脯氨酸

(三)衍生化试剂

一级氨基酸的在线衍生化用邻苯二甲醛(OPA),二级氨基酸用 9-芴基甲基氯甲酸

（FMOC），pH＝10.4 的 0.4 mol/L 硼酸缓冲液。

四、实验步骤

（一）配制流动相、标准品溶液和衍生化试剂

1．流动相 A

（1）称取（1.360±0.025）g 的醋酸钠（3 个结晶水），置于 800 mL 烧杯中。

（2）加入 500 mL 纯水，搅拌至所有晶体溶解。

（3）加入 90 μL 三乙胺（TFA），并混匀。

（4）滴加 1%~2% 醋酸，将 pH 值调至 7.20±0.05。

（5）加入 1.5 mL 四氢呋喃，并混匀。

2．流动相 B

（1）称取（1.360±0.025）g 的醋酸钠（3 个结晶水），置于 200 mL 烧杯中。

（2）加入 100 mL 纯水，搅拌至所有晶体溶解。

（3）滴加 1%~2% 醋酸，将 pH 值调至 7.20±0.05。

（4）将此溶液加至 200 mL 乙腈和 200 mL 甲醇的混合物中，并混匀。

3．OPA 试剂

（1）将几个微量样品瓶放在微量瓶架上。

（2）打开 OPA 试剂安瓿，这是约 10 d 使用的量。如果制备过多，可能会因氧化而出现问题。

（3）取 50~100 μL 放入每个样品瓶中。

（4）盖上瓶盖。不马上使用的样品瓶放在冰箱中保存。

4．FMOC 试剂

（1）将几个微量样品瓶放在微量瓶架上。

（2）打开 FMOC 试剂安瓿，这是约 10 d 使用的量。

（3）取 50~100 μL 放入每个样品瓶中。

（4）盖上瓶盖。不马上使用的样品瓶放在冰箱中保存。

5．硼酸缓冲液

将 1 mL 硼酸缓冲液放入 2 mL 样品瓶中。

6．水

将 1 mL 超纯水放入 2 mL 样品瓶中。

7．配制 5 nmol 到 500 pmol 的内标

二级氨基酸使用肌氨酸作为定量分析的内标，一级氨基酸既可用外标法，也可用缬氨酸作为内标进行定量。如果在水解时使用二硫代二丙酸（DTDPA）将胱氨酸和半胱氨酸转化成稳定的 Cys-MPA，为了避免溶解问题，用硼酸缓冲液代替 HCl 溶液配制内标

（ISTD）贮备。

（1）5 nmol ISTD 标准：称取 22.3 mg 肌氨酸（或者 29.3 mg 缬氨酸），并溶解在 50 mL 0.1 mol/L HCl 溶液中。

（2）500 pmol ISTD 标准：取 5 mL 5 nmol ISTD，用 50 mL 0.1 mol/L HCl 溶液稀释。

8. 配制校正标准样品

（1）对于检测标准灵敏度，使用 3 个不同的浓度：

1）900 pmol/μL 氨基酸标准样品和 500 pmol/μL 的内标：取 1 000 pmol 的氨基酸样品 900 μL 和 ISTD（5 nmol）100 μL，放入 2 mL 样品瓶中混合，并在每个样品瓶中放入 100 μL。

2）225 pmol/μL 氨基酸标准样品和 500 pmol/μL 的内标：使用 250 pmol 的氨基酸标准样品，其他步骤与 1）相同。

3）90 pmol/μL 氨基酸标准样品和 500 pmol/μL 的内标：使用 100 pmol 的氨基酸标准样品，其他步骤与 1）相同。

（2）对于更高的灵敏度，使用 3 个不同的浓度：

1）90 pmol/μL 氨基酸标准样品和 50 pmol/μL 的内标：取 100 pmol 的氨基酸样品 900 μL 和 ISTD（500 pmol）100 μL，放入 2 mL 样品瓶中。混合，并在每个样品瓶中放入 100 μL。

2）22.5 pmol/μL 氨基酸标准样品和 50 pmol/μL 的内标：使用 25 pmol 的氨基酸标准样品，其他步骤与 1）相同。

3）9 pmol/μL 氨基酸标准样品和 50 pmol/μL 的内标：使用 10 pmol 的氨基酸标准样品，其他步骤与 1）相同。

9. 必需氨基酸

除了以前分析的水解产物中存在的 17 种氨基酸（图 46-1）之外，氨基酸补充试剂盒中还有下列氨基酸，这些氨基酸可用于食品分析：

正缬氨酸　肌氨酸　天门冬酰胺　谷胺酰胺　羟脯氨酸

用这些储备溶液代替前面提到的 5 nmol ISTD 或 500 pmol ISTD 储备溶液，以配制校正标准溶液。

10. 标准灵敏度

（1）9 nmol/μL 广泛氨基酸和 5 nmol/μL 内标。

（2）2.25 nmol/μL 广泛氨基酸和 5 nmol/μL 内标。

（3）900 pmol/μL 广泛氨基酸和 5 nmol/μL 内标。

11. 高灵敏度

（1）900 pmol/μL 广泛氨基酸和 500 pmol/μL 内标。

（2）225 pmol/μL 广泛氨基酸和 500 pmol/μL 内标。

12. 配制 10 nmol 和 1 nmol 的内标

（1）10 nmol ISTD 标准称取 44.6 mg 肌氨酸（或者 58.6 mg 正缬氨酸），并溶解在 50 mL 0.1 mol/L HCl 溶液中。

（2）1 nmol ISTD 标准取 5 mL 10 nmol ISTD，用 50 mL 0.1 mol/L HCl 溶液稀释。

13. 配制广泛氨基酸标准的储备溶液

对标准灵敏度，使用 18 nmol/μL 的浓度：

称取 55.5 mg 天门冬酰胺、65.7 mg 谷氨酰胺、91.8 mg 色氨酸、59.0 mg 4-羟基脯氨酸，放入 25 mL 容量瓶中。

对于高灵敏度，使用 1.8 nmol 的浓度：

将 5 mL 18 nmol 的 EAA 放入 50 mL 容量瓶中，加入 50 mL 0.1 mol/L 的 HCl。

OPA 和 FMOC 柱前在线衍生氨基酸分析可以用紫外检测器（图 46-1）或荧光检测器（图 46-2）。如果氨基酸的浓度低于 100 pmol/μL，建议使用荧光检测。

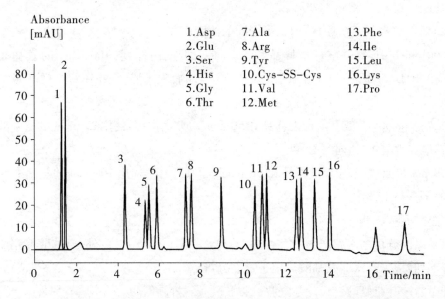

图 46-1　OPA 紫外检测器检测氨基酸（250 pmol/μL）的流出曲线

（二）色谱条件及分析结果

1. 色谱柱

200 mm × 2.1 mm AA 柱和保护柱。

2. 流动相

流动相 A：20 mmol NaAc+0.018% TEA，用 1%~2% 醋酸调 pH 值至 7.2；流动相 B：20% 的 20 mmol NaAc+40% 乙腈和 40% 甲醇，用 1%~2% 醋酸调 pH 值至 7.2。

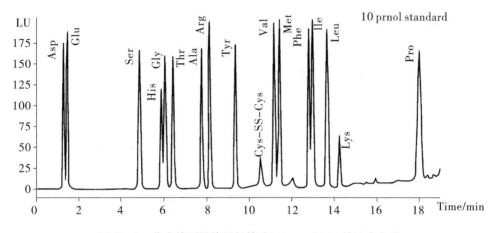

图 46-2　荧光检测器检测氨基酸(10 pmol/μL)的流出曲线

3. 流动相流速

0.45 mL/min。

4. 流动相的梯度程序

100% A,17 min 时 60% B,18 min 时 100% B;18.1 min 时流速 0.45 mL/min,18.5 min 时流速 0.8 mL/min,23.9 min 时流速 0.8 mL/min,24 min 时 100% B;流速 0.45 mL/min,25 min 时 0% B。

5. DAD-UV 检测器

信号 A = 338/10 nm

参考 = 390/20 nm

信号 B = 261/16 nm

参考 = 324/8 nm

15 min 时信号 A = 262/16 nm

参考 = 324/8 nm

6. 柱温

40 ℃。

7. 延迟时间

5 min。

8. HP1100 系列 FLD 设定

激发波长:340 nm

发射波长:450 nm

PTM(光电倍增管)增益:12

14.5 min

激发波长:266 nm;发射波长:305 nm

PTM(光电倍增管)增益:11

HP 1100 DAD 在 10～1 000 pmol/μL 范围内对基线分离的标准氨基酸具有良好线性。图 46-3 中 4 种氨基酸的相关系数为 0.999 98～0.999 99。

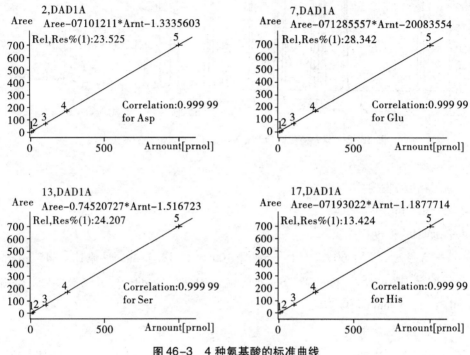

图 46-3　4 种氨基酸的标准曲线

(三)氨基酸报告

使用氨基酸报告软件包 G1300(10013)中的特殊方法和报告模板可以得到下列报告。包含报告模板的检验实例、氨基酸分析的仪器优化步骤、用户化操作、计算说明和模板,以及详细方法等信息。图 46-4 显示了一个报告打印实例。

五、注意事项

1. 日常维护

为了确保系统正常运转,建议进行如下日常维护:

(1)每天更换放在自动进样器盘上的衍生化试剂、硼酸缓冲液、氨基酸标准样品和清洗用水。

(2)每天都要重新校正保留时间和响应因子。

(3)用系统适用性报告检查色谱柱和保护柱的柱效(每日)。

(4)每两天用新制的溶剂更换流动相 A 和流动相 B。

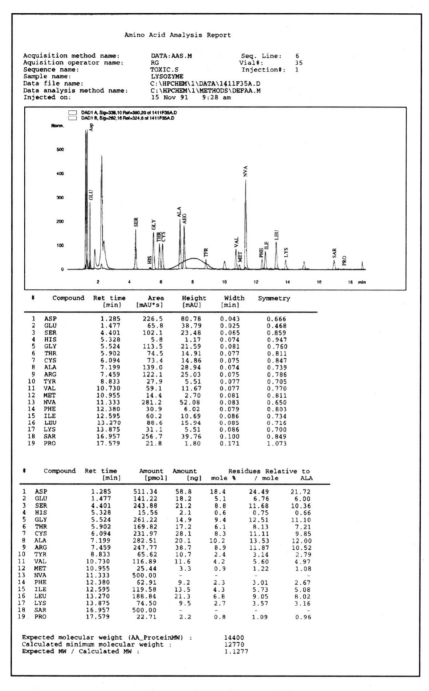

图 46-4　分析报告打印实例表

2. 柱压升高时

（1）更换保护柱。

（2）如果更换保护柱不起作用，更换分析柱。

3. 氨基酸提前洗脱

（1）His 和 Gly 分离不好由缺乏三乙胺造成。

（2）Ser 和 Tyr 之间的氨基酸出峰早，是因为 THF 的浓度过高。0.4% 已经影响到了保留时间。

（3）醋酸钠的浓度低对后面的峰影响更大。

（4）pH 值过高，如 7.6，使 10～14 min 之间的色谱峰提前出峰。

（5）柱温过高，几乎所有的峰都会提前。

（6）高浓度醋酸钠使 Ala/Arg 和 Val/Met 的分辨率降低。

（7）高浓度乙腈使 10 min 以上的峰提前洗脱。

（8）高浓度甲醇降低了 Val/Met 的分辨率。

（9）如果三乙胺的浓度过低，将使 Cys-Cys/Val 的分辨率降低。

4. 氨基酸出峰延后

（1）缺乏 THF 对整个色谱图上有明显影响。特别要注意 Glu 峰的裂分。当 THF 浓度增加时，该峰的裂分减少，保留时间改善。

（2）如果 pH 值太低，如 pH=6.8 时，Val/Met 和 Cys/Val/Met（DAD）分不开。

（3）如果柱温过低，如 38 ℃，所有色谱峰将延后。

5. 色谱分辨率低

（1）保护柱损耗。

（2）分析柱损坏。

（3）由于连接过长，柱后带宽增加。

6. 低色谱峰

（1）OPA 试剂变质。

（2）FMOC 试剂变质。

（3）甘氨酸污染。

六、思考题

（1）利用 OPA 试剂或 FMOC 试剂对氨基酸进行柱前衍生化的作用是什么？

（2）高效液相色谱仪的紫外检测器与荧光检测器有何异同？

（何磊良）

离子色谱法测定水中常见阴离子

一、实验目的

(1)掌握离子色谱法的基本原理。

(2)通过水中常见阴离子的测量,熟悉离子色谱仪的基本结构和使用方法。

二、方法提要

离子色谱法属于液相色谱的一个重要类别。基于离子色谱法测量水样时,水样中的待测阴离子随淋洗液进入阴离子交换分离系统(由保护柱和分离柱组成),根据分析柱对各离子的亲和力不同进行分离,已分离的阴离子流经阴离子抑制系统转化成具有高电导率的强酸,而淋洗液则转化成低电导率的水,由电导检测器测量各种阴离子组分的电导率,以保留时间定性,峰高或峰面积定量。它不仅具有操作简单、抗干扰能力强等优点,而且具备较高的离子检测灵敏度,在水中痕量离子的检测方面具有明显优势。

三、仪器与试剂

(一)仪器

瑞士万通883离子色谱仪、电导检测器(883 Basic IC Plus 1)、色谱柱A5-250、色谱柱类型Metrosep A Supp 5-250/4.0、阴离子保护柱类型Metrosep A Supp4/5Guard/4.0、阴离子分析柱类型Metrosep A Supp 5-250、分析天平、机械搅拌器、真空抽滤器。

(二)试剂

质量分数为98%的浓硫酸(色谱纯),$NaHCO_3$及Na_2CO_3(分析纯),Milli-Q水(电阻大于18 MΩ),1 000 mg/mL的氯离子、氟离子、亚硝酸根离子、硝酸根离子标准溶液。

四、实验步骤

(一)溶液的配制

(1)阴离子淋洗液的配制:分析天平分别称取3.391 4 g的碳酸钠(分析纯),0.840 8 g的碳酸氢钠(分析纯),放入烧杯,用Milli-Q水溶解并充分混合,再定容至

100 mL,得到100 mL浓缩液,采用移液管准确移取10 mL浓缩液定容到1 000 mL,得到标准淋洗液(含3.2 mmol/L碳酸钠、1.0 mmol/L碳酸氢钠)。

(2)抑制液的配制:准确量取5 mL质量分数为98%的浓硫酸定容到1 L,得到标准的抑制液。

(3)氟离子、硝酸根离子、亚硝酸根离子、氯离子的标准溶液配制:分别配制0.1 mg/L、0.2 mg/L、0.4 mg/L、0.6 mg/L、0.8 mg/L、1.0 mg/L、1.6 mg/L、2.0 mg/L浓度梯度的氟离子、硝酸根离子、亚硝酸根离子、氯离子的标准溶液。配制方法:将1 000 mg/L的标准液取1 mL定容到10 mL得到100 mg/L的中间液,取1 mL中间液再定容到10 mL,等到10 mg/L的第二次中间液。取第二次中间液100 μL定容到10 mL得到0.1 mg/L的标准液;取200 μL定容到10 mL得到0.2 mg/L的标准液;取400 μL定容到10 mL得到0.4 mg/L的标准液;取600 μL定容到10 mL得到0.6 mg/L的标准液;取800 μL定容到10 mL,得到0.8 mg/L的标准液;取1 000 μL定容到10 mL得到1.0 mg/L的标准液;取1 600 μL定容到10 mL,得到1.6 mg/L的标准液;取2 000 μL定容到10 mL,得到2.0 mg/L的标准液。

(二)色谱条件

(1)色谱柱:色谱柱A5-250、类型Metrosep A Supp 5-250/4.0。

(2)阴离子淋洗液:3.2 mmol/L碳酸钠溶液+1.0 mmol/L碳酸氢钠溶液。

(3)冲洗流速:0.7 mL/min。

(4)检测器:电导检测器(883 Basic IC Plus 1)。

(5)仪器最大压力:低于15 MPa,设定记录时间30 min。

(三)空白试验

首先启动硬件,待离子色谱的基线平衡后,选择阴离子测定方法,将所测的Milli-Q水经过0.45 μm微孔滤膜进样,经过实验检测,发现该样本的色谱图中没有检测到杂峰,故判定无其他离子干扰。

(四)离子色谱测定标准溶液

配制好标准液后,进行离子色谱测定。在色谱条件下测定峰面积,并绘制标准曲线。为减小偶然误差,每种标准品重复平行测定3次。测定结果如图47-1～图47-4所示。

氟离子的质量浓度在0.1～2.0 mg/L的范围内与峰面积呈线性相关,其平均保留时间为5.525 min,其线性回归方程为$Y=0.015\,136\,3\times c$(其中c代表浓度,Y代表峰面积),相关系数为0.999 8,相对标准偏差为1.3%。

氯离子的质量浓度在0.1～2.0 mg/L的范围内与峰面积呈线性相关,其平均保留时间为8.613 min,其线性回归方程为$Y=9.941\,72\times10^{-3}\times c$(其中$c$代表浓度,$Y$代表峰面积),相关系数为0.999 8,相对标准偏差为3.4%。

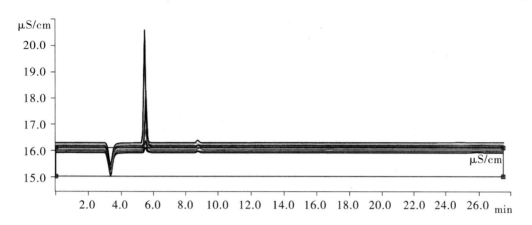

图47-1　8个浓度梯度的氟离子标准液离子色谱叠加

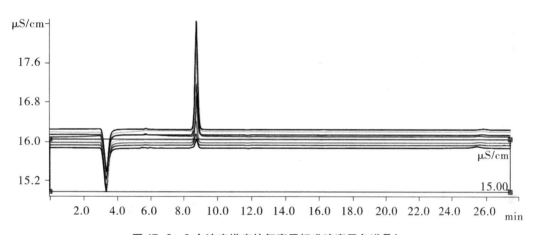

图47-2　8个浓度梯度的氯离子标准液离子色谱叠加

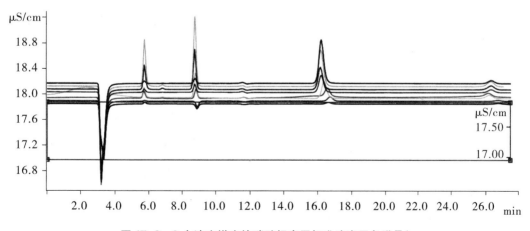

图47-3　8个浓度梯度的硝酸根离子标准液离子色谱叠加

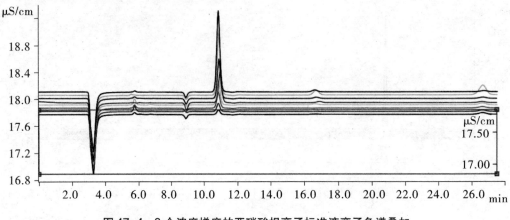

图47-4　8个浓度梯度的亚硝酸根离子标准液离子色谱叠加

硝酸根离子的质量浓度在 $0.1 \sim 2.0$ mg/L 的范围内与峰面积呈线性相关,其平均保留时间为 15.625 min,其线性回归方程为 $Y = 6.05225 \times 10^{-3} \times c$(其中 c 代表浓度,Y 代表峰面积),相关系数为 0.9994,相对标准偏差为 2.8%。

亚硝酸根离子的质量浓度在 $0.1 \sim 2.0$ mg/L 的范围内与峰面积呈线性相关,其平均保留时间为 10.458 min,其线性回归方程为 $Y = -1.19244 \times 10^{-3} + 6.82859 \times 10^{-3} \times c$(其中 c 代表浓度,Y 代表峰面积),其线性相关系数为 0.9998,其相对标准偏差为 1.9%。

(五)水样测定

收集以下6个水样:校园直饮水、两个品牌的纯净桶装水、化工处理水、校园水房水、超纯水,并于采样当天进行离子色谱法分析测定。所检测结果如表47-1所示。

表47-1　水样中几种常见阴离子含量

离子	氯离子/ (mg/L)	硝酸根离子/ (mg/L)	亚硝酸根离子/ (mg/L)	氟离子/ (mg/L)
桶装水 A	0.059	0.156	未检出	未检出
桶装水 B	0.219	0.432	未检出	0.012
直饮水	1.580	0.511	未检出	未检出
超纯水	0.312	0.054	未检出	0.005
化工处理水	0.238	未检出	未检出	0.013
水房水	55.534	0.543	未检出	0.285

五、注意事项

(1)所用试剂都应当是分析纯以上,最好是优级纯;实验配制溶液所用水电阻大于

18 MΩ。

（2）进样时应先过 0.45 μm 微孔滤膜过滤出样品中颗粒物,防止系统阻塞;测样前应注意仪器平衡(1 h 左右)。

六、思考题

（1）简要说明离子色谱法的分离和检测原理。

（2）亚硝酸根离子未检出的原因有哪些?

（何磊良）

超临界流体色谱–质谱法测定外周血中脂溶性维生素含量

一、实验目的

(1)熟悉超临界流体色谱–质谱联用仪器的结构和基本操作。

(2)学习使用内标法同时测定血浆中5种脂溶性维生素。

二、方法提要

脂溶性维生素包括维生素A、维生素D、维生素E、维生素K等,能够调节人体的各种生理功能,增强人体的免疫功能,其对体内代谢的调节作用也已经很明确,并且脂溶性维生素在促进骨骼的生长发育上起到了不可估量的作用。测定外周血中脂溶性维生素的浓度不仅可以了解脂溶性维生素的营养状况,而且可以为合理补充脂溶性维生素提供依据,具有实际意义。

超临界流体色谱–质谱法主要使用超临界二氧化碳作为流动相,由于其低极性可促进分析物与流动相之间的非极性相互作用,从而缩短保留时间和运行时间,具有快速、高效、高灵敏度等优点,在脂溶性维生素的测定方面具有很大的优势。

三、仪器与试剂

(一)仪器

超高效合相色谱仪,三重四级杆质谱仪,涡旋振荡器,恒温摇匀仪,–30 ℃低温冰箱,氮吹仪,进样瓶(2 mL),移液枪,4 度小型冷冻离心机。

(二)试剂

乙醇(色谱纯),甲醇(色谱纯),正己烷(色谱纯),异丙醇(色谱纯)。二氧化碳气体。维生素标准品:维生素A,25-羟基维生素D_3,d6-25-羟基维生素D_3(内标),25-羟基维生素D_2,维生素E,维生素K_1,6种单一浓度标准储备溶液(1 mg/mL,乙醇),纯度>99%。

四、实验步骤

(一)标准溶液的配制

用甲醇将 1.0 mg/mL 的 d6-25-羟基维生素 D_3 标准储备溶液稀释后配制成浓度为 100 ng/mL 的标准溶液。再用此含内标的甲醇溶液配制不同浓度的维生素标准溶液:维生素 E(10 μg/mL),维生素 A 和 25-羟基维生素 D_3(1 μg/mL),25-羟基维生素 D_2 和维生素 K_1(0.1 μg/mL)。然后分别取 5 种标准溶液各 50 μL,再加入 750 μL 含内标的甲醇溶液配制成 1 mL 混合标准溶液(6 号)。将 6 号混合标准溶液用含内标的甲醇溶液逐级稀释,配制各低浓度混合标准系列溶液见表 48-1。按照从低浓度到高浓度顺序上机检测。

表 48-1　标准系列溶液浓度

编号	1	2	3	4	5	6
维生素 A(ng/mL)	1	2	5	10	20	50
25-羟基维生素 D_2(ng/mL)	0.1	0.2	0.5	1	2	5
25-羟基维生素 D_3(ng/mL)	1	2	5	10	20	50
维生素 E(ng/mL)	10	20	50	100	200	500
维生素 K_1(ng/mL)	0.1	0.2	0.5	1	2	5

(二)样品处理

(1)用移液枪准确吸取 200 μL 血浆到 2.0 mL 无色离心管中,加入 200 μL 超纯水,涡旋 1 min。

(2)加入 20 μL 内标溶液(d6-25 羟基维生素 D_3,1 μg/mL),涡旋 2 min。

(3)加入 600 μL 冰冷的乙醇,涡旋振荡 15 min,室温避光静置 10 min。

(4)加入 800 μL 正己烷,涡旋 30 min,随后于 4 ℃ 条件下 3 000 r/min 离心 10 min。上清正己烷层(约 750 μL)转移到新的无色离心管(2.0 mL)中。

(5)剩余沉淀再次加入 800 μL 正己烷,涡旋 30 min,4 ℃ 条件下 3 000 r/min 离心 10 min。转移上清正己烷层(约 800 μL),合并两次上清液。

(6)45 ℃ 条件下氮气吹至近干,加入 1 mL 正己烷,洗涤离心管壁物质至离心管底部,继续吹干。

(7)加入 200 μL 甲醇涡旋 5 min 充分溶解,4 ℃ 条件下 12 000 r/min 离心 10 min。

(8)取上清 10 μL 稀释到 1 000 μL,进样 2 μL 测定维生素 E 和维生素 A。

(9)另取上清 180 μL 转移至 2.0 mL 棕色硼硅酸盐玻璃进样瓶(内置插管)中,进样 2 μL 检测 25-羟基维生素 D_2,25-羟基维生素 D_3,维生素 K_1。

（三）仪器条件

1. 质谱条件

电离模式：ESI⁺模式；离子源电压：5 500 V；气化室温度：550 ℃；气帘气流速：40 psi；喷雾气流速：550 psi。定性和定量离子对见表48-2。

表48-2　质谱参数

	母离子/(m/z)	定量离子/(m/z)	去簇电压/kV	碰撞能量/eV
维生素 A	269.2	93.0	45.5	28.9
25-羟基维生素 D₂	413.4	395.2	75.0	26.9
25-羟基维生素 D₃	401.4	383.3	74.3	15.8
维生素 E	431.3	165.1	78.4	29.1
维生素 K₁	451.3	186.9	192.2	32.4
d6-25-羟基维生素 D₃	407.2	389.4	75.0	13.0

2. 色谱条件

（1）色谱柱：ACQUITY UPLC HSS T3（2.1 mm×150 mm，1.8 μm）。

（2）流动相A：二氧化碳。

（3）流动相B：甲醇。

（4）ABPR 压力：2 500 psi。

（5）柱温：40 ℃。

（6）进样体积：2 μL。

（7）梯度洗脱：梯度见表48-3。

表48-3　流动相梯度

序号	时间/min	流速/(mL/min)	流动相A(%)	流动相B(%)
1	0.00	1.0	99.5	0.5
2	2.00	1.0	99.5	0.5
3	2.20	1.0	96.0	4.0
4	6.00	1.0	90.0	10.0
5	7.00	1.0	90.0	10.0
6	7.20	1.0	99.5	0.5
7	8.00	1.0	99.5	0.5

（四）方法学评价

1. 检出限和定量限

用 200 μL 甲醇作为空白对照，加入一定浓度的维生素标准溶液，按照与试样相同步骤处理。以 10 倍信噪比（$S/N=10$）确定各维生素的定量限，3 倍信噪比（$S/N=3$）确定各维生素的检出限。

2. 精密度

取低、高两个浓度的样本，每个浓度样本平行处理 3 个，分别进行检测并计算各个样本的平均值和变异系数（RSD），计算日内精密度；每个浓度样本每天处理 1 次，连续处理、检测 3 d，计算日间精密度。

3. 加标回收率

在血浆样品中加入浓度与待测维生素浓度近似相等的标准溶液，同样品处理步骤进行液液萃取，上机检测，计算加标回收率。

（五）结果计算

以标准溶液的浓度为横坐标、待测物峰面积与内标峰面积之比为纵坐标绘制工作曲线，得出各维生素的线性回归方程。

根据测得血浆样本的各峰面积之比，代入工作曲线，计算出相应维生素的浓度，即为原血浆样本中 25-羟基维生素 D_2，25-羟基维生素 D_3，维生素 K_1 的浓度。原血浆样本中维生素 E 和维生素 A 的浓度等于测得值的 100 倍。

五、注意事项

（1）由于仪器型号的不同，所使用的质谱条件和色谱条件可能有所不同，具体测量时需要先使用标准品进行优化。

（2）为了使内标的浓度保持一致，须使用含有相同浓度内标的甲醇溶液配制所有标准系列溶液。

（3）超高效合相色谱仪，不可使用水相。开机前，CO_2 钢瓶入口压力要在 60 bar 左右。注意经常检查排放管是否有堵塞，系统是否有渗漏。

六、思考题

（1）内标法有什么作用？怎样选择合适的内标？
（2）简述超临界流体色谱-质谱法的原理及其优势。

（田咏梅）

超高效液相色谱-串联质谱法检测外周血中铁调素的含量

一、实验目的

(1)熟悉超高效液相色谱-串联质谱仪器的结构和基本操作。

(2)学习固相萃取方法和液质联用仪器的条件设置。

二、方法提要

铁调素(hepcidin)是维持机体铁稳态的关键负性调节因子。它是机体内主要的铁调节激素,炎症性贫血的关键调节剂,铁代谢和固有免疫之间联系的桥梁,在机体铁代谢平衡的调节中起着关键性作用。

因此,铁调素的定量检测不但可以反映机体的铁代谢状况,还能够辅助诊断和有针对性地检测相关疾病的治疗效果。

鉴于铁调素是血液中内源性多肽,含量很低,首先采用固相萃取法将铁调素从血清中提取出来,并浓缩富集。使用超高效液相色谱来实现铁调素与血液中干扰组分的进一步分离;然后利用质谱多反应监测模式(MRM)进行定量分析。色谱、质谱联用技术将色谱的分离能力与质谱的定性功能结合在一起,实现对复杂混合物更准确的定量和定性分析。

三、仪器与试剂

(一)仪器

超高效液相色谱仪,三重四级杆质谱仪,涡旋振荡器,恒温摇匀仪,GAST 真空抽滤泵,-30 ℃低温冰箱,进样瓶(2 mL),96 孔接收板,移液枪,4 度小型冷冻离心机。

(二)试剂

甲酸($HCOOH$),饮用水,乙腈(C_2H_3N),氨水,磷酸(H_3PO_4),三氟乙酸($C_2HF_3O_2$),样品血清,Hepcidin-25 标准品,甲醇。

四、实验步骤

(一)溶液配制

1.4% H_3PO_4

取 0.2 mL 磷酸同时加入 4.8 mL 纯净水配制成 5 mL 浓度为 4% 的 H_3PO_4 溶液。

2.5% 氨水

取 0.2 mL 氨水与 3.8 mL 纯净水混合配制成 4 mL 浓度为 5% 的氨水。

3.20% 乙腈水

取 0.4 mL 乙腈与 1.6 mL 纯净水混合配制成 2 mL 浓度为 20% 的乙腈水。

4.75% 乙腈+25% 水+1% 三氟乙酸(TFA)

取 1 mL 纯净水、4 mL 乙腈、1 μL TFA 混合,配制成 5 mL 的溶液。

5. 标准溶液的配制

取 2 mL 乙腈、8 mL 纯净水、10 μL 血清、10 μL 甲酸混合配制 10 mL 含 20% 乙腈+80% 水+0.1% 甲酸+0.1% 血清的混合溶液。用于配制不同浓度的铁调素标准溶液:2.5 ng/mL、5 ng/mL、10 ng/mL、20 ng/mL、50 ng/mL、100 ng/mL、200 ng/mL。

(二)样品处理

取 200 μL 血清,充分振荡混匀,13 000 r/min 离心 10 min,除去凝块。加入 200 μL 4% H_3PO_4 溶液稀释血浆,涡旋混合。放入恒温摇匀仪中,设定转速 1 400 r/min,时间 10 min,4 度离心(3 000 r/min,10 min)。

固相萃取:

1. 活化

取 200 μL 甲醇注入 SPE 小柱中,静置 3 ~ 5 min 尽量使溶液与萃取柱充分接触,然后调节真空泵使压强由小到大,直到液体留下的速度接近 1 滴/秒为止。

2. 平衡

加入 200 μL 超纯水,步骤同上。

3. 上样

将血清样品加入活化后的 SPE 小柱,此时样品中的萃取物被吸附在固相萃取柱填料上。

4. 清洗

先用 200 μL 5% 氨水清洗,再用 200 μL 20% 乙腈水清洗,除去吸附在固相萃取柱上的少量的基体干扰组分。

5. 洗脱

以 50 μL 75% 乙腈+25% 水+1% TFA 分两次进行洗脱,合并洗脱液。

6. 稀释

加超纯水1:1进行稀释,上机检测。

(三)仪器条件

1. 质谱条件

电离模式:ESI$^+$模式;脱溶剂气温度:500 ℃;源温度:120 ℃;锥孔气流速:50 L/h;脱溶剂气流速:800 L/h;毛细管电压:2.0 kv;锥孔电压:40 V;碰撞能量:30 eV;MRM模式:558.81 > 354.15(5$^+$)。

2. 色谱条件

(1)色谱柱:CSH-C$_{18}$(2.1 mm×50 mm,1.7 μm)。

(2)流动相A:0.1%甲酸-水溶液。

(3)流动相B:0.1%甲酸-乙腈溶液。

(4)柱温:60 ℃。

(5)流速:采用0.4 mL/min的流速。

(6)进样体积:2 μL。

(7)梯度洗脱:梯度见表49-1。

表49-1　流动相梯度

序号	时间/min	流速/ (mL/min)	流动相 A(%)	流动相 B(%)
1	0.00	0.400	95.0	5.0
2	0.50	0.400	95.0	5.0
3	5.00	0.400	55.0	45.0
4	6.00	0.400	10.0	90.0
5	7.00	0.400	10.0	90.
6	7.20	0.400	95.0	5.0

(四)方法的检出限、精密度与准确度评价

1. 检出限

按照设定的仪器分析条件,选择低浓度标准品溶液,1:1逐级稀释,分别测量,找出信噪比3倍时对应的浓度。

2. 精密度与加标回收率

准确移取9份200 μL空白血清(兔血清),分别加入不同体积(5 μL、20 μL、50 μL)

的标准品溶液（200 ng/mL），同样品处理步骤进行固相萃取。上机检测，计算加标回收率。

（五）数据处理

1. 绘制标准曲线

以标准溶液的浓度（表49-2）为横坐标、峰面积为纵坐标绘制工作曲线，得出线性回归方程。

表49-2　标准系列溶液浓度

编号	1	2	3	4	5	6
Hepcidin 标准溶液浓度（ng/mL）	2.5	5	10	20	50	100
峰面积						

2. 计算精密度与加标回收率

精密度：3 次测量值的相对标准偏差（RSD）。

加标回收率计算：$P(\%) = c_x(V+V_s)/c_s V_s \times 100\%$。

3. 计算血清中铁调素浓度

根据测得峰面积，代入工作曲线，计算出血清中铁调素的浓度。

五、注意事项

（1）由于仪器型号的不同，所使用的质谱条件和色谱条件可能有所不同，具体测量时需要先使用标准品进行优化。

（2）鉴于多肽的复杂性和不稳定性，提取效率可能较低，从而导致回收率低，需要优化固相萃取条件。

六、思考题

（1）质谱法有哪些不同的电离模式？其原理分别是什么？

（2）超高效液相色谱-质谱联用仪器的结构主要有哪几部分？

（3）使用超高效液相色谱-质谱联用仪器主要设置哪些分析条件？

（田咏梅）

实验五十

固相萃取-液相色谱-串联质谱法测定尿液中9种多环芳烃代谢物

一、实验目的

(1)掌握固相萃取-液相色谱-串联质谱法的基本原理及其定量方法。

(2)了解固相萃取-液相色谱-串联质谱法在多环芳烃代谢物测定中的应用。

二、方法提要

多环芳烃(PAHs)是最早被人类发现的一类环境致癌化合物,主要来源于煤炭、石油、木材等有机物的热解和不完全燃烧。PAHs 数量多、分布广,PAHs 对人体健康的影响一直是研究热点。检测内暴露水平对预测和评估人群接触 PAHs 具有重要意义。PAHs 经人体代谢后转化成葡萄糖苷酸或硫酸盐化合物,从尿液排出。因此通过测定尿液中 PAHs 羟基代谢物,可以综合反映人体对 PAHs 的暴露情况。

三、仪器与试剂

(一)仪器

高效液相色谱-串联质谱仪,配电喷雾离子化源(ESI 源);涡旋振荡器;24 孔固相萃取装置;Envi-18 固相萃取柱(3 mL,500 mg)。

(二)试剂

甲醇、乙腈为色谱纯,乙酸钠、乙酸为分析纯,超纯水,氮气、氩气(> 99.999%),1-羟基芘、2-羟基芴、1-羟基萘、2-羟基萘、3-羟基䓛、1-羟基苯并[a]蒽、9-羟基苯并[a]芘、6-羟基䓛、3-羟基菲标准品,β-葡萄糖苷酸酶、芳基硫酸酯酶。

3-羟基菲^{13}C 同位素内标(>99.5%)。

OH-PAHs 的标准溶液:准确称取适量的 OH-PAHs 化合物的标准品,以甲醇为溶剂,配成不同浓度的标准储备溶液,然后配制混合标准中间液和混合标准使用液。如表 50-1 所示。

表 50-1　OH-PAHs 混合标准中间液和混合标准使用液配制

化合物名称	储备液/ (g/L)	取样量 /μL	中间液(定容 5.0 mL)/(mg/L)	使用液/ (mg/L)
2-羟基萘	0.38	131.6	10.0	1.0
1-羟基萘	1.82	27.4	10.0	1.0
2-羟基芴	0.26	192.3	10.0	1.0
3-羟基菲	0.05	1 000.0	10.0	1.0
3-羟基菲^{13}C 内标	0.05	1 000.0	10.0	1.0
1-羟基芘	0.26	192.3	10.0	1.0
3-羟基䓛	1.85	27.0	10.0	1.0
6-羟基䓛	0.34	147.1	10.0	1.0
1-羟基苯并[a]蒽	1.89	26.5	10.0	1.0
9-羟基苯并[a]芘	1.74	28.7	10.0	1.0

醋酸-醋酸铵缓冲溶液:准确称取 740.0 g 无水醋酸铵,溶解在 500 mL 水中,即配成醋酸铵饱和溶液,加入冰醋酸(冰醋酸与饱和醋酸铵的体积比约为 1∶1),用冰醋酸调至 pH=5.0,即配成所需醋酸-醋酸铵缓冲溶液。

水解酶溶液(现用现配):依据当天处理样品的数量,按照每个样品使用 3 000 U β-葡萄糖苷酸酶,70 U 芳基硫酸酯酶的量,根据所购 β-葡萄糖苷酸酶、芳基硫酸酯酶的含量,计算本次处理样品所需水解酶的量(通常多计算出一份样品的量)后,准确称量 β-葡萄糖苷酸酶、芳基硫酸酯酶的量,用醋酸-醋酸铵缓冲溶液定容至样品数×10 mL。

四、实验步骤

(一)样品前处理

将冷冻人尿样品放置常温,用 0.45 μm 滤膜过滤后,准确吸取 10.0 mL 尿样于 25.0 mL 玻璃试管中,加入 10.0 mL 水解酶溶液(含 3 000 U β-葡萄糖苷酸酶和 70 U 芳基硫酸酯酶),加入 50 μL 200 μg/L 的 3-羟基菲 ^{13}C 同位素内标,混合放入 37 ℃水浴中避光水解 4 h,得水解液。然后用 5.0 mL 甲醇、5.0 mL 水活化 3 mL(500 mg) C$_{18}$固相萃取小柱(小柱不能流干),将水解液通过 C$_{18}$固相萃取小柱富集,用 1.0 mL 水清洗柱,流干后,继续抽干 5 min,再以 1.0 mL 甲醇缓慢洗脱后,以甲醇定容至 1.0 mL,混匀后进入 LC-MS/MS测定。

(二)色谱-质谱条件

Waters Symmetry C$_{18}$色谱柱(250 mm × 4.6 mm,5 μm);流动相为乙腈- 0.2% 氨水

(72:27,*V/V*) 等度淋洗;流速 500 μL/min;进样量 20 μL。

质谱采用电喷雾离子源(ESI),负离子扫描方式,选择反应监控(SRM);喷雾电压 4 kV,毛细管温度 300 ℃,鞘气 11 arb,辅助气 4 arb,各化合物的质谱采集参数见表 50-2。

分别将 9 种 OH-PAHs 的标准溶液进行 MS 分析,确定 2-羟基萘、1-羟基萘、2-羟基芴、3-羟基菲、3-羟基䓛、6-羟基䓛、1-羟基苯并[a]蒽、1-羟基芘、9-羟基苯并[a]芘和 3-羟基菲 ^{13}C 内标的分子离子峰[M − H]$^-$ 分别是 *m/z* 143、143、181、193、217、243、243、243、267 和 199。在较高的能量下分别对各个分子离子进行二级质谱扫描,确定各物质的特征离子峰。在测定中,采用选择反应监控(SRM)模式进行数据采集,具体参数见表 50-2。

表 50-2　选择反应监控模式下 9 种多环芳烃代谢物及同位素内标的质谱优化条件

化合物名称	母离子/ (m/z)	子离子/ (m/z)	碰撞能/ eV
2-羟基萘	143	125	26
1-羟基萘	143	125	26
2-羟基芴	181	153	28
3-羟基菲	193	165	27
3-羟基菲^{13}C 内标	199	181	27
1-羟基芘	217	199	26
3-羟基䓛	243	215	34
6-羟基䓛	243	215	34
1-羟基苯并[a]蒽	243	215	34
9-羟基苯并[a]芘	267	249	37

9 种 OH-PAHs 的标准色谱图见图 50-1。

（三）线性方程

用 OH-PAHs 混合标准溶液配制 0.00 μg/L、1.00 μg/L、3.00 μg/L、5.00 μg/L、10.00 μg/L、30.0 μg/L、50.0 μg/L、100 μg/L 的标准溶液,分别加入相同浓度的 3-羟基菲 ^{13}C 内标(内标浓度为 10.0 μg/L),在设定条件下,分别取样 20 μL,注入 LC-MS/MS 中进行分析,以标准系列峰面积与内标峰面积之比对其质量浓度做线性回归方程。

（四）样品测定

将样品处理后,进入 LC-MS/MS 测定,样品测定结果除以浓缩倍数(10 倍)即为尿液中 PAHs 代谢物的含量。

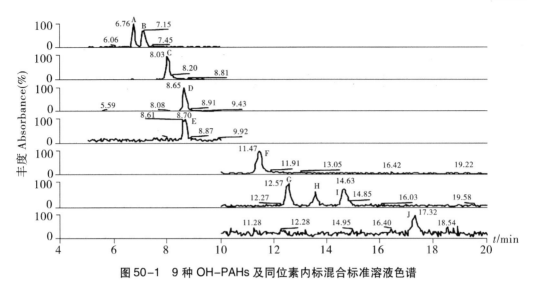

图50-1　9种OH-PAHs及同位素内标混合标准溶液色谱

注：A.2-羟基萘；B.1-羟基萘；C.2-羟基芴；D.3-羟基菲；E.3-羟基菲 ^{13}C 内标；F.1-羟基芘；G.3-羟基䓛；H.6-羟基䓛；I.1-羟基苯并[a]蒽；J.9-羟基苯并[a]芘。

五、思考题

（1）简述固相萃取技术的原理及简要过程。

（2）简述内标法定量的原理。

（王　佳）

直接稀释/电感耦合等离子体质谱法测定血清中 13 种微量元素

一、实验目的

(1)掌握电感耦合等离子体质谱法(ICP-MS)的基本原理。

(2)学习并使用电感耦合等离子体质谱仪,熟悉其结构和使用方法。

二、方法提要

(一)血清微量元素

微量元素虽然在人体内含量不多,但对人的生命活动起着至关重要的作用,其摄入过量或不足均会不同程度地引起人体生理的异常或疾病发生。维持机体正常生理功能所必需的元素称为必需元素,包括常量元素(如钙、镁、铁等)和微量元素(如铜、锌、锰、钴等)。此外,铅、砷、镉、汞、铊、钡等则是较常见的有毒元素,在公共卫生事件及职业暴露检测中常常涉及。因此,建立人体血清中微量元素准确有效的检测方法,对考察人体内微量元素的含量水平至关重要。

(二)电感耦合等离子体质谱法

电感耦合等离子体质谱法是以等离子体为离子源的一种质谱型元素分析方法,主要用于进行多种元素的同时测定。测定时样品由载气(氩气)引入雾化系统进行雾化后,以气溶胶形式进入等离子体中心区,在高温和惰性气体中被去溶剂化、汽化解离和电离,转化成带正电荷的正离子,经离子采集系统进入质谱仪,质谱仪根据质荷比进行分离,根据元素质谱峰强度测定样品中相应元素的含量。

电感耦合等离子体质谱仪由样品引入系统、电感耦合等离子体(ICP)离子源、接口、离子透镜系统、四极杆质量分析器、检测器等构成,其他支持系统有真空系统、冷却系统、气体控制系统、计算机控制及数据处理系统等。它具有检出限低、动态线性范围宽、干扰少、分析速度快、可进行多元素同时测定及可提供精确的同位素信息等优点,在人体微量元素临床检测方面有着广阔的应用前景。

针对人血清样品,使用直接稀释的样品前处理方法,通过优化仪器参数及检测条件,实现了对人血清中 13 种元素的同时检测。

定量方法:内标法。

三、仪器与试剂

(一)仪器

7700x 电感耦合等离子体质谱仪,ASX-500 系列自动进样器。Milli-Q Advanced A 10 超纯水系统。

(二)试剂

65% HNO_3 溶液(优级纯);超纯水(电阻率 18.2 MΩ·cm),是由 Milli-Q Advanced A 10 系统制备得到;Triton X-100;单元素标准储备液(As、Ba、Ca、Cd、Cr、Cu、Fe、Hg、Mg、Mn、Pb、Tl 和 Zn,1 000.0 μg/mL)由国家有色金属及电子材料分析测试中心提供;ICP-MS 调谐溶液(Li、Co、Y、Ce、Tl)1.0 μg/L;内标储备液(Sc、Ge、Y、Rh、In、Lu)100 mg/L;稀释剂:0.1%(体积分数,下同)Triton X-100 和 0.1%(体积分数,下同)HNO_3 溶液,其他成分为超纯水。

四、实验步骤

(一)样品准备

取静脉血于专用的元素分析采血管中,静置 30 min 后,在 3 200 r/min 的条件下离心约 10 min 。取上层血清约 0.5 mL,在-20 ℃的冰箱中保存,备用。血清样品置于室温解冻,经涡旋混匀之后,准确量取 0.2 mL,用 0.1% Triton X-100-0.1% HNO_3 溶液的稀释液稀释 20 倍,再次彻底混匀之后,按照设定条件上机分析。

(二)试剂配制

1. 0.1% HNO_3 溶液

取 1.0 mL HNO_3 溶液,用超纯水稀释定容到 1 000 mL 容量瓶中。

2. 0.1% Triton X-100 溶液

先配成 10% Triton X-100 储备液,37~40 ℃水浴 2~3 h。临用时量取 1.00 mL 10% Triton X-100 储备液,用 0.1% HNO_3 溶液定容至 100 mL 容量瓶中。

(三)工作曲线的建立

工作曲线用单标液混合进行配制,对于血液中含量较高的元素铜、锌、钙、铁、镁,七点标准曲线的浓度为 1 μg/L、2 μg/L、5 μg/L、10 μg/L、50 μg/L、100 μg/L、200 μg/L,对于血液中含量较低的元素铅、砷、镉、铊、钡、铬、锰、汞,七点标准曲线的浓度为 0.01 μg/L、0.02 μg/L、0.05 μg/L、0.1 μg/L、0.5 μg/L、1 μg/L、2 μg/L。内标选择钪、铟、锗、镥 4 种元素,检测溶液中的最终浓度为 10 μg/L。使用在线三通管加入内标。

样品采集采用标准模式与碰撞池 He 模式交叉使用,仪器分析条件为:射频(RF)功率 1 550 W;采样深度 10 mm;载气 0.85 L/min;补偿气 0.25 L/min;雾化室温度 2 ℃;采样锥、截取锥类型为镍锥;雾化器为石英同心雾化器;碰撞池 He 模式中氦气流速为 5 mL/min。各元素分析参数见表 51-1。

表 51-1　13 种元素 ICP-MS 检测参数

项目	检测模式	内标	积分时间/s
As	He	72 Ge	1.0
Ba	He	115 In	0.3
Ca	He	45 Sc	0.3
Cd	No gas	115 In	1.0
Cr	He	45 Sc	0.3
Cu	He	72 Ge	0.3
Fe	He	45 Sc	0.3
Hg	No gas	175 Lu	2.0
Mg	He	45 Sc	0.3
Mn	He	45 Sc	0.3
Pb	No gas	175 Lu	0.3
Tl	No gas	175 Lu	0.3
Zn	He	72 Ge	0.3

(四)样品测定

将样品处理后,采用碰撞池电感耦合等离子体质谱法依次分批测定血清中元素含量,仪器根据七点标准溶液自动建立标准曲线,样品测定结果乘以稀释倍数(20 倍)即为血清中该元素浓度。

五、思考题

(1)简述 ICP 光源工作原理及性能特点。

(2)电感耦合等离子体质谱分析常见的干扰和消除手段有哪些?

附录 电感耦合等离子体质谱仪部分操作指南

1. 开氦气,设置反应气流量 5.0 mL/min,进行反应气气路吹扫。

2. 卡上蠕动泵管,打开循环水,开氩气,打开排风扇,清空废液桶。

3. 开机,确认蠕动泵样品管及排废液管工作正常,排液平滑,气体及液体排列均匀后,点火,仪器预热 15~30 min。

4. 调谐,调内标,样品上机检测。

5. 数据采集并处理。

6. 关机:

(1)样品采集完成后,先用 5% 硝酸溶液冲洗系统 5 min,再用超纯水冲洗系统 5 min。可在调谐窗口检查系统是否冲洗干净,看内标元素值下降至小于 1 000 可视为冲洗干净。

(2)点击"ICP-MS Top"画面的"ICP-MS Instrument control"图标,进入仪器控制画面,点击"Plasma off"图标,仪器由 Analysis→Standby 转换,同时松开蠕动管。等到仪器进入 Standby 状态,关闭通风、循环水、氩气开关。

（王 佳）

实验五十二

免疫荧光法快速检出吗啡

一、实验目的

(1) 掌握免疫荧光法的工作原理。

(2) 了解毛发中6-单乙酰吗啡检测的意义。

二、方法提要

吗啡(morphine,MOP)的化学名称为17-甲基-4,5α-环氧-7,8-二脱氢吗啡喃-3,6α-二醇,其化学式为$C_{17}H_{19}NO_3$,分子结构如图52-1所示,分子量为285.34。1806年德国化学家泽尔蒂纳首次将其从鸦片中分离出来,并使用希腊梦神Morpheus的名字将其命名为吗啡。其衍生物盐酸吗啡是临床上常用的麻醉剂,有极强的镇痛作用,而且它的镇痛作用有较好的选择性,多用于创伤、手术、烧伤等引起的剧痛,也用于心

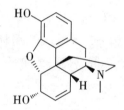

图 52-1　吗啡的分子结构

肌梗死引起的心绞痛,还可作为镇痛、镇咳和止泻剂。然而,吗啡却有一个很大的缺点,就是使用者容易上瘾产生依赖,是阿片类毒品的一种,在鸦片中的含量为4%～21%,平均10%左右,吗啡的二乙酸酯又称为海洛因。因此,吗啡是国家规定管制的能够使人形成瘾癖的麻醉药品和精神药品,它的全球性滥用已成为影响社会稳定的重要因素之一。

三、仪器与试剂

(一)仪器

免疫荧光检测仪、冷冻离心机、超声波清洗机、摇床、冰箱。

(二)试剂

粒径为300 nm的荧光微球、吗啡-牛血清白蛋白偶联物、吗啡标准品、吗啡单克隆抗体、羊抗鼠抗体(二抗)、硝酸纤维膜、MES[2-(N-吗啉代)乙磺酸]缓冲溶液、0.01 mol/L磷酸盐缓冲溶液。

四、实验步骤

1. 吗啡抗体的荧光微球的标记

（1）取 100 μL 荧光微球加到 1 mL 0.05 mol/L 的 MES 缓冲溶液（pH=5.0）中，混匀后在 12 000 r/min 条件下离心 20 min，弃上层清液。

（2）加入 1 mL 0.05 mol/L 的 MES 缓冲溶液后超声振荡，混匀后在 12 000 r/min 条件下离心 20 min，弃上层清液。

（3）加入 200 μL 0.05 mol/L 的 MES 缓冲溶液后超声振荡。

（4）用 0.05 mol/L 的 MES 缓冲溶液配制 10 mg/mL 的 NHS 溶液，并取 15 μL 加入上述已超声好的荧光微球溶液中。

（5）用去离子水配制 15 mg/mL 的 EDC 溶液，并取 2 μL 加入上述已加入 NHS 溶液的荧光微球溶液中，在摇床上避光反应 15 min。

（6）加入吗啡抗体，避光反应 2 h 后，加入 10 μL 0.1 mol/L 的乙醇胺溶液混匀，在摇床避光反应 30 min 后在 12 000 r/min 下离心 10 min，去上清。

（7）加入 500 μL 含 1% 质量分数牛血清白蛋白的 0.01 mol/L 磷酸盐缓冲液，混匀后超声振荡，在摇床上避光反应 1 h。

（8）在 12 000 r/min 下离心 10 min，弃上层清液，加入 200 μL 含 1% 牛血清白蛋白的 0.01 mol/L 磷酸盐缓冲液，混匀后超声振荡，在 2~8 ℃ 下保存备用。

2. 结合垫的制作

将荧光微球标记好的吗啡抗体涂于处理好的玻璃纤维上，37 ℃ 真空干燥 2 h，制成吗啡检测的结合垫。

3. 硝酸纤维膜的包被

分别将 0.3 mg/mL 的吗啡-牛血清白蛋白偶联物和 0.2 mg/mL 山羊抗小鼠 IgG，在硝酸纤维膜上分别划检测线（T）和质控线（C），37 ℃ 真空干燥 2 h。

4. 试纸条的组装

（1）取出一块塑料胶板，先撕去中间部分的纸条以粘贴硝酸纤维素膜，将事先划有检测线和质控线的硝酸纤维素膜粘贴在塑料胶板中央区。

（2）然后将制备好的结合垫粘在硝酸纤维膜的正下方，要压住硝酸纤维素膜且两者之间重叠约 2 mm。

（3）将用 PBS 处理好的样本垫粘贴于结合垫的正下方，并使胶板的下边缘与样本垫重叠约 3 mm。

（4）最后将具有吸收作用的滤纸贴在硝酸纤维膜正上方，同样重叠约 3 mm，即为组装成的免疫荧光快速检测试纸条。

（5）将上述试纸条剪切成 4 mm 宽 5 cm 长的试纸条，4 ℃ 密封，保存备用。

免疫荧光快速检测试纸条如图 52-2 所示。

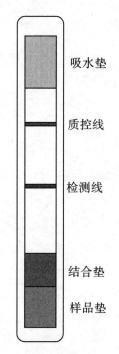

图 52-2　免疫荧光快速检测试纸条示意

5. 吗啡免疫荧光快速检测试纸条的使用

取出组装好的试纸条,在样品垫上逐滴滴加待测样品,随着样品溶液带动着荧光微球标记的抗体向前泳动,5～10 min 后使用免疫荧光检测仪检测硝酸纤维膜上检测线和质控线的荧光强度。当样品中含有吗啡时,则会和结合垫上的荧光微球标记抗体结合,过量的抗体将与检测线上的吗啡结合,而与样品中吗啡结合的抗体将与质控线上的羊抗鼠抗体结合。检测线和质控线的荧光强度之比,和样品中吗啡含量成负相关,比值越高,吗啡含量越低。

6. 标准曲线的绘制

配制 3 ng/mL、10 ng/mL、30 ng/mL、100 ng/mL、300 ng/mL、1 000 和 3 000 ng/mL 的吗啡标准溶液,使用已建立好的免疫荧光快速检测试纸条进行检测,以检测线和质控线的荧光强度之比和吗啡浓度进行拟合标准曲线。

7. 未知样品的检测

用已建立好的免疫荧光快速检测试纸条对未知吗啡浓度的样品进行检测,将检测线和质控线的荧光强度之比代入标准曲线,即可测得样品中吗啡的含量。

五、思考题

（1）本实验所使用的吗啡免疫荧光快速检测试纸条的原理是什么？

（2）吗啡免疫荧光快速检测过程中需要注意的因素有哪些？

（玉崧成）

胶体金试纸条快速测定食品中多种真菌毒素

一、实验目的

(1)掌握胶体金试纸条的基本结构和工作原理。

(2)了解胶体金试纸条的制作和使用。

二、方法提要

真菌毒素是真菌在食品或饲料里生长所产生的代谢产物,对人类和动物的健康都具有很大的危害。常见的真菌毒素有黄曲霉毒素(aflatoxin,AFT)、脱氧雪腐镰刀菌烯醇(deoxynivalenol,DON)和伏马菌素(fumonisin,FB)等,它们均是明确或者潜在的致癌物。因此,全球不同地区均对食品或饲料中真菌毒素的残留量制定了限量标准以保证食品安全。

常用的真菌毒素检测方法包括:薄层层析法、气相色谱法、高效液相色谱法以及色谱-质谱联用技术,它们具有样品前处理复杂、分析仪器昂贵、操作要求高、分析费用高和环境不友好等局限性,不适用于大批量样品的快速检测。而胶体金试纸条具有特异性好、操作简单、成本低、不需要特别仪器和环境友好等优点,适合食品中真菌毒素的现场快速检测。

本实验以 DON、伏马菌素 $B_1(FB_1)$ 和黄曲霉毒素 $B_1(AFB_1)$ 为例,构建一种胶体金试纸条实现 3 种真菌毒素的同时快速测定。

三、仪器与试剂

(一)仪器

移液枪、磁力搅拌器、pH 计、冰箱、低温离心机、真空干燥器。

(二)试剂

DON、FB_1 和 AFB_1 标准品,DON、FB_1 和 AFB_1 的单克隆抗体,FB_1-OVA、AFB_1-BSA 和 DON-OVA 偶联物,胶体金溶液,1% 的 K_2CO_3 溶液,0.01 mol/L PBS 缓冲溶液(pH = 7.4),10% 的 BSA,金标洗液(25% 蔗糖、1.0% BSA、0.1% PEG、0.5% Tween-20、0.1%

NaN_3 的 0.01 mol/L PBS),玻璃纤维,塑料胶板,滤纸。

四、实验步骤

1. 金标抗体的制备

(1)取 1 mL 纳米金于 2 mL EP 离心管中。

(2)在持续搅拌条件下,将适量的 1% 的 K_2CO_3 溶液缓慢逐滴加到纳米金溶液中以调节纳米金的酸度。

(3)将抗体溶于 0.01 mol/L PBS(pH=7.4)中以稀释到 0.1 mg/mL,在缓慢持续搅拌条件下,将抗体逐滴加入已调节好酸度的纳米金溶液中,再继续搅拌反应 30 min。

(4)加入 10% 的 BSA,继续搅拌 30 min 用于使金标抗体稳定,反应完毕后 4 ℃ 保存 2 h。

(5)将金标抗体用 2 000 r/min、4 ℃ 离心 20 min,弃沉淀。

(6)将上层清液以 10 000 r/min、4 ℃ 离心 30 min,弃上层清液。

(7)将沉淀用 1 mL 的金标洗液(25% 蔗糖、1.0% BSA、0.1% PEG、0.5% Tween-20、0.1% NaN_3 的 0.01 mol/L PBS)溶解,重复离心 2~3 次,沉淀溶于 100 μL 金标保护液中,4 ℃ 保存备用。

2. 金标垫的制备

将制备好的 DON、FB_1 和 AFB_1 3 种金标抗体等体积混合,分别点涂于处理好的玻璃纤维上,37 ℃ 真空干燥 2 h,制成 3 种毒素同时检测的金标垫。

3. 硝酸纤维素膜的制作

分别将 0.3 mg/mL 的 FB_1-OVA、AFB_1-BSA 和 DON-OVA,以及 0.2 mg/mL 山羊抗小鼠 IgG,在 NC 膜上分别划 3 条检测线和 1 条质控线,37 ℃ 真空干燥 2 h,从而制备 3 种毒素同时检测的试纸条。

4. 试纸条的组装

(1)取出一块制作试纸条的塑料胶板,先撕去中间部分的纸条以粘贴硝酸纤维素膜,将事先划有检测线和质控线的硝酸纤维素膜粘贴在塑料胶板中央区。

(2)然后将金标垫粘在硝酸纤维素膜的正下方,要压住硝酸纤维素膜且两者之间重叠约 2 mm。

(3)将用 PBS 处理好的样本垫粘贴于金标垫正下方,并使胶板的下边缘与样本垫重叠约 3 mm。

(4)最后将具有吸收作用的滤纸贴在硝酸纤维素膜正上方,同样重叠约 3 mm,即为组装成的试纸条。

(5)将上述试纸条剪切成 4 mm 宽 5 cm 长的试纸条,4 ℃ 密封,保存备用。

胶体金试纸条的结构如图 53-1 所示。

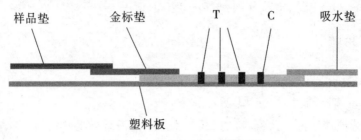

图 53-1　胶体金试纸条的结构

5. 胶体金试纸条的使用

取出组装好的试纸条,在样品垫上逐滴滴加待测样品,随着样品溶液带动着金标抗体向前泳动,5~10 min 后观察 NC 膜上的显色情况。如果显 1 条条带(测试线 T 不显色,而质控线 C 线显色)则说明样品同时含有 3 种真菌毒素;如果有 4 条条带(3 条测试线 T 显色,且质控线 C 显色)则说明样品呈阴性。如图 53-2 所示。

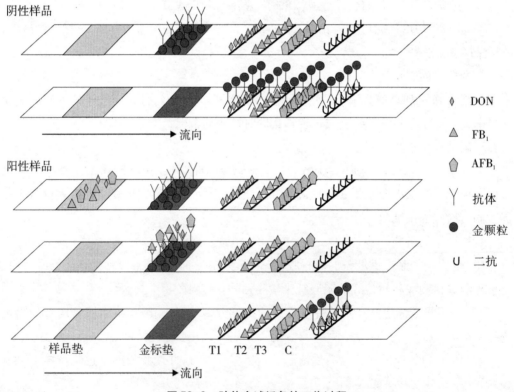

图 53-2　胶体金试纸条的工作过程

五、思考题

(1)胶体金试纸条同时测定多种真菌毒素的原理是什么?

(2)列举本实验构建的胶体金试纸条可能出现的检测结果,为什么?

(玉崧成)

酶联免疫分析法测定磺胺六甲氧嘧啶

一、实验目的

（1）了解酶联免疫分析法的原理。

（2）了解酶联免疫分析法的建立和在实际样品分析应用中的基本过程。

（3）掌握分析方法精密度和准确度的评价方法。

二、方法提要

酶联免疫吸附测定法（enzyme linked immuno sorbent assay，ELISA），是将抗原（或抗体）结合到某种固相载体表面，并保持其免疫活性。另外，将某种酶与抗原或抗体连接形成既有其免疫活性，又有酶催化活性的酶标抗原或抗体。测定样品时，把受检样品中待测组分（一般为小分子抗原）和酶标抗原或抗体与固定在载体表面的抗原或抗体按照一定的步骤的顺序发生特异性的反应。最后洗涤分离未结合的酶标抗原或抗体，加入酶的作用底物后，底物被酶催化反应生成有色物质，有色物质的产量与样品中待测物质的量直接相关，因此可根据反应颜色的深浅对待测物质进行定性或定量分析。由于抗原抗体反应的特异性，该方法的选择性较高，同时由于酶的催化放大效果，使方法的灵敏度也相对较高；另外，采用 96 孔板作为固相载体，可同时检测多个样品，因此 ELISA 是一种高效、快速、灵敏度较高、选择性好的分析方法，在食品分析、环境分析、药物分析等领域应用非常广泛。ELISA 依据反应的步骤和反应原理有直接法、竞争法、双抗夹心法等，可以满足不同类型样品和不同要求的分析检测任务。

磺胺间甲氧嘧啶（sulfamonomethoxine，SMM）是一种磺胺类抗菌药物，在兽药上应用十分普遍。但磺胺间甲氧嘧啶在动物性食品中的残留会使人们产生耐药性和不良反应，直接危害到人类健康。建立 SMM 快速高通量的检测方法对控制食品质量和维护人类健康具有重要意义。

本次实验采用竞争 ELISA 法测定样品猪肉、鸡蛋和牛奶中的 SMM 的残留量。具体的实验原理为：将 SMM 单克隆抗体包被至 96 孔聚苯乙烯透明板上，洗涤封闭后加入酶标抗原（酶标记的 SMM）和样品溶液（或者 SMM 标准溶液），酶标抗原（酶标记的 SMM）和样品溶液竞争与固定化的抗体发生反应，洗去游离的抗原和酶标抗原后，加入酶作用底物进行显色,颜色的深浅(或吸光度的大小)与样品中 SMM 的含量成一定的关系,进而对样品中的 SMM 的含量进行定量分析。

三、仪器与试剂

(一)仪器

酶标仪,电热恒温培养箱,微量振荡器,酸度计,精密电子天平,可调系列微量加样器(量程 2~200 μL),96 孔聚苯乙烯板,台式高速低温离心机,透析袋。

(二)试剂

SMM 多克隆兔血清,自制酶标抗原 HRP-SMM,磺胺间甲氧嘧啶(纯度 99.5%),辣根过氧化物酶(HRP,RZ>3.0,活性>250 U/mg),显色剂 A,显色剂 B,酪蛋白,对羟基联苯,30% 过氧化氢,N,N-二甲基甲酰胺(DMF),戊二醛,亚磷酸二氢钠,磷酸氢二钠,氢氧化钠,碳酸氢钠,碳酸钠,吐温 20,蔗糖。(所用水为去离子水,化学试剂为分析纯)

四、实验步骤

(一)溶液配制

(1)0.01 mol/L PBS(pH=7.2):取 0.2 mol/L Na_2HPO_4 78 μL,0.2 mol/L NaH_2PO_4 22 μL,17 g NaCl 溶解于 2 000 μL 容量瓶中,稀释至刻度,摇匀备用,冰箱 4 ℃保存。

(2)0.05 mol/L 碳酸盐缓冲溶液 CBS(pH=9.6):Na_2CO_3 1.59 g,$NaHCO_3$ 2.93 g,用水溶解于 1 000 μL 容量瓶定容。

(3)洗涤液(PBST):含 0.05% 吐温-20 的 0.01 mol/L PBS(pH=7.2)。

(4)封闭液:含 1% 酪蛋白,4% 蔗糖的 0.01 mol/L PBS(pH=7.2)。

(5)终止液:2 mol/L H_2SO_4 溶液。

(二)实际样品的前处理

1. 猪肉的前处理

取猪肉样品 1 g 和 10 mL PBS(pH=8.5)在匀浆器中彻底混匀,然后在 4 ℃下 4 500 g 离心 10 min,上清液用 PBS(pH 值为 9.0~9.5)直接 10 倍稀释,待测。

2. 鸡蛋的前处理

蛋清和蛋黄彻底混匀,放于-20 ℃下,实验前解冻使用。取混合物 1 g 和 10 mL PBS (pH=8.5)在匀浆器中彻底混匀,然后在 4 ℃下 4 500 g 离心 10 min,上清液用 PBS(pH 值为 9.0~9.5)直接 20 倍稀释,待测。

3. 牛奶的前处理

取牛奶样品 1 mL 在 4 ℃下 4 500 g 离心 10 min,去脂肪,上清液用 PBS(pH 值为 9.0~9.5)直接 50 倍稀释,待测。

（三）实验方法的建立

1. 具体实验步骤

（1）抗体包被：在 96 孔白色酶标板内每孔加入 200 μL 已稀释 SMM 抗体,4 ℃下过夜,使 SMM 单克隆抗体吸附固定至 96 孔板上。

（2）洗涤：每孔用洗涤液 PBST 至少冲洗 4 次,冲洗掉没有固定的 SMM 抗体后,甩干。

（3）封闭：加入封闭液 300 μL（200 μL 1% 的酪蛋白和 4% 的 100 μL 蔗糖）。37 ℃下封闭 2 h,重复步骤（2）的洗涤过程甩干,封闭 96 孔板上裸露的活性位点。

（4）竞争性反应：每孔加入 100 μL 酶标抗原和 50 μL 待测抗原（SMM）,37 ℃反应 1 h,重复步骤（2）的洗涤过程,甩干。

（5）显色：各孔依次加入显色剂 A、B 各 50 μL,37 ℃下 20 min。

（6）终止：加终止液 2 mol/L H_2SO_4,每孔 50 μL。

（7）测定：酶标仪在 450 nm 波长处测定各孔吸光度（参比吸光度:630 nm 波长）。

2. ELISA 法的标准曲线建立

采用竞争法测定 SMM 的吸光度。配制 SMM 标准溶液,浓度分别为 0 ng/mL、10 ng/mL、20 ng/mL、80 ng/mL、100 ng/mL、600 ng/mL,以 SMM 浓度的对数 $\lg c$ 作为横坐标,以 SMM 标准样品各浓度孔的吸光度与 SMM 零标准品孔吸光度的比值 B/B_0 为纵坐标,得出标准曲线。

3. ELISA 法的灵敏度考察

平行测定 9 个零浓度的 SMM 标准品孔的吸光度,根据方程 $B = B_0 - 2SD$,零浓度的吸光度的平均值 B_0,标准偏差 SD,代入标准曲线的回归方程,求出 ELISA 法检测限。

4. 实际样品的 ELISA 检测

利用建立的 ELISA 方法对猪肉、鸡蛋和牛奶样品溶液进行检测,每个样品测定 6 次,并考察对实际样品检测的准确度和精密度。

（1）ELISA 检测实际样品的准确度:分别把 3 个实际样品中添加 SMM 标准品,配成高、中、低 3 个浓度,分别为 10 ng/mL、80 ng/mL、600 ng/mL,每个浓度测定 6 次,按照实验步骤进行操作,计算 ELISA 法在 3 种不同样品中 SMM 的回收率。

（2）ELISA 检测实际样品的精密度:3 个实际样品分别配制低、中、高 3 个浓度,做 9 个样品的批内变异实验和批间变异实验,每个样品浓度测定 6 次,计算批内和批间的标准偏差。

五、思考题

（1）酶联免疫分析法测定磺胺间甲氧嘧啶的原理是什么?

（2）直接法、竞争法、双抗夹心法酶联免疫分析法的区别与联系是什么?

（于　斐）

化学发光酶联免疫分析法测定呕吐毒素

一、实验目的

（1）了解化学发光酶联免疫分析法（chemiluminescence enzyme linked immunoassay，CLEIA）的原理。

（2）了解化学发光酶联免疫分析法与酶联免疫分析法的区别与联系。

二、方法提要

酶联免疫分析（enzyme-linked Immunoassay，EIA）是在免疫分析的基础上，把酶作为一种示踪物标记在抗原或抗体上，标记上酶的抗原或抗体的免疫活性不受影响，通过酶催化底物显色或发光，根据显色程度或发光强度测定结合或未结合位点，从而得出待测样品的含量。化学发光分析是根据化学反应产生的光辐射确定物质含量的一种痕量分析方法。化学发光酶联免疫分析法，将化学发光的高灵敏性、抗原抗体反应的高特异性和酶催化的高效专一性三者有机结合了起来。该方法使用酶标记抗原或抗体，随后加入发光试剂在生物活性酶的作用下分解，生成一个激发态的中间体，激发态的中间体回到基态时会发射出光子，此时可以通过光电信号检测仪检测发光强度，最后通过发光强度与目标分子的关系确定其含量。CLEIA 的灵敏度非常高，最小检出值可达 10^{-18} ~ 10^{-15} mol，并且具有线性范围宽、分析速度快、价格低廉、样品前处理简单、操作简便安全、可实现自动化等特点，便于现场快速筛查和批量检测，另外，加入增强剂可以记进一步增强化学发光强度，提高化学发光测定的信噪比，从而提高化学发光酶联免疫法的灵敏度，大大提高了 CLEIA 的应用范围，CLEIA 已经广泛地应用于环境、医学、食品分析等各个领域。

脱氧雪腐镰刀菌烯醇是有害霉菌镰刀菌产生的一类重要毒素，属于单端孢霉烯族化合物，其主要的产毒菌种为禾谷镰刀菌和黄色镰刀菌。世界范围内许多谷物类粮食都深受 DON 毒素的严重污染。DON 毒素的污染不仅使得谷物容易发生赤霉病，降低产量和质量，同时通过食物链对人体和动物的健康造成了巨大危害。因此，建立 DON 高效快速、灵敏的检测方法具有重要的意义。

本实验预建立 DON 的 CLEIA 测定方法，并对常见的谷物——玉米、小麦中的 DON

含量进行了测定。

三、仪器与试剂

(一)仪器

化学发光仪,PHS-3D型pH计,电热恒温箱,电子天平,FW-100型高速万能粉碎机,隔膜真空泵,96孔聚苯乙烯透明板及96孔聚苯乙烯白色板,透析袋,可调系列微量加样器。

(二)试剂

DON单克隆抗体,脱氧雪腐镰刀菌烯醇(DON),辣根过氧化物酶(HRP),辣根过氧化物酶标记的羊抗鼠IgG二抗,卵血清白蛋白(OVA),显色剂A,显色剂B,Luminol(鲁米诺),三羟甲基氨基甲烷(Tris),对羟基联苯(BIP),30%过氧化氢,乙醇,二甲基亚砜(DMSO),N,N-二甲基甲酰胺(DMF),磷酸二氢钾,磷酸氢二钠,氯化钠,氯化钾,碳酸氢钠,碳酸钠,氢氧化钠,吐温-20。(所用水为去离子水,化学试剂为分析纯)

四、实验步骤

(一)实验用溶液的配制

(1)鲁米诺储备液:用0.08 mol/L NaOH溶液配制$1.2×10^{-3}$mol/L鲁米诺储备液,放置7 d,使用时用Tris-HCl缓冲溶液逐级稀释至所需浓度。

(2)过氧化氢溶液:由30%过氧化氢溶液配制,使用时用二次蒸馏水逐级稀释至所需浓度(现用现配)。

(3)BIP储备液:准确称取0.0149 g BIP,用N,N-二甲基甲酰胺(DMF,重蒸)配在25 mL棕色容量瓶中,浓度为$3.5×10^{-3}$mol/L。

(4)HIOP储备液:准确称取0.007 4 g HIOP用二甲基亚砜(DMSO,重蒸)配在25 mL棕色容量瓶中。浓度为$1.0×10^{-3}$mol/L。

(5)IMP储备液:准确称取0.001 6 g IMP用乙醇(重蒸)配在25 mL棕色容量瓶中,浓度为$4×10^{-4}$mol/L。

(6)HRP储备液:用含5% BSA、2%蔗糖的0.01 mol/L的PBS(pH=7.2)配成12 mg/mL储备液,在冰箱4 ℃保存。使用时用缓冲溶液逐级稀释至所需浓度。

(7)0.1 mol/L Tris-HCl缓冲溶液:称取3.028 5 g三羟甲基氨基甲烷,溶解于250 mL容量瓶中,稀释至刻度,摇匀,放在冰箱4 ℃保存。使用时用0.1 mol/L的HCl溶液调节成所需的pH值。

(8)0.01 mol/L PBS(pH=7.2):取0.2 mol/L Na_2HPO_4 78 mL,0.2 mol/L NaH_2PO_4 22 mL,17 g NaCl溶解于2 000 mL容量瓶中,稀释至刻度,摇匀,置于4 ℃冰箱保存备用。

（二）实际样品的前处理

对实际样品玉米（小麦）的前处理，首先将待测玉米（小麦）样品用高速万能粉碎机粉碎，过 300 目的分子筛。用四分法称取 5 g 通过分子筛的待测样品于 250 mL 的锥形瓶中，加入 25 mL 10% 的乙腈-水（体积比为 84∶16）提取液。置于快速混匀器上振荡 10 min，过滤，收集滤液。取适量滤液或其稀释液进行 CLEIA 检测分析。供 CLEIA 测定。

（三）实验方法的建立

1. 具体实验步骤

（1）抗体包被：用 50 mmol/L 的 CB（pH=9.6）梯度稀释 DOD-OVA 或 OVA（对照），分别加入微孔板的 A、B、C、D、E、F、G、H 八行孔中，每孔 100 μL，4 ℃过夜。次日拍干备用。

（2）封闭：用 PBS 将 OVA 稀释至 1%，按 300 μL/孔加到 96 孔中。将微孔板置于 37 ℃恒温箱中，温育 2 h 后，用 PBST 洗板 1 次。

（3）加样：将含 10% 甲醇的 PBS 配制的 DON 标准溶液或玉米（小麦）样品提取液与等体积的一定稀释比的抗体混合，充分震荡后室温静置 15 min，每孔 100 μL 加入微孔板中。37 ℃恒温箱中温育 60 min 后，用 PBST 洗板 3 次。

（4）加酶：用含 1% OVA 的 PBS 将 HRP-lgG 羊抗鼠免疫球蛋白稀释 3 000 倍，每孔加 100 μL，37 ℃恒温箱中温育 60 min 后，用 PBST 洗板 3 次。

（5）测量发光值（RLU）：每孔加入自制发光底液 A 液、B 液各 100 μL，避光反应后，检测各孔的发光值。每孔发光值测量 3 遍，记录其平均相对发光值，每个平均值发光点上的垂直杠代表 3 次测量值的标准偏差（SD）。

2. CLISA 条件优化

对发光体系进行优化，如鲁米诺浓度、H_2O_2 的浓度、体系 pH 值（缓冲溶液种类）、HRP 浓度、增强剂种类和浓度等进行优化，选择最佳的实验条件为：A 液为鲁米诺 1.2×10^{-3} mol/L，增强剂 BIP 3.5×10^{-3} mol/L，用 DMF 溶解 BIP 配制，缓冲溶液为 0.1 mol/L Tris-HCl（pH=8.5）；B 液为过氧化氢 2.5×10^{-2} mol/L。该发光液稳定性良好，A 液可以长期贮存，B 液建议现用现配。该底液化学发光强度高，可迅速达到发光峰值，发光持续时间长，底液稳定性好，可应用于快速 CLEIA 检测中。

3. 标准曲线的建立

将 DON 标准品用含 10% 甲醇的 PBS 配成不同浓度（0.01 μg/mL、0.1 μg/mL、1 μg/mL、10 μg/mL、100 μg/mL、200 μg/mL、400 μg/mL、600 μg/mL、800 μg/mL、1 000 μg/mL），以包被抗原、抗体的最佳工作浓度和最佳反应条件进行间接 CLEIA，每个浓度平行测定 6 次绘出标准曲线。

4. CLEIA 方法精密度考察

(1)板内误差:将一块微孔板分成 3×8 四个部分,每个浓度 3 个平行孔,测定。

(2)批内误差:从同一批包被、封闭的微孔板中,每板抽取 3 条微孔板条,用同一批配制的溶液测定。

(3)批间误差:从不同批包被、封闭的微孔板中随机抽取 4 块板,每板抽取 3 条微孔板条,用各自批次的溶液测定。

5. 灵敏度考察

同时检测 10 个零标准样品,求出 2SD 的值,并将此值代入标准曲线求得分析检测限。

6. 健全性试验

将高浓度样品 1 000 μg/mL 进行倍比稀释后,测定稀释度与测定值的线性关系。以 DON 标准溶液的稀释比为横坐标,发光强度 RLU 为纵坐标,绘制曲线,查看方程及其 R^2 值。

7. "弯钩"效应

配制一系列高浓度 DON 样品,按照分析程序进行测定。当 DON 达到一定浓度时会出现"弯钩"效应。

8. 特异性

用"0"标准品对高浓度的黄曲霉毒素、玉米赤霉烯酮(ZEN)、伏马菌素及呕吐毒素进行系列稀释,并用本研究建立的 CLEIA 法对其进行测定。以 μg/mL 为单位,计算交叉反应率,判断该方法的特异性好坏。

(四)实际样品的 CLEIA 检测

利用建立的 CLEIA 方法对玉米和小麦样品溶液进行检测,每个样品测定 6 次,并考察对实际样品检测的准确度和精密度。

实际样品中准确度的考察主要通过回收率来表现。分别向两个实际样品中添加一定浓度的 DON 标准品,配成高、中、低 3 个浓度,分别为 0.01 μg/mL、1 μg/mL、100 μg/mL,每个浓度测定 6 次实验步骤进行操作,依据测定结果计算回收率和标准偏差,评价 CLEIA 测定实际样品的准确度和精密度。

五、思考题

(1)化学发光酶联免疫分析法的测定原理是什么?

(2)化学发光酶联免疫分析法与酶联免疫分析法的区别与联系是什么?

(于 斐)

化妆品中禁用性激素的检测

一、实验目的

(1)掌握根据实际问题设计实验方案的一般流程。

(2)熟悉化妆品中禁用性激素的提取和检测方法、实验条件的选择和优化。

(3)了解查阅文献资料的基本方法。

二、方法提要

随着国民经济的快速发展,化妆品已经成为人们日常生活中的重要消费品之一,与此同时,其安全问题也受到了越来越多的关注。为了提高化妆品的美容效果,有些商家向化妆品中非法添加性激素。虽然化妆品中添加性激素可以在短期内达到显著的保湿、美白、抗皱、抗衰老、增加皮肤弹性等作用,但是如果长期使用该类化妆品会引起皮肤色素沉着、皮肤萎缩变薄以及人体代谢紊乱等症状,而且皮肤会产生依赖性,一旦停用便会反弹,产生激素性皮炎等不良反应,甚至有致癌危险。

鉴于化妆品的安全性问题,我国和欧盟等相继出台了相应的标准和法规。我国《化妆品卫生标准》(GB7916-1987)、《化妆品安全技术规范》(2015 版)以及《欧盟化妆品法规》[(EC)NO.1223/2009]均明确规定性激素为化妆品中的禁用成分。《化妆品安全技术规范》(2015 版)推荐了多种性激素的检测方法,包括高效液相色谱–二极管阵列检测器法,高效液相色谱–紫外检测器/荧光检测器法和气相色谱–质谱法。化妆品中禁用性激素的检测,有利于加强对化妆品的监管和质量控制,降低化妆品中性激素对人体健康的危害。

由于化妆品样品形式多种多样(水状、乳液状、膏霜状等),配方差异比较大,并且基体都比较复杂,含有大量的成分,包括表面活性剂、保湿剂、防腐剂、香料等,会干扰化妆品中痕量性激素的检测。因此,需要经过复杂的样品前处理方法将痕量的性激素从基体中富集提取出来,才能进一步进行分析检测。常用的样品提取方法主要有液液萃取法、超声波萃取法、固相(微)萃取法、液相微萃取法、微波辅助萃取法等,浓缩富集方法主要有氮吹、旋转蒸发、真空冷冻干燥等。样品的检测涉及高效液相色谱法、气相色谱法、高效液相色谱–质谱联用法等。

本实验通过查阅文献资料,了解化妆品中禁用性激素的种类和添加情况,根据自备的化妆品样品,选择合适的样品前处理方法(提取、富集方法)和检测方法,自行设计实验步骤和内容(所用仪器和试剂用量、浓度,实验条件等),进行实验操作、上机检测和数据分析,对实验方法进行评价和讨论并完成实验报告。通过结合使用多种卫生化学实验方法和仪器,设计可行的实验方案检测化妆品中的禁用性激素,旨在培养综合运用所学理论知识分析和解决实际问题的能力,全面提高实验技能。

三、仪器与试剂

根据自行设计的实验方法和步骤,确定所需仪器和试剂。可选择的仪器主要有:高效液相色谱仪(紫外/荧光检测器),高效液相色谱-质谱仪,固相萃取装置,液-液萃取装置,氮吹仪,旋转蒸发仪,超声波振荡器,涡旋振荡器,电子天平,超纯水系统等。

色谱纯和分析纯的有机试剂、常用酸碱试剂、7 种性激素标准品等。

四、实验步骤

1. 查阅文献资料

实验开始前 3 周以小组为单位查阅相关文献,了解目前化妆品中性激素检测的标准方法和文献报道的方法,在对文献资料进行分析和总结的基础上,确定所要检测的禁用性激素种类、所选择的样品及其性激素的含量范围。

2. 设计实验方案

根据所选样品的成分和实验室条件,设计详细的实验方案,包括样品的采集、提取、富集方法,实验操作步骤,仪器检测方法以及具体的仪器条件等。

3. 讨论实验方案

各小组成员制作和讲解 PPT,通过集体讨论和老师审阅,分析所设计实验方案的可行性,进行适当的调整和修改,确定最终的实验方案。

4. 进行实验

按照设计的实验方案,进行溶液的配制、样品的前处理、仪器条件的选择和优化、工作曲线的绘制、样品的检测等,可根据实际情况对实验方案进行微调。

5. 数据处理

根据标准溶液和工作曲线对样品中性激素进行定性和定量分析。按照要求格式独立完成实验报告,要求真实性和完整性。

6. 实验总结

对本次实验进行总结,通过各小组间实验方法和检测结果的对比,对所设计的实验方案、检测结果的可靠性进行综合评价。

五、思考题

（1）总结实验过程中遇到的问题以及所采取的解决办法。

（2）思考实验尚存在的不足以及可能的改进方法。

（3）总结本次实验的收获，对实验进行评价，并提出建议。

附录　高效液相色谱-质谱联用仪操作指南

一、建立新项目

1. 单击 File > Project Wizard。

2. 出现对话框"When changing to a new project, some services are automatically closed down. Continue?"，单击 Yes。

3. 出现如图 56-1 所示对话框，输入项目名称（Project name），路径（Location），所有新建项目都放在 D：\DATA\ 这个文件夹中，单击 Next。

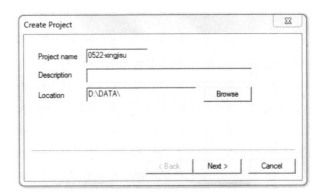

图 56-1　输入新项目名称和路径

4. 选择 Create new project，单击 Finish。如图 56-2 所示。

二、准备液相

一般流程：准备流动相—准备样品—灌注流动相—灌注自动进样器—建立液相方法—平衡液相。

1. 清洗泵头：Main—Diag—Prime SealWsh，如图 56-3 所示。

观察 Seal wash 管路无气泡，废液管出口有液体流出。

2. 清洗进样针：Main—Diag—Prime SealWsh，如图 56-3 所示。

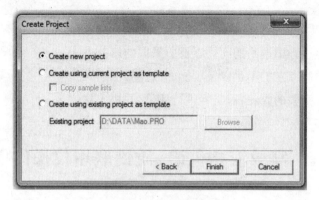

图56-2 建立新项目

观察废液瓶中黄色管路(洗针液废液管)有液体喷出。

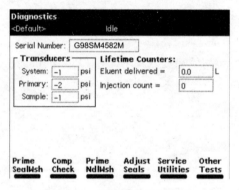

图56-3 清洗泵头和进样针

3. 湿灌注:Status—Direct Function—Wet Prime,灌注时间为 3 min,如图 56-4 所示。

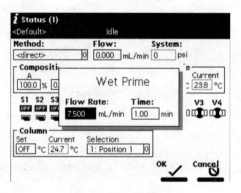

图56-4 湿灌注

4. 清洗进样器:Status—Direct Function—Purge Injector,如图 56-5 所示。

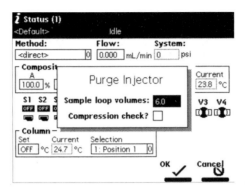

图 56-5　清洗进样器

5.设定流速,平衡流动相。在 Masslynx 主界面,单击 Inlet Method 图标,打开液相方法编辑窗口,单击 Inlet,右侧区域输入流动相比例、流速,按照此流动相条件进行色谱柱平衡,如图 56-6 所示。

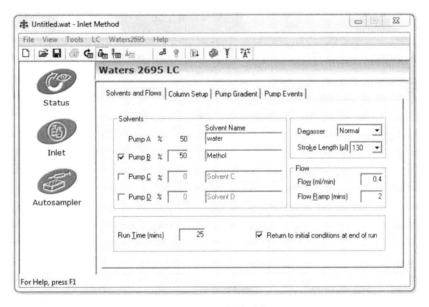

图 56-6　平衡流动相

三、建立质谱方法

1.在 Masslynx 主界面单击 MS Tune 图标,打开调谐窗口,如图 56-7 所示。单击 Ion Mode> ES$^+$或 ES$^-$,选择正负离子模式;依次打开氮气、高压。选择 MS Mode 图标。

2.设定液相流速 0.2 mL/min,水和甲醇的比例为 50：50。

3.把调谐液放入 A 号位。

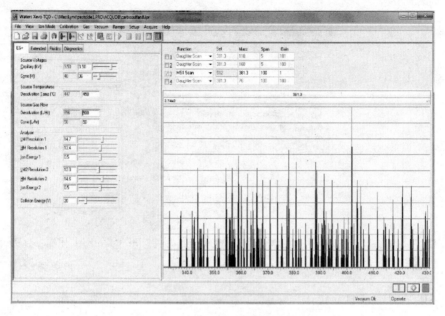

图 56-7　质谱调谐窗口

4. 选择 Fluidics, 单击 Purge 图标, Purge A 瓶中的调谐液。Purge 结束, 选择 Valve Position 为 Combined 模式, 如图 56-8 所示。

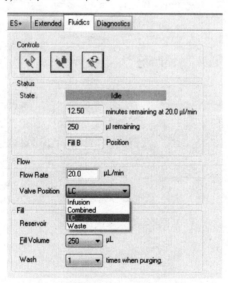

图 56-8　调谐进样

5. 设定 Function 为 MS1 Scan, Mass 为计算出的质量数, Span 为 5, 点击进样, 开始进样, 直到离子的响应比较稳定, 如图 56-9 所示。保存调谐文件: File>Save As。

6. 在 Masslynx 主界面, 选择 MS Console>Xevo TQD MS, 选择 IntelliStart, 选择 Sample

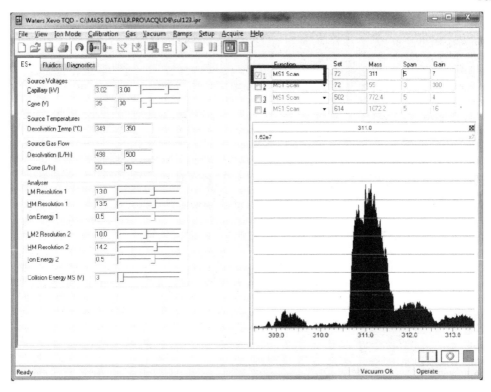

图 56-9　质谱参数优化

Tune and Develop Method,ES$^+$或 ES$^-$。单击 Start 图标,出现 IntelliStart 自动调谐编辑窗口,设置参数。单击 Start,开始自动调谐。调谐成功,会有绿勾出现,如图 56-10 所示。

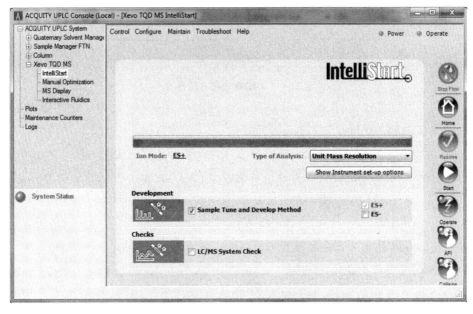

图 56-10　自动调谐窗口

7. 从 MassLynx 主窗口,单击 MS Method 出现 MS Method 编辑对话框。选择 File > open,选择 IntelliStart 中保存的质谱方法的文件,单击 Open 打开。

双击打开方法,选择 Auto Dwell,单击 OK。

8. File>Save As,保存质谱方法文件,保存调谐文件(路径:xx. pro>Acqudb)。

四、建立液相方法

1. 在液相方法编辑窗口(Inlet Method),单击 Inlet。输入流动相比例、名称、流速,运行时间。Flow Ramp:从 0 到达所设置流速的速度,建议值 0.5。

2. 设定柱温:Column Heater,柱温 35 ℃,如图 56-11 所示。

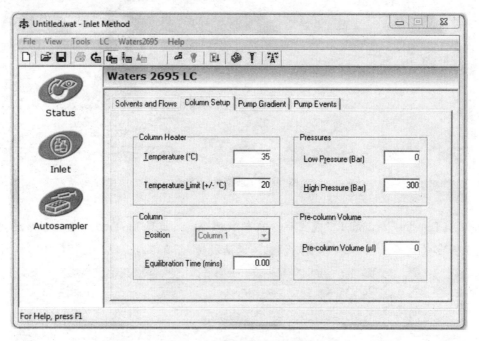

图 56-11　编辑液相方法界面

3. 设置流动相洗脱梯度,如图 56-12 所示。

4. 单击 Autosampler,进入自动进样器编辑窗口:包括自动进样器起始状况(Autosampler Initial Conditions)和自动进样器清洗(Autosampler Purge)的设定,如图 56-13 所示。

Sample Heater Temperature(样品室温度):20 ℃。

Needle Depth(进样针离样品瓶底部的距离):可设 0～20 mm。

Draw Speed(进样针取样的速度):根据 250 μL 注射器设定,Fast 5.0 μL/s,Normal 2.5 μL/s,Slow 1.0 μL/s。

5. 选择 File > Save As 保存方法(路径:xx. pro>Acqudb)。

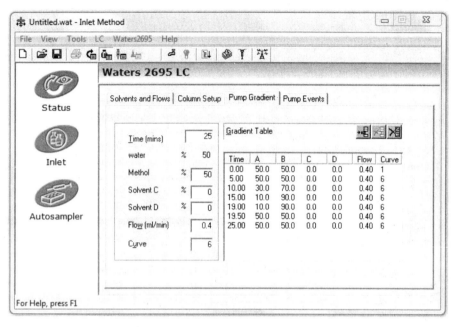

图 56-12 流动相梯度设置界面

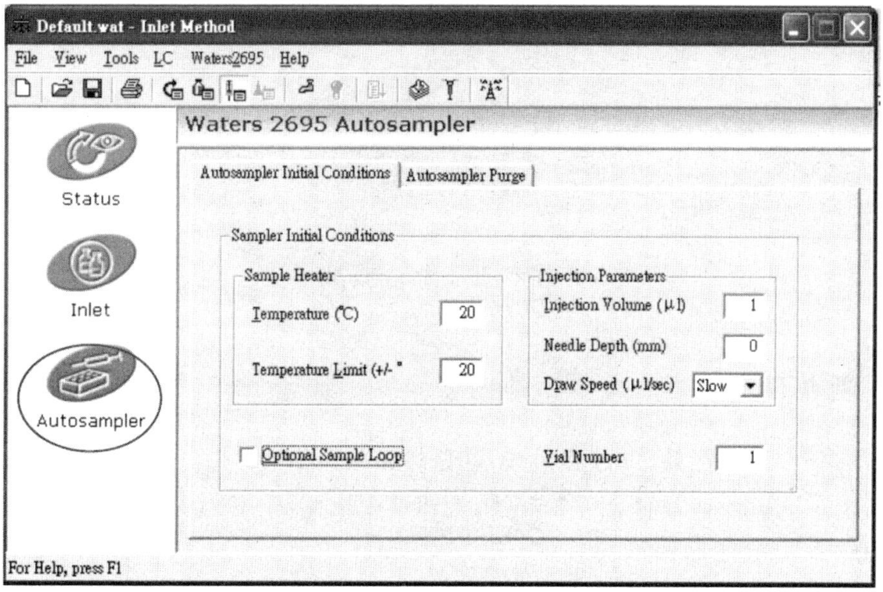

图 56-13 自动进样器设置页面

五、建立样品列表

如图 56-14 所示。

1. 在 Masslynx 主窗口,选择 File > New 建立一个空白的样品表(Samplelist)。

2. 输入文件名(File Name),样品信息(File Text)。

3. 双击 MS File,选择质谱方法;双击 MS Tune File,选择质谱调谐方法;双击 Inlet File,选择液相方法。

4. 在 Bottle 中输入样品瓶的位置;在 Inject Volume 中输入进样体积。

5. 保存样品表:File > Save As。

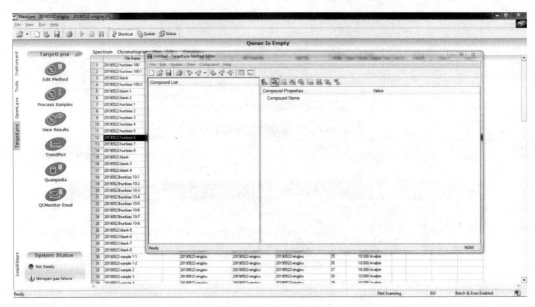

图 56-14　建立样品表

六、数据采集

如图 56-15 所示。选中要采集的样品(包括标准系列工作溶液和未知样),单击 Run> Start,选择 Acquire Sample Data。单击 OK,开始进样并采集。在采集过程中,可点击 Chro-matogram 窗口查看色谱图。

七、建立定量分析方法

1. 在 Masslynx 主页面单击 Targetlynx> Edit Method,出现定量方法编辑对话框,如图 56-16 所示。

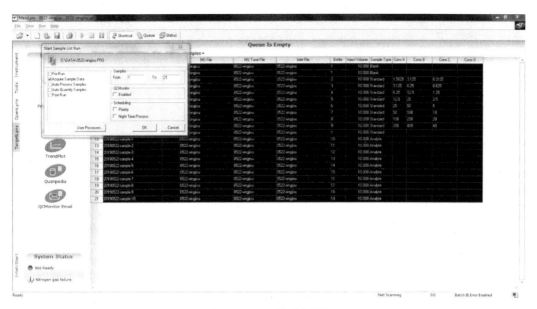

图 56-15　开始采集数据

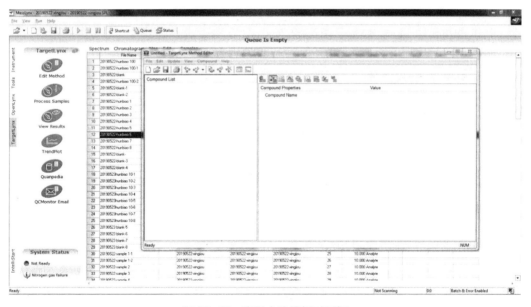

图 56-16　定量方法编辑对话框

2.单击新建方法图标,新建一个定量方法。单击 Add New Compound(添加新的化合物)图标,添加一个新的化合物,如图 56-17 所示。

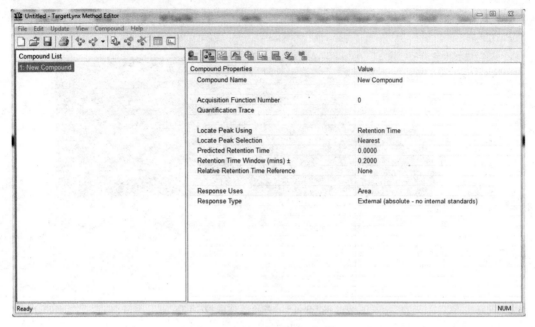

图56-17　添加新的化合物

3.单击菜单栏 Update,选中 Quantitation Ion 和 Compound Name(前面打勾)。

4.在 Masslynx 主页面,打开中等浓度标准品的色谱图,Display/Mass…选出要定量的化合物的离子对,一般强度高的化合物作定量离子,另一个离子对则作为确证离子,如图56-18 所示。

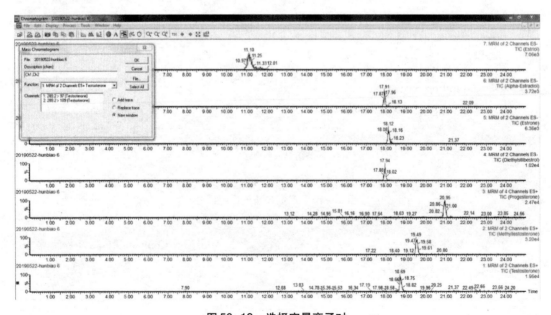

图56-18　选择定量离子对

5. 用鼠标右键在定量离子对色谱图上拉一下，则 Compound Name, Acquisition Function Number, Quantification Trace, Predicted Retention Time 和 Retention Time Window 将自动输入到定量方法中，如图 56-19 所示。注意：在色谱图上拉的时候，要遵循两个原则——拉的位置要以色谱峰的峰尖左右对称，拉的宽度要超过峰的起点和终点。

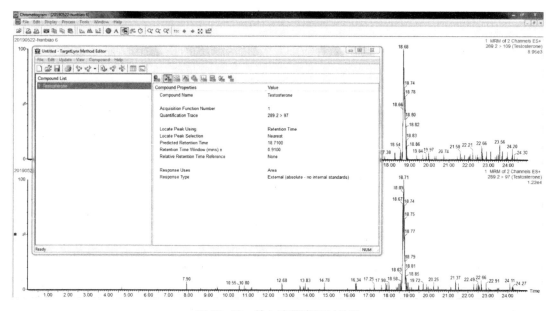

图56-19　输入定量离子对信息

6. 工作曲线设置页面，如图 56-20 所示。

（1）输入 Concentration Units（浓度单位）。

（2）Concentration of Standard：Level 选择 Conc A。

（3）Polynomial Type 选择 Linear。

（4）Calibration Origin 选择 Exclude（排除原点）。

（5）Weithting Function（权重）选择 1/X。

（6）Propagate Calibration Parameters，如果所有的化合物均用相同的工作曲线的参数，选 Yes。

7. 积分参数设置页面，如图 56-21 所示，选中 Apex Track Enabled（打勾，YES），Integration Window Extent 输入 2，选中 Propagate Integration Parameters（打勾，YES）。用 Apex Track 积分方法，Smooth 方法用 Smooth Iteration 1，Smooth Width 2。

8. 重复 4~7 过程，把其他几个化合物的信息全部加入，如图 56-22 所示。

9. 保存方法：File/Save As，保存到当前项目的 MethDB 文件夹中。

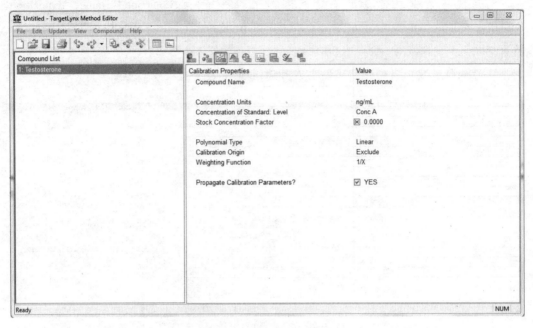

图 56-20　工作曲线设置页面

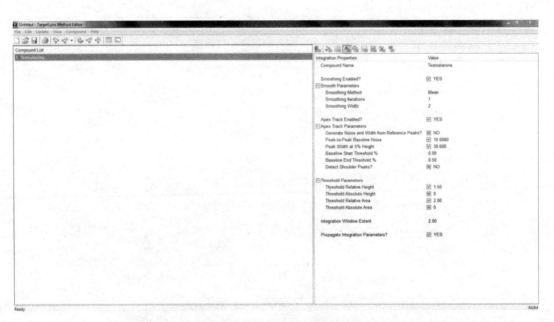

图 56-21　积分参数设置页面

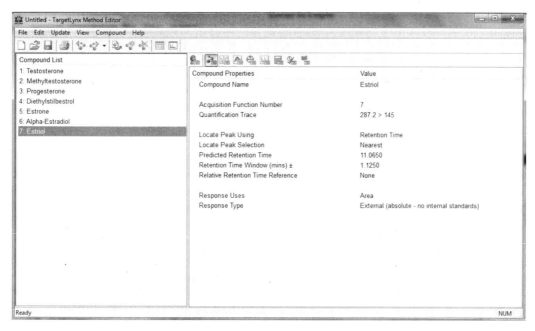

图56-22　7种化合物定量离子信息

八、工作曲线和样品测定结果

1.选中标准系列工作溶液,单击 Process Samples,出现如图 56-23 所示的对话框,确保选中 Integrate Samples,Calibrate Standards,Quantify Samples,选择刚才编辑的 Targetlynx 方法,单击 OK。出现工作曲线并保存。

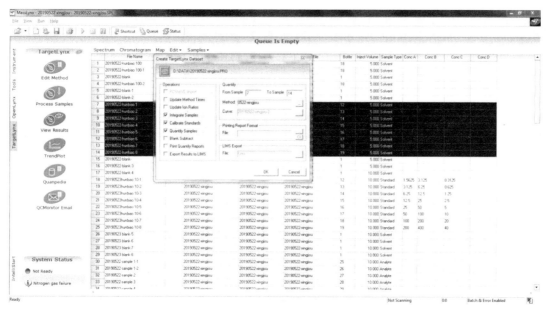

图56-23　生成工作曲线

2. 选中未知样品,如图 56-24 所示,单击 Process Samples,选中 Integrate Sample, Quantify Sample,选择上述编辑的 Targetlynx 方法和保存的工作曲线,单击 OK。出现定量结果,如图 56-25 所示。

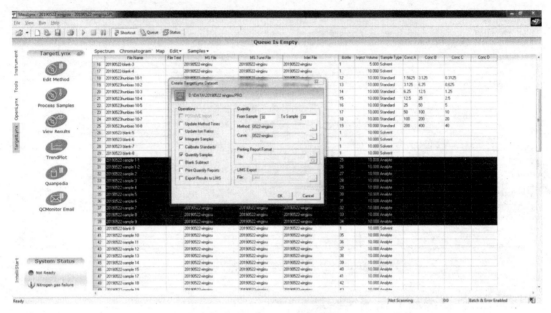

图 56-24　样品定量分析

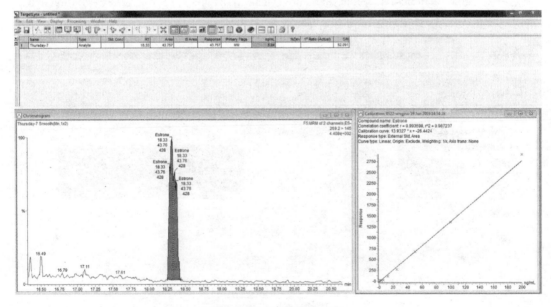

图 56-25　定量结果页面

九、关闭仪器

完成实验后,先用1∶1的水相和有机相冲洗色谱柱,再用纯有机相冲洗色谱柱。停流速,将色谱柱保存在纯有机相中。然后关闭质谱高压(切换到 standby),等待去溶剂气温度降至100 ℃以下后,关闭氮气和氩气。

(田咏梅)

气质联用法检测大气颗粒物多环芳烃

一、实验目的

（1）掌握气质联用法检测大气颗粒物多环芳烃的原理。

（2）熟悉样品颗粒物的处理方法。

二、方法原理

颗粒物中的多环芳烃收集于玻璃（或石英）纤维滤膜（筒），采样筒和滤膜（筒）用体积比为 1∶9 的乙醚-正己烷的混合溶剂提取，提取液经过浓缩、硅胶柱或弗罗里硅土柱等方式净化后，进行气相色谱-质谱联用仪（GC-MS）检测，根据保留时间、质谱图或特征离子进行定性，内标法定量。

三、仪器与试剂

（一）仪器

气相色谱-质谱联用仪，石英毛细管色谱柱，环境空气采样装置，固定污染源排气采样设备，索氏提取器，恒温水浴箱，浓缩装置，固相萃取净化装置，玻璃层析柱，微量注射器（10 μL、50 μL、100 μL、250 μL），气密性注射器（500 μL、1 000 μL），A 级容量瓶（5 mL、10 mL、25 mL、50 mL）。

（二）试剂

（1）二氯甲烷，正己烷，乙醚，丙酮（色谱纯）。

（2）无水硫酸钠。

（3）十氟三苯基膦（DFPTT）（可直接购买市售有证标准溶液）。

（4）替代物：2-氟联苯和对三联苯-d_{14}，纯度 99% 以上。亦可采用其他类似物或氘代多环芳烃[荧蒽-D_{10}、苯并（a）芘-D_{12} 等]。可直接购买市售有证标准溶液。

1）储备溶液：$\rho = 2\ 000$ μg/mL。

分别称取 2-氟联苯和对三联苯-d_{14} 约 0.1 g，准确到 0.1 mg，于 50 mL 容量瓶中，用少量二氯甲烷溶解后，用正己烷稀释至刻度。

2）使用溶液:$\rho=40\ \mu g/mL$。

取 0.50 mL 替代物储备溶液于 25 mL 容量瓶中,用正己烷稀释至刻度。

（5）内标溶液:

1）内标储备液:$\rho=2\ 000\ \mu g/mL$。直接购买市售有证标准溶液,包括萘 $-d_8$、苊 $-d_{10}$、菲 $-d_{10}$、䓛 $-d_{12}$、苝 $-d_{12}$。

2）内标使用溶液:$\rho=400\ \mu g/mL$。将分析内标储备液用正己烷稀释为 400 μg/mL 备用。

（6）标准溶液:

1）多环芳烃标准储备液:$\rho=2\ 000\ \mu g/mL$。

直接购买市售有证标准溶液,包括萘、苊烯、苊、芴、菲、蒽、荧蒽、芘、苯并[a]蒽、苯并[b]荧蒽、苯并[k]蒽蒽、苯并[a]芘、茚并[1,2,3-c,d]芘、二苯并[a,h]蒽、苯并[g,h,i]芘,4 ℃ 以下密封避光保存,或参考生产商推荐的保存条件。

2）多环芳烃标准中间液,$\rho=200\ mg/L$。

分别移取多环芳烃储备液和替代物储备溶液 1.00 mL 于 10 mL 容量瓶中,用正己烷稀释至刻度,混匀。

3）多环芳烃标准使用液,$\rho=20\ mg/mL$。分别取多环芳烃标准中间液 1.00 mL,用正己烷稀释至 10 mL 容量瓶中,混匀。

（7）样品提取液:体积比为 1∶9 的乙醚–正己烷混合溶液。

（8）淋洗液:

1）淋洗液 1:体积比为 2∶3 二氯甲烷–正己烷混合溶液。

2）淋洗液 2:体积比为 1∶1 二氯甲烷–正己烷混合溶液。

（9）采样材料:超细玻璃（或石英）纤维滤膜（筒）、XAD-2 树脂（苯乙烯–二乙烯基本聚合物）、聚氨基甲酸乙酯泡沫（PUF）、柱层析硅胶、硅胶固相柱或弗罗里硅土固相柱、玻璃棉、氮气。

四、实验步骤

（一）样品的采集

五环以上的多环芳烃主要存在于颗粒物上,可用玻璃（或石英）纤维滤膜（筒）采集;二环、三环多环芳烃主要存在于气相,可以穿过玻璃（或石英）纤维滤膜（筒）,可用 XAD-2 树脂和 PUF 采集;四环多环芳烃在两相同时存在,必须用玻璃（或石英）纤维滤膜（筒）、树脂和采集样品。现场采样前要对采样器的流量进行校正,依次安装好滤膜夹、吸附剂套筒,连接于采样器,调节采样流量,开始采样。采样结束后打开采样头上的滤膜夹,用镊子轻轻取下滤膜,采样面向里对折,从吸附剂套筒中取出采样筒,与对折的滤膜一同用铝箔纸包好,放入原来的盒中密封。采样后进行流量校正。

（二）样品的保存

样品采集后应避光于 4 ℃ 以下冷藏，7 d 内提取完毕；或 -15 ℃ 以下保存，30 d 内完成提取。

（三）样品前处理

（1）将玻璃纤维滤膜（筒）、装有树脂和 PUF 的玻璃采样筒放入索氏提取器中（如果玻璃采样筒内的树脂和 PUF 转移到索氏提取器中，用一定量的乙醚-正己烷提取液冲洗玻璃采样筒，冲洗液转移到提取器中），于树脂上添加 100 μL 替代物使用液，加入适量乙醚-正己烷提取液，以每小时回流不少于 4 次的速度提取 16 h。回流完毕，冷却至室温，取出底瓶，清洗提取器及接口处，将清洗液并转移入底瓶，于提取液中加入无水硫酸钠至硫酸钠颗粒可自由流动，放置 30 min，脱水干燥。

（2）浓缩：将提取液转移至浓缩瓶中，用浓缩装置温度控制在 45 ℃ 以下浓缩至 5.0 mL 以下，加入 5 ~ 10 mL 正己烷，继续浓缩，将溶剂完全转换为正己烷，最后浓缩至 1 mL，待净化。如无须净化，加入 10.0 μL 内标，定容至 1.0 mL，转移到样品瓶中待测。制备的样品在 4 ℃ 以下冷藏保存，30 d 内完成分析。

（3）硅胶层析柱净化：玻璃层析柱依次填入玻璃棉，以二氯甲烷为溶剂湿法填充 10 g 硅胶，最后填 1 ~ 2 cm 高无水硫酸钠。柱子装好后用 20 ~ 40 mL 二氯甲烷冲洗层析柱 2 次，确保液面保持在硫酸钠表面以上，不能流干，再用 40 mL 正己烷冲洗层析柱，关闭活塞。将浓缩后的样品提取溶液转移到柱内，用 1 ~ 2 mL 正己烷清洗提取液瓶，并转移到层析柱内，弃去流出液。用 25 mL 正己烷洗脱层析柱，弃去流出液。再用 30 mL 二氯甲烷-正己烷淋洗液洗脱层析柱，以 2 ~ 5 mL/min 流速接收流出液。流出液浓缩，溶剂换为正己烷，浓缩至 1.0 mL 以下。加入 10.0 μL 内标，定容至 1.0 mL，转移到样品瓶待分析。制备的样品在 4 ℃ 以下冷藏保存，30 d 内完成分析。

（四）硅胶或氟罗里硅土固相萃取柱净化

用 1 g 硅胶柱或弗罗里硅土柱为净化柱，将其固定在固相萃取净化装置上。先用 4 mL 二氯甲烷冲洗净化柱，再用 10 mL 正己烷平衡净化柱，待柱内充满正己烷后关闭流速控制阀浸润 5 min，打开控制阀，弃去流出液。在溶剂流干之前，关闭控制阀。将浓缩后的样品提取液加入柱内，打开控制阀，再用 2 ~ 3 mL 正己烷分 2 次洗涤装样品的浓缩瓶，将洗涤液一并加到柱上，用 10 mL 体积比为 1：1 二氯甲烷-正己烷洗脱液洗脱固相柱，收集流出液于浓缩瓶中。待洗脱液流过净化柱后关闭流速控制阀，浸润 5 min，再打开控制阀，继续接收洗脱液至完全流出。浓缩至 1.0 mL 以下。加入 10 μL 内标，定容至 1.0 mL，转移到样品瓶中待分析。制备的样品在 4 ℃ 以下冷藏保存，30 d 内完成分析。

（五）标准系列的制备

在 6 个 2 mL 棕色样品瓶中，依次加入 980 μL、950 μL、900 μL、800 μL、600 μL、

500 μL正己烷,再依次加入 20 μL、50 μL、100 μL、200 μL、500 μL 多环芳烃标准使用液,在每个瓶中准确加入 10.0 μL 内标使用液,配置 PAHs 浓度分别为 0.4 mg/L、1.0 mg/L、2.0 mg/L、4.0 mg/L、8.0 mg/L、10.0 mg/L标准系列。

(六)化合物的定性定量方法

1. 定性方法

以全扫描或选择离子方式采集数据,以样品中相对保留时间(RRT)、辅助定性离子和目标离子峰面积比(Q)与标准溶液中的变化范围来定性。样品中目标化合物的相对保留时间与校准曲线该化合物的相对保留时间的差值应在 ± 0.03 内。样品中目标化合物的辅助定性离子和定量离子峰面积比($Q_{样品}$)与标准曲线目标化合物的辅助定性离子和定量离子峰面积比($Q_{标准}$)相对偏差控制在±30% 以内。

按公式①计算相对保留时间 RRT

$$RRT = \frac{RT_C}{RT_{is}} \tag{①}$$

式中:RT_c ——目标化合物的保留时间(min);

RT_{is} ——内标物的保留时间(min)。

平均相对保留时间($\overline{RRT}$)指标准系列中同一目标化合物的相对保留时间平均值。

按公式②计算辅助定性离子和定量离子峰面积比(Q)

$$Q = \frac{A_q}{A_t} \tag{②}$$

式中:A_t ——定量峰面积;

A_q ——辅助定性离子峰面积。

2. 定量方法

按条件进行分析,得到多环芳烃的质量色谱图,根据定量离子的峰面积,采用内标法定量。

(七)测定

1. 气相色谱的参考条件

进样口温度:250 ℃;进样方式:不分流进样,在 0.75 min 时分流,分流比60∶1。程序升温:70 ℃(2 min) $\xrightarrow{10\ ℃/min}$ 320 ℃(5.5 min);载气:氦气,流量:1.0 mL/min。进样量:1.0 μL。

2. 质谱参考条件

离子源:EI 源;离子源温度:230 ℃;离子化能量:70 eV;扫描方式:全扫描或选择离子扫描(SIM)。扫描范围:m/z 35 ~ 500 amu;溶剂延迟:6.0 min;电子倍增电压:与调近电压一致;传输线温度:280 ℃。其余参数参照仪器使用说明书进行设定。

3. 平均相对响应因子的计算方法

按 1 和 2 条件进行分析,得到不同浓度的多环芳烃标准溶液的质量色谱图,按公式③④计算不同浓度的待测物定量离子的相对响应因子及平均相对响应因子,并计算相对标准偏差,如果各浓度化合物相对响应因子的相对标准偏差不大于 30% ,利用平均相对响应因子进行结果计算。相对响应因子(RRF_i)按公式③计算:

$$RRF_i = \frac{A_s \rho_{is}}{A_s \rho_s} \qquad ③$$

平均响应因子($\overline{RRF}$)按公式④计算:

$$\overline{RRF_i} = \frac{\sum_{i=1}^{n} RRF_i}{n} \qquad ④$$

式中:

RRF_i ——相对响应因子;

$\overline{RRF}$ ——平均相对响应因子;

A_s ——标准溶液中待测化合物的定量离子的峰面积;

A_{is} ——内标化合物定量离子峰面积;

ρ_s ——标准溶液中多环芳烃的浓度($\mu g/mL$);

ρ_{is} ——内标化合物的浓度($\mu g/mL$)。

4. 标准曲线的建立

以 $\frac{A_s \rho_{is}}{A_{is}}$ 为纵坐标,多环芳烃标准溶液浓度 ρ_s 为横坐标,用最小二乘法建立标准曲线。

5. 样品的测定

标准曲线绘制完毕,将处理好的并放至室温的样品注入气相色谱-质谱仪,按照仪器参考条件进行样品制定。根据目标化合物和内标定量离子的峰面积计算样品中目标化合物的浓度。当样品浓度超出标准曲线的线性范围时,将样品稀释至校准曲线线性范围内,适当补加内标量保持与标准曲线一致,再进行测定。

6. 空白试验

在分析样品的同时,应做空白试验,按与样品测定相同的步骤分析,检查分析过程中是否有污染。

(八)结果处理

样品中目标化合物的质量浓度 ρ 按公式⑤计算。

$$\rho = \frac{\rho_1 \times V \times DF}{V_s} \qquad ⑤$$

$$\rho_i = \frac{\rho_{is} \times A_i}{RRF_i \times A_{is}} \qquad ⑥$$

公式中：

ρ ——样品中目标化合物的质量浓度($\mu g/m^3$)；

ρ_i ——从平均相对响应因子或标准曲线得到的目标化合物的质量浓度($\mu g/m^3$)；

A_i ——目标化合物的定量离子峰面积；

V ——样品的浓缩体积(m^3)；

V_s ——标准状况下的采样总体积(m^3)；

DF ——稀释因子(目标化合物的浓度超出曲线,进行稀释)。

结果表示：当环境空气样品大于等于 0.01 $\mu g/m^3$ 时,结果保留 3 位有效数字；小于 0.01 $\mu g/m^3$ 时,结果保留至小数点后 4 位。

五、注意事项

(1)样品采集、储存和处理过程中受热、臭氧、氮氧化物、紫外光都会引起多环芳烃的降解,需要密闭、低温、避光保存。

(2)每采集一批样品,至少保证一个运输空白和全程序空白。

(3)样品前处理应在通风橱中进行,所用试剂及分析后的样品需回收并进行安全处理。

六、思考题

(1)替代标准品在环境分析中的作用是什么?

(2)硅胶层析净化和硅胶或氟罗里硅土固相萃取柱净化方法的区别是什么?

（王　佳）

高效液相色谱法检测大气颗粒物多环芳烃

一、实验目的

(1)掌握高效液相色谱法检测大气颗粒物多环芳烃的原理。

(2)熟悉样品颗粒物的处理方法。

二、方法原理

颗粒物中的多环芳烃收集于玻璃(或石英)纤维滤膜(筒),采样筒和滤膜(筒)用体积比为 1:9 的乙醚-正己烷的混合溶剂提取,提取液经过浓缩、硅胶柱或弗罗里硅土柱等方式净化后,用具有荧光(紫外)检测器的高效液相色谱仪分离检测。

三、仪器与试剂

(一)仪器

高效液相色谱仪,C_{18}色谱柱,环境空气采样装置,固定污染源排气采样设备,索氏提取器,恒温水浴箱,浓缩装置,固相萃取净化装置,玻璃层析柱,微量注射器(10 μL、50 μL、100 μL、250 μL),气密性注射器(500 μL、1 000 μL),容量瓶(10 mL、25 mL)。

(二)试剂

(1)样品提取液:体积比为 1:9 的乙醚-正己烷的混合溶液。

(2)标准溶液:

1)多环芳烃标准储备液,$\rho = 200$ μg/mL:直接购买市售有证标准溶液,包括萘、苊烯、苊、芴、菲、蒽、荧蒽、芘、苯并[a]蒽、苯并[b]荧蒽、苯并[k]荧蒽、苯并[a]芘、茚并[1,2,3-c,d]芘、二苯并[a,h]蒽、苯并[g,h,i]苝。

2)多环芳烃标准使用液,$\rho = 20.0$ μg/mL:量取 1.0 mL 多环芳烃标准储备液于 10 mL 容量瓶中,用乙腈稀释至刻度,混匀。

3)十氟联苯标准储备液,$\rho = 1\ 000$ μg/mL:替代物,亦可采用其他类似物。可直接购买市售有证标准溶液,或用标准物质配置。

4)十氟联苯标准使用液,$\rho = 40.0$ μg/mL:量取 1.0 mL 十氟联苯标准储备液于 25 mL

容量瓶中,用乙腈稀释至刻度,混匀。

(3)洗脱液:

1)层析柱洗脱液:体积比为2∶3的二氯甲烷–正己烷混合溶液。

2)固相柱洗脱液:体积比为1∶1的二氯甲烷–正己烷混合溶液。

(4)颗粒物采样材料:超细玻璃(或石英)纤维滤膜(筒)、吸附树脂、聚氨基甲酸乙酯泡沫、硅胶、硅胶柱、弗罗里硅土柱、玻璃棉、氮气。

(5)其他:乙腈,甲醇,二氯甲烷,正己烷,乙醚,丙酮,无水硫酸钠(均为色谱纯)。

四、实验步骤

(一)样品的采集

五环以上的多环芳烃主要存在于颗粒物上,可用玻璃(或石英)纤维滤膜(筒)采集;二环、三环多环芳烃主要存在于气相,可以穿过玻璃(或石英)纤维滤膜(筒),可用XAD-2树脂和PUF泡沫采集;四环多环芳烃在两相同时存在,必须用玻璃(或石英)纤维滤膜(筒)、树脂和PUF泡沫采集样品。现场采样前要对采样器的流量进行校正,依次安装好滤膜夹、吸附剂套筒,连接于采样器,调节采样流量,开始采样。采样结束后打开采样头上的滤膜夹,用镊子轻轻取下滤膜,采样面向里对折,从吸附剂套筒中取出采样筒,与对折的滤膜一同用铝箔纸包好,放入原来的盒中密封。采样后进行流量校正。

(二)样品的保存

样品采集后应避光于4 ℃以下冷藏,7 d内提取完毕;或–15 ℃以下保存,30 d内完成提取。

(三)样品前处理

(1)将玻璃纤维滤膜(筒)、装有树脂和PUF的玻璃采样筒放入索氏提取器中,在PUF上加上0.1 mL十氟联苯标准储备液,加入适量体积比为1∶9的乙醚–正己烷提取液,以每小时回流不少于4次的速度提取16 h。回流完毕,冷却至室温,取出底瓶,清洗提取器及接口处,将清洗液并转移入底瓶,于提取液中加入无水硫酸钠至硫酸钠颗粒可自由流动,放置30 min,脱水干燥。

(2)将提取液转移至浓缩瓶中,用浓缩装置温度控制在45 ℃以下浓缩至1 mL,如需净化,加入5~10 mL正己烷,重复此浓缩过程3次,将溶剂完全转换为正己烷,最后浓缩至1 mL,待净化。如不需要净化,浓缩至0.5~1.0 mL,加入3 mL乙腈,再浓缩至1 mL以下,将溶剂完全转换为乙腈,最后准确定容到1.0 mL待测。制备的样品在4 ℃以下冷藏保存,30 d内完成分析。

(3)净化硅胶层析柱净化:玻璃层析柱依次填入玻璃棉,以二氧甲烷为溶剂湿法填充10 g硅胶,最后填1~2 cm高无水硫酸钠。柱子装好后用20~40 mL氟甲烷冲洗层析柱

2 次,确保液面保持在硫酸钠表面以上,不能流干,再用 40 mL 正己烷冲洗层析柱,关闭活塞。将浓缩后的样品提取溶液转移到柱内,用约 3 mL 正己烷清洗装样品的浓缩瓶,并转移到层析柱内,弃去流出液。用 25 mL 正己烷洗脱层析柱,弃去流出液。再用 30 mL 二氯甲烷-正己烷淋洗液洗脱层析柱,以 2 ~ 5 mL/min 流速接收流出液。洗脱液转移至浓缩瓶中,浓缩至 0.5 ~ 1.0 mL。加入 3 mL 乙腈,再浓缩至 1 mL 以下,将溶剂完全转换为乙腈,最后准确定容到 1.0 mL 待测。制备的样品在 4 ℃ 以下冷藏保存,30 d 内完成分析。

(4)硅胶或氟罗里硅土固相萃取柱净化:用 1 g 硅胶柱或弗罗里硅土柱为净化柱,将其固定在固相萃取净化装置上。先用 4 mL 二氯甲烷冲洗净化柱,再用 10 mL 正己烷平衡净化柱,待柱内充满正己烷后关闭流速控制阀浸润 5 min,打开控制阀,弃去流出液。在溶剂流干之前,将浓缩后的样品提取液加入柱内,再用约 3 mL 正己烷分 3 次洗涤装样品的浓缩瓶,将洗涤液一并加到柱上,用 10 mL 二氯甲烷-正己烷洗脱液洗涤吸附有样品的净化柱,待洗脱液流过净化柱后关闭流速控制阀,浸润 5 min,再打开控制阀,继续接收洗脱液至完全流出。浓缩至 0.5 ~ 1.0 mL。加入 3 mL 乙腈,再浓缩至 1 mL 以下,最后准确定容到 1.0 mL 待测。制备的样品在 4 ℃ 以下冷藏保存,30 d 内完成分析。

(四)标准系列的制备

取一定量多环芳烃标准使用液和十氟联苯标准使用液于乙腈中,制备至少五个浓度点的标准系列,多环芳烃质量浓度分别为 0.1 μg/mL、0.5 μg/mL、1.0 μg/mL、5.0 μg/mL、10.0 μg/mL,储存在棕色小瓶中,于冷暗处存放。

(五)测定

1. 参考色谱条件

梯度洗脱程序:65% 乙腈+35% 水,保持 27 min;以 2.5% 乙腈/分的速度增量至 100% 乙腈,保持至出峰完毕;流动相流量:1.2 mL/min;柱温:30 ℃。紫外检测器(荧光检测器)。

2. 标准曲线的绘制

通过自动进样器或样品定量环分别移取五种浓度的标准使用液 10 μL 注入液相色谱,得到各不同浓度的多环芳烃的色谱图,保留时间定性,峰高或峰面积定量。以峰高或峰面积为纵坐标,浓度为横坐标,绘制标准曲线。

3. 样品的测定

取 10 μL 待测样品注入高效液相色谱仪中。根据色谱峰的保留时间定性,记录色谱峰面积(或峰高),据此从标准曲线上查出样品溶液中大气颗粒物中多环芳烃的含量,或代入回归方程中进行计算。

4.空白试验

在分析样品的同时,应做空白试验,按与样品测定相同的步骤分析,检查分析过程中是否有污染。

(六)结果处理

按公式①计算标准状态(0 ℃,101.325 kPa)下的采样体积 V_s。

$$V_s = V_m \times \frac{P_A}{101.325} \times \frac{273}{273 + t_A} \qquad ①$$

式中:

V_s —— 0 ℃,101.325 kPa 标准状况下的采样总体积(m^3);

V_m ——在测定温度、压力下的样品总体积(m^3);

P_A ——采样时环境的大气压(kPa);

t_A ——采样时环境温度(℃)。

按公式②计算样品中多环芳烃的质量浓度。

$$\rho = \frac{\rho_1 \times V \times DF}{V_s} \qquad ②$$

式中:

ρ ——样品中目标化合物的质量浓度($\mu g/m^3$);

ρ_1 ——从标准曲线得到目标化合物的质量浓度($\mu g/mL$);

V ——样品的浓缩体积(mL);

V_s ——标准状况下的采样总体积(m^3);

DF ——稀释因子(目标化合物的浓度超出曲线,进行稀释)。

结果表示:采用公式②计算环境室气样品时,将结果乘以 1 000,单位转换为 ng/m^3。当空气样品大于等于 1.00 $\mu g/m^3$ 时,结果保留 3 位有效数字;小于 $\mu g/m^3$ 时,结果保留至小数点后 2 位。

五、注意事项

(1)每批样品都应做空白试验。取未采过样的玻璃纤维滤纸,与采过样的玻璃纤维滤纸平行操作,制备空白试样溶液。

(2)苯并[a]芘是强致癌物,操作中要特别小心,防止污染。称取固体苯并[a]芘时,需戴口罩和乳胶手套。所用试剂及分析后的样品需回收并进行安全处理。

(3)样品前处理应在通风橱中进行,多环芳烃的实验要避免阳光直射。

六、思考题

（1）高效液相色谱紫外检测器和荧光检测器检测原理是什么？十六种多环芳烃物质在紫外检测器上对应的最大吸收波长是多少？

（2）十氟联苯标准溶液的作用是什么？

（王　佳）

蔬菜中有机磷农药的测定

一、实验目的

(1)了解试剂样品分析中的基本定量手段。

(2)了解气质联用分析实际样品的基本前处理操作。

(3)学会用多种手段对化合物进行分离与鉴定。

二、方法提要

在植物的栽培过程中,农药的发明和使用无疑大大提高了农作物的产量,但随着农药的大量及不合理使用,造成了农药在植物中的残留,以致对人体健康造成负面影响。在我国目前生产和使用的农药中,品种最多、用量最大、应用范围最广的是有机磷类,如对硫磷、甲胺磷、久效磷、乐斯本等;有机磷类农药对人体的危害以急性毒性为主,其对乙酰胆碱酯酶有抑制作用,从而使乙酰胆碱积聚,引起毒蕈碱样症状、烟碱样症状以及中枢神经系统症状,有时严重危及生命。世界各国,特别是发达国家对农药残留问题高度重视,对各种农副产品中农药残留都规定了越来越严格的限量标准。为解决农药残留问题,我国已经制定并发布了七批《农药合理使用准则》国家标准。准则中详细规定了各种农药在不同作物上的使用时期、使用方法、使用次数、安全间隔期等技术指标。

农药残留分析是复杂混合物中痕量组分的分析技术,既需要精细的微量操作手段,又需要高灵敏度的痕量检测技术。农药残留分析的基本要求应包括以下五点:多残留分析、高回收率、高重现性、低检出限和操作简单易行。

常用的样品提取方法主要有液液萃取法、超声波萃取法、固相(微)萃取法、液相微萃取法、微波辅助萃取法等,浓缩富集方法主要有氮吹、旋转蒸发、真空冷冻干燥等。样品的检测涉及高效液相色谱法、气相色谱法、高效液相色谱–质谱联用法等。

本实验通过查阅文献资料,了解蔬菜中可能残留的有机磷农药的种类和含量,根据自备的蔬菜样品,选择合适的样品前处理方法(提取、富集方法)和检测方法,自行设计实验步骤和内容(所用仪器,所用试剂及其用量、浓度,实验条件等),进行实验操作、上机检测和数据分析,对实验方法的评价和讨论并完成实验报告。通过结合使用多种卫生化学实验方法和仪器,设计可行的实验方案检测蔬菜中残留的有机磷农药,旨在培养综合运用所学理论知识分析和解决实际问题的能力,全面提高实验技能。

三、仪器与试剂

根据自行设计的实验方法和步骤,确定所需仪器和试剂。

(一)仪器

可选择的仪器主要有:高效气相色谱−质谱仪,固相萃取装置,液液萃取装置,氮吹仪,旋转蒸发仪,超声波振荡器,涡旋振荡器,电子天平等。

(二)试剂

色谱纯和分析纯的有机试剂,纯水仪,标准品等。

四、实验步骤

1. 查阅文献资料

了解目前蔬菜中有机磷农药的种类、常用测定方法。在对文献资料进行分析和总结的基础上,确定所要检测的有机磷农药种类、所选择的样品以及有机磷农药的含量范围。

2. 设计实验方案

确定自己的测定方法并设计实验方案。如:样品如何采集,样品如何预处理、分离以及分离出的样品如何进行定性鉴定。

3. 讨论实验方案

各小组成员制作和讲解 PPT,通过集体讨论和老师审阅,分析所设计实验方案的可行性,进行适当的调整和修改,确定最终的实验方案。

4. 进行实验

按照设计的实验方案,进行溶液的配制、样品的前处理、仪器条件的选择和优化、工作曲线的绘制、样品的检测等,可根据实际情况对实验方案进行微调。

5. 数据处理

根据标准溶液和工作曲线对样品中有机磷农药进行定性和定量分析。

6. 撰写实验报告

按照要求格式独立完成实验报告,要求真实性和完整性。

五、思考题

(1)实验过程中,需要注意哪些操作?

(2)你这次实验成功了吗? 你认为原因在哪里?

(王艺琳)

▶ 实验六十

食品中真菌毒素含量的测定

一、实验目的

（1）掌握卫生分析的步骤及评价。

（2）熟悉卫生分析方法的构建。

（3）了解食品中真菌毒素测定的要求与意义。

二、方法提要

真菌毒素是真菌在食品或饲料里生长所产生的代谢产物，对人类健康具有巨大的危害。我国对食品中黄曲霉毒素 B_1、黄曲霉毒素 M_1、脱氧雪腐镰刀菌烯醇、展青霉素、赭曲霉毒素 A 和玉米赤霉烯酮制定了相应的限量标准《食品安全国家标准　食品中真菌毒素限量》（GB 2761–2017），并对不同毒素的标准检测方法进行了规定。例如，黄曲霉毒素 B_1 的检测方法应该按 GB 5009.22 的规定进行，黄曲霉毒素 M_1 的检测方法应该符合 GB 5009.24 的要求，食品中不同真菌毒素的测定要求可参考 GB 5009 系列标准。

随着分析技术领域的快速发展，新技术、新方法层出不穷。对于相同的目标物，可开发不同的检测方法。而不同的检测方法都具有其优势和局限性。因此，可根据不同检测分析的需要，选择符合检测目的的分析方法。

本实验将围绕食品中真菌毒素的测定，将卫生分析的方法构建、一般过程、结果评价等卫生化学的重要内容进行综合应用，并在此基础上，通过查阅文献、设计实验方案、分析数据和解读结果，培养发现问题、分析问题、解决问题以及组织管理的能力。

三、仪器与试剂

根据分析的真菌毒素和所选择的测定方法，确定所需要使用的仪器和试剂。

四、实验步骤

1. 毒素的选择

根据我国食品安全国家标准《食品中真菌毒素限量》（GB 2761–2017），选择一种或多种毒素进行分析，围绕所选择的真菌毒素，开展下一步工作。

2. 文献资料的查阅与归纳

通过查找文献,了解所选真菌毒素的基本理化性质、毒性危害、可能的食品分布、已报道的检测方法及其原理、分析过程中需要注意的事项等。

3. 实验方案的设计

将文献查阅过程中所得到分析方法的优势和不足进行充分比较,并和老师、同学进行深入讨论,同时结合实验室的客观条件和自身的能力基础,选择一种可靠、可行的测定方法,并根据该方法的基本原理的具体实施步骤进行详细的方案设计。

4. 实验前的准备工作

一旦确定好具体分析的真菌毒素及其检测方法,根据所设计的实验方案,检查所需要的仪器是否在良好运行,学习并熟练相关仪器的操作,联系厂家购买所需要使用的试剂和耗材,根据所选真菌毒素的食品分布采集食品样品,修改补充实验方案。

5. 启动实验

配制所需使用的试剂,构建所选定的测定方法并优化相应分析条件,对测定方法进行性能评价(包括线性范围、最低检出限、精密度、加标回收率、特异性),对已采的样品进行前处理后测定分析。

6. 处理和分析实验数据,报告和解读实验结果

7. 撰写实验报告

五、注意事项

(1)整个分析过程中要注意做好防护,避免与真菌毒素的直接接触。

(2)所选择的分析方法要具有较好的可行性。

(3)综合运用卫生化学及其他相关学科的知识。

六、思考题

(1)卫生化学分析的一般过程是什么?

(2)为什么需要对所构建的测定方法进行性能评价?

(玉崧成)

人外周血中短链脂肪酸的测定

一、实验目的

(1)学习外周血中短链脂肪酸的提取和检测方法、实验条件的选择和优化。

(2)熟悉样品前处理基本流程以及各实验仪器的综合应用。

二、方法提要

短链脂肪酸是碳链为 $1 \sim 6$ 的有机脂肪酸,比如乙酸、丙酸、丁酸、异丁酸、戊酸等,其中以乙酸、丙酸和丁酸总含量为最高,三者约占短链脂肪酸的 $90\% \sim 95\%$。它们是膳食纤维在肠道微生物作用下发酵而产生的代谢物。人体内不能合成短链脂肪酸,也不能从食物中直接获取。人体内的短链脂肪酸只能由肠道中的微生物对膳食纤维的发酵作用产生。短链脂肪酸可以为肠道上皮细胞提供生长所需要的能量,维护肠道形态及功能,还可以减轻肠道的炎症,调节食欲中枢,增加饱腹感等。短链脂肪酸在代谢性疾病如肥胖、心血管疾病和糖尿病等的发生和发展过程中也发挥着潜在的作用。因此,检测血清短链脂肪酸的含量可以有助于一些肠道和代谢性疾病的预防和诊断。

短链脂肪酸的检测目前较常用的方法有气相色谱法、高效液相色谱法、离子色谱法、毛细管电泳法及各种质谱联用法。由于短链脂肪酸具有挥发性、强极性、水溶性大等特点,一般在测定之前需要经过衍生化处理,可以根据采用的检测方法选择合适的衍生化试剂。血浆样品需要先使用有机溶剂去除蛋白后再进行萃取、衍生化等操作。此外,血清中短链脂肪酸的含量一般较低,色谱-质谱联用法可显著提高检测的灵敏度。

本实验要求在查阅大量文献资料的基础上,对各种检测方法进行对比总结,发散思维,综合利用所学过的知识和技能,提出切实可行的实验方案(包括样品提取、衍生化、分析检测等),并认真完成实验操作和结果分析。

三、仪器与试剂

(一)仪器

根据实验室条件,可选择的仪器主要有:气相色谱仪,气相色谱-质谱仪,高效液相色谱仪,高效液相色谱-质谱仪,固相萃取装置,旋转蒸发仪,真空冷冻干燥仪,超声波振荡器,涡旋振荡器,低温冷冻离心机,电子天平,超纯水系统等。

(二)试剂

色谱纯和分析纯的有机试剂,如乙酸、丙酸、丁酸、戊酸标准品等。

四、实验步骤

1. 查阅文献资料

根据实验题目、内容和要求,以小组为单位查阅相关文献,了解检测血清中短链脂肪酸的常用方法,比较各方法的优缺点和适用范围。弄清血清中短链脂肪酸的含量水平以及各方法的检测灵敏度。小组内成员通过讨论确定所要选用的检测方法。

2. 设计实验方案

在对所选用的检测方法全面了解的基础上,结合实验室条件,确定所需要的血浆样品量,选择合适的样品提取方法,是否需要衍生化以及衍生化方法的选择。写出详细的实验操作步骤,包括每一步所需要的试剂并精确计算出其用量,仪器基本操作以及仪器条件的设置、标准系列溶液的浓度范围等。

3. 讨论实验方案

以小组为单位,将设计的实验方案以 PPT 形式在讨论课上展示,由同学们和老师共同讨论该实验方案的可行性,是否存在不合理之处,并提出修改建议。各小组成员确定最终的实验方案。

4. 进行实验

小组内成员分工合作,按照设计的实验方案,进行溶液的配制、样品的提取和衍生化、上机操作以及仪器条件的优化,完成工作曲线的绘制和血浆样品的检测。实验过程中,可根据实际情况以及遇到的问题,及时对实验方案进行调整。

5. 数据处理及撰写实验报告

根据保留时间、工作曲线对血浆样品中短链脂肪酸进行定性和定量分析。按照实际实验情况撰写完整的实验报告。

6. 实验总结

对本次实验进行总结,通过各小组间实验方法和检测结果的对比,对所设计的实验方案、检测结果的可靠性进行综合评价。

五、思考题

(1)总结实验过程中遇到的问题以及所采取的解决办法。

(2)通过与别的小组对比,分析你所选择方法的优缺点。

(3)怎样判断你的测量结果是否可靠?

(田咏梅)

气相色谱-质谱联用的虚拟练习

一、实验目的

（1）了解虚拟实验室的使用。

（2）加强气相色谱-质谱联用技术的理解和掌握。

二、方法提要

"卫生化学"是一门非常重视培养动手操作能力的课程，但由于实验室条件的限制，实验设备无论是在数量上还是在更新换代方面都跟不上实验教学要求的发展。将仿真模拟实验技术引入实验教学作为辅助和补充，可以在很大程度上缓解实验室投入、实验室空间、实验教学时间和实验内容等方面的问题。通过在虚拟实验系统上的操作练习，熟悉基础理论知识、了解实验过程、培训基本动手能力，为进行实际工作奠定良好基础。本实验旨在通过气相色谱-质谱联用的虚拟练习，了解虚拟实验室在卫生化学实验教学中的作用，同时加强对气相色谱-质谱联用技术的理解和掌握。

三、仪器与软件

本实验所使用的虚拟实验系统由大连理工大学开发，为我们提供了一个高仿真模拟度的、高交互的、全程参与的、可提供实时信息反馈和操作指导的、虚拟的仿真模拟操作平台。该系统对计算机的要求如下：

操作系统：Windows XP；

内存：2G 以上；

插件：flash 8.0 播放器。

四、实验步骤

（一）软件介绍

1. 单机的安装与运行

本软件的安装比较方便。在计算机硬盘上选择存放地点（硬盘剩余空间要能保证软件运行流畅，硬盘剩余空间要大于 5G）。将光盘上的文件夹复制到选择的存放地点。

点击文件夹中"气-质联用系统虚拟实验室.swf"文件。开始运行本软件。计算机屏幕上出现软件封面演示动画。如图62-1所示。

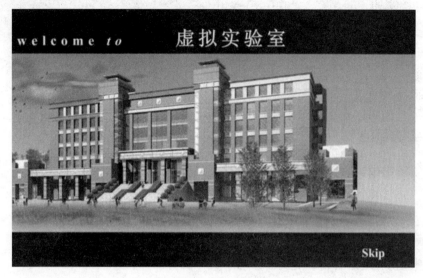

图62-1 封面

开始运行本软件后,点击主界面中的Skip按钮,该软件直接跳转到选择界面。

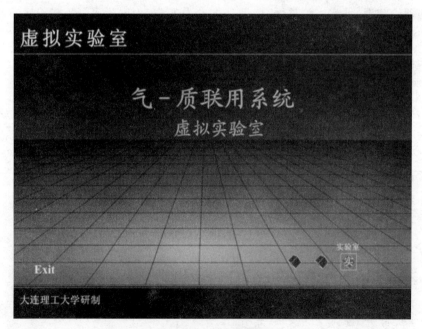

图62-2 选择界面

2. 选择界面

在选择界面中,点击 Exit 按钮,将结束软件运行,如图 62-2 所示。

点击实验室按钮,进入主界面。实验室按钮如图 62-3 所示。

点击测试部分按钮,进入测试部分。测试部分按钮如图 62-4 所示。

点击学习部分按钮,进入学习部分。学习部分按钮如图 62-5 所示。

 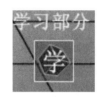

图 62-3　实验室按钮　　　图 62-4　测试部分按钮　　　图 62-5　学习部分按钮

3. 主界面

当封面动画播放后,直接点击封面中实验室按钮,进入主界面(功能选择界面),如图 62-6 所示。

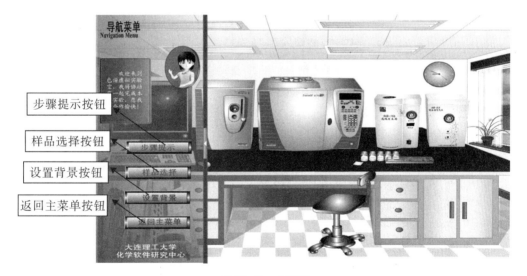

图 62-6　主界面

主界面左侧导航菜单包括了软件的四大项功能,当鼠标移动到这些功能按钮上时,出现所代表的功能的文字说明,点击功能按钮,软件进入和功能相对应的界面。各部分主要内容将在下面分别介绍。

4. 基础知识介绍

这部分内容是以图文形式介绍气-质联用的基础知识。点击学习部分按钮,出现基础知识部分,如图 62-7 所示。这部分包括实验简介、实验目的、实验原理、仪器与药品。

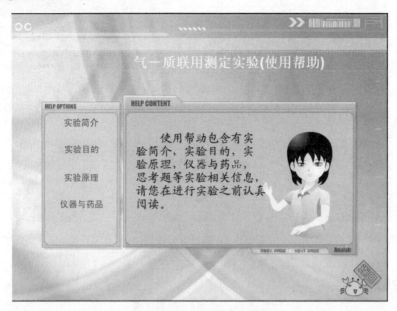

图 62-7　基础知识展示窗口

在基础知识窗口中,点击左侧的实验简介、实验目的、实验原理、仪器与药品按钮,右侧会出现相应的知识内容,方便观看学习。

在本部分内容学习完毕后,点击屏幕右下角的红色返回按钮,可返回主选择界面,继续选择其他内容。

5.小测试

点击封面中的测试部分按钮,进入测试界面,如图 62-8 所示。

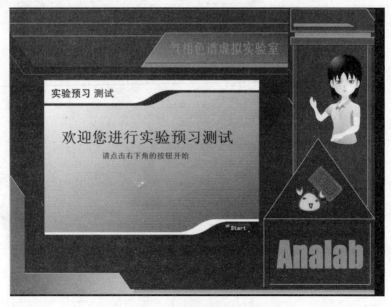

图 62-8　测试开始界面

点击图 62–8 中 Start 按钮,进入图 62–9 所示测试说明界面。

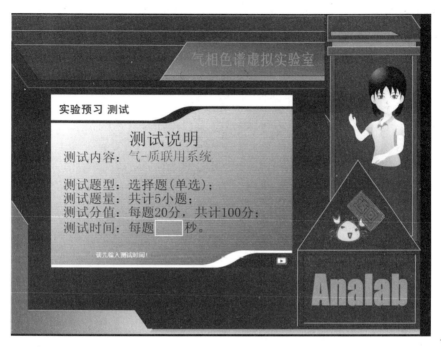

图 62–9　测试说明界面

图 62–10 中设置每题的测试时间,如果超过测试时间,会自动转到下道题的测试,默认此题错误。

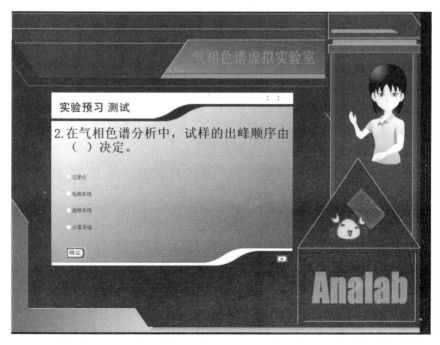

图 62–10　测试界面

6. 样品选择

回到主界面后,点击左侧的样品选择按钮,出现如图62-11所示的样品选择窗口。可任选其中的一种样品,点击确定进行实验。

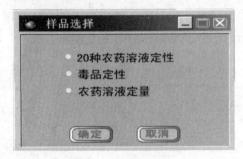

图62-11　样品选择窗口

7. 步骤提示

回到主界面后,点击左侧的步骤提示按钮,出现如图62-12所示的步骤提示窗口。

此环节提供具体的实验操作步骤,可以在实验前把它当作预习的好帮手,也可以在实验过程中使用,使实验顺利地进行下去。

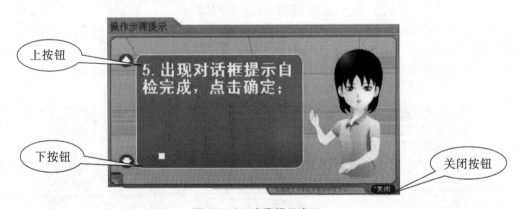

图62-12　步骤提示窗口

上图中点击上按钮,查看前一步操作提示;点击下按钮,查看下一步操作提示。

在提示窗口的任意位置,按住鼠标可以拖动窗口。点击右下角的关闭,提示窗口消失。

8. 设置背景

导航菜单中点击设置背景按钮,出现如图62-13所示窗口。只要用鼠标点击自己喜欢的墙壁和台面颜色,然后选择确定,就可以改变实验室的墙壁和台面颜色。这样实验环境的多变性可激发学习兴趣。

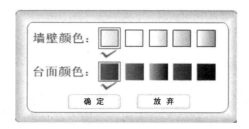

图 62-13　设置背景窗口

（二）实验过程

选择了实验样品后，开始实验。可以按照步骤提示进行操作，可按提示移动至恰当的位置，也可点击处于提示右下角的"关闭"按钮，关闭提示。

根据帮助的提示进行操作：

1. 开机

（1）双击"实验室.swf"文件，打开虚拟实验室，进入主页面，单击实验室，进入虚拟实验室，见图 62-14。

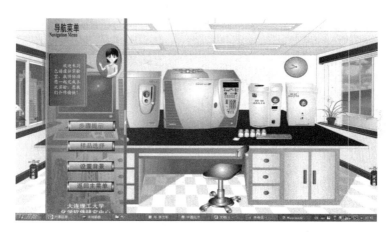

图 62-14　虚拟实验室

（2）单击隐藏显示按钮隐藏导航菜单，见图 62-15。单击图 62-15 中的电脑开关、色谱开关、质谱开关，打开仪器。

2. 样品选择

单击图 62-14 中的显示隐藏按钮，单击样品选择按钮，出现样品选择对话框，选中样品，单击确定，见图 62-16。单击隐藏按钮隐藏导航菜单。

3. 质谱条件设定

（1）单击图 62-17 所示的质谱条件设定图标，打开质谱条件设定软件，见图 62-18，出现质谱条件设定软件。

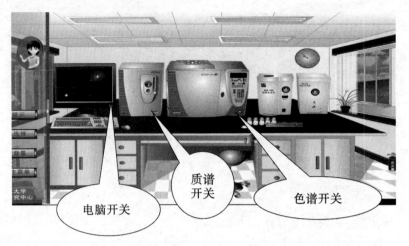

图 62-15　色谱开关、质谱开关和电脑开关

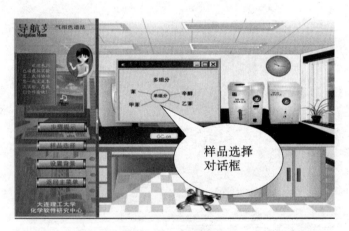

图 62-16　样品选择

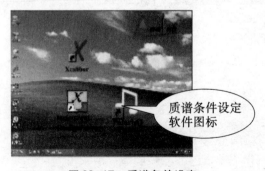

图 62-17　质谱条件设定

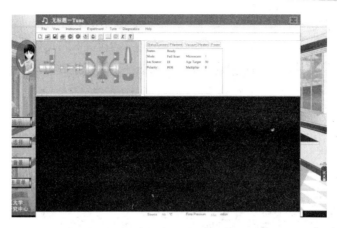

图 62-18　质谱条件设定软件

（2）质谱温度设定：单击图 62-19 所示"Instrument""Set Temperature"，出现温度设定对话框，见图 62-20。输入温度值"50 ℃"（可输入 30 ~ 300 ℃ 任意值）。单击"OK"确定温度。

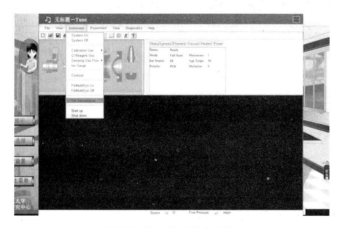

图 62-19　温度设定路径

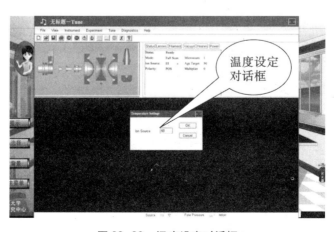

图 62-20　温度设定对话框

（3）质谱仪器条件观察：单击图62-21所示的质谱、透镜、灯丝、真空、加热状态按钮，可以观察仪器的质谱状态、透镜状态、灯丝状态、真空度状态、加热状态。

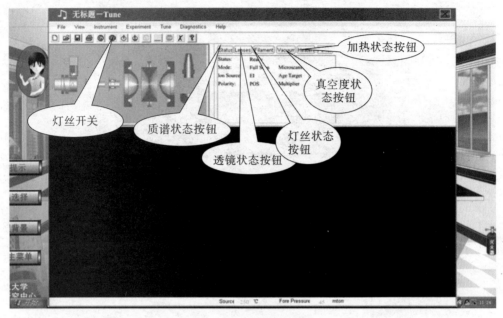

图62-21　质谱仪器条件

4.仪器状态检查

单击灯丝开关，观察仪器背景情况，见图62-22。单击校正气按钮，选择 EI/NCI 选项，见图62-23，观察仪器灵敏度，见图62-24。

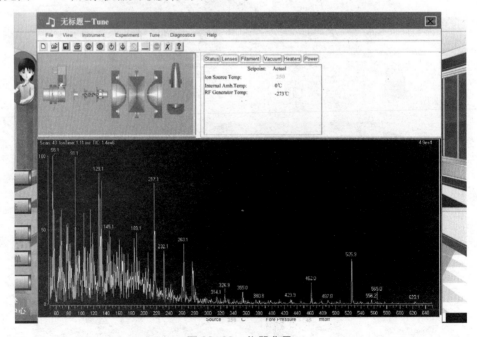

图62-22　仪器背景

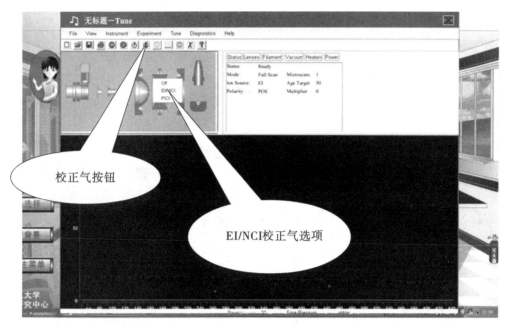

图 62-23　EI/NCI 选项

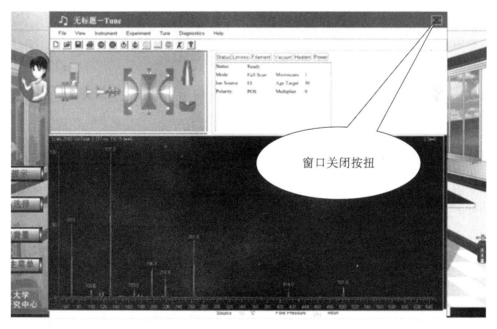

图 62-24　仪器灵敏度

单击"Experiment"菜单,点击"Air Water"选项,单击灯丝开关"On",观察空气、水峰,见图 62-25,结果见图 62-26。检查完毕,点击窗口关闭按钮,关闭窗口。

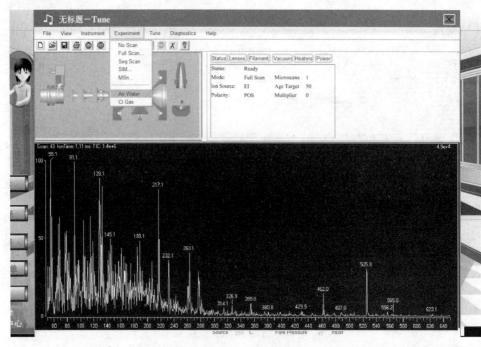

图 62-25　设定路径

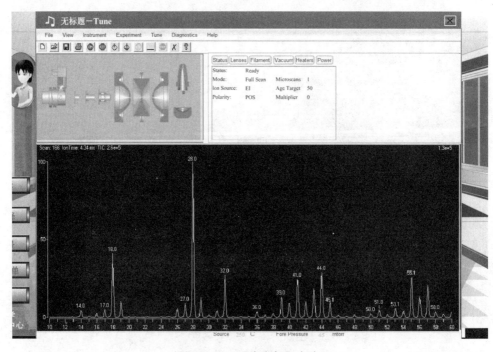

图 62-26　观察空气和水峰

5. 样品测试过程

（1）色谱条件设定：单击电脑"Xcalibu 软件"图标，见图 62−27，打开 Xcalibu 软件，见图 62−28。结果见图 62−29。

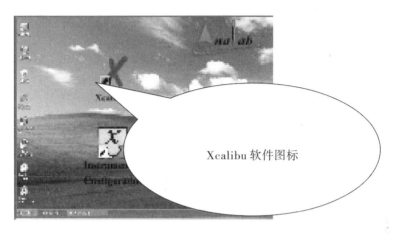

图 62−27　Xcalibu 软件图标

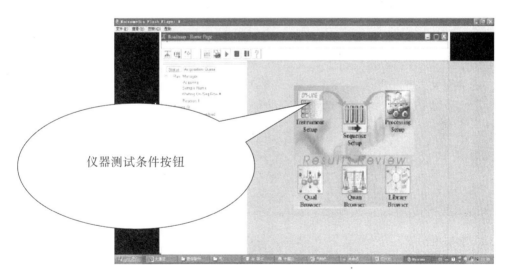

图 62−28　Xcalibu 软件界面

1）单击色谱柱温度设定选项"Oven"，设定色谱柱箱温度如图 62−29 设定初始温度 100 ℃，保持 1 min，15 ℃/min 的速度加热，加热至 280 ℃，保持 1 min。设好之后单击折线图确定。见图 62−30。

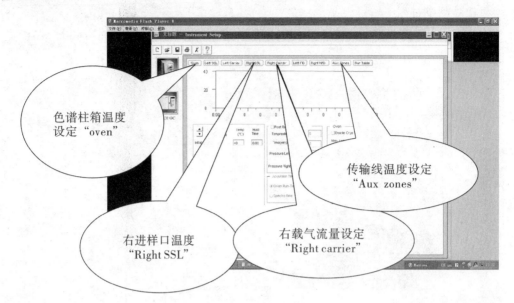

图 62-29　参数设定

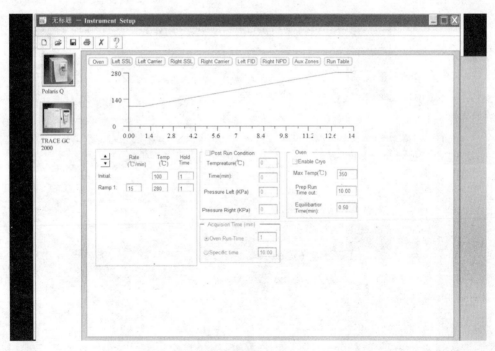

图 62-30　结果

2）右进样口温度"Right SSL"选项，设定进样口温度 250 ℃，样进方式分流进样"Split"分流比 50，见图 62-31。

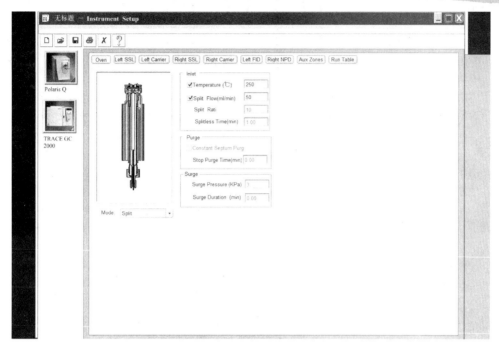

图 62-31　分流进样设定

3）右载气流量设定"Right carrier"，单击图 62-32 中载气流速控制选项"On"，选择载气流速 1.0 mL/min，单击直线图确定。选中真空补偿"Vacuum Compesasiom"，省气模式"Gas Saver"复选按钮。

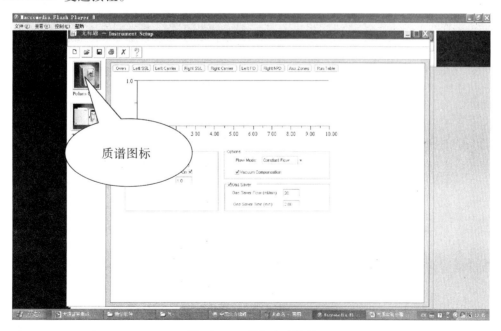

图 62-32　载气流速控制

（2）质谱条件设定：

1）单击图62-32所示的质谱图标，设定质谱条件。结果见图62-33。离子源温度设定为250 ℃，设定质谱开始时间4 min，单击Start位置确定开始时间。

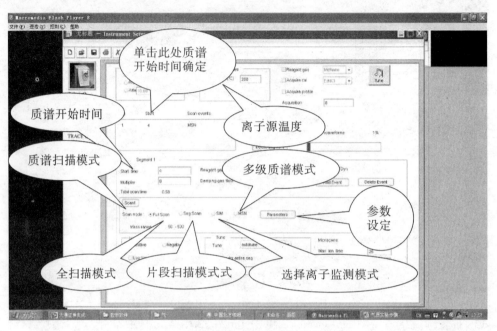

图62-33　质谱条件设定

2）扫描模式选择：仪器有全扫描、片段扫描、选择离子监测扫描和多级质谱模式。选中全扫描模式，点击"Paraments"按钮，设定扫描范围"50～500"，见图62-34，单击"OK"确定。

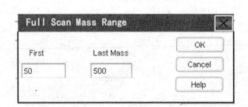

图62-34　扫描范围设定

单击关闭按钮关闭仪器条件设定窗口。

（3）仪器方法文件，单击保存按钮，保存在 C:/Xcalibur 文件夹中，文件名，"Insection"。

6.测试序列建立

点击"Sequence　Setup"建立仪器设定序列（图62-35）。双击"Inst Meth"下方单元

格,选择"Inst Meth";文件名设定"Insection"结果见图62-36。

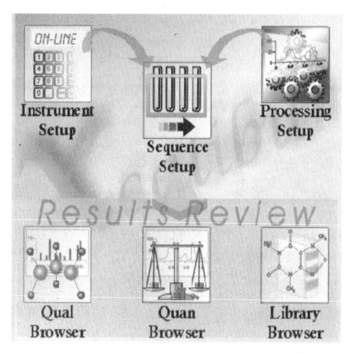

图62-35　选择界面

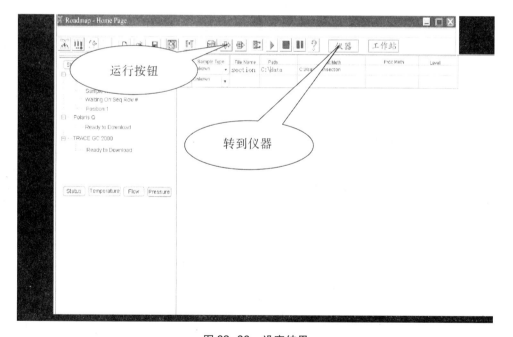

图62-36　设定结果

单击图62-36中的运行按钮,在出现的对话框中单击下方的"OK"确定测试开始。

单击图 62-36 所示的仪器按钮,进入到仪器测试界面进行测试。见图 62-37。

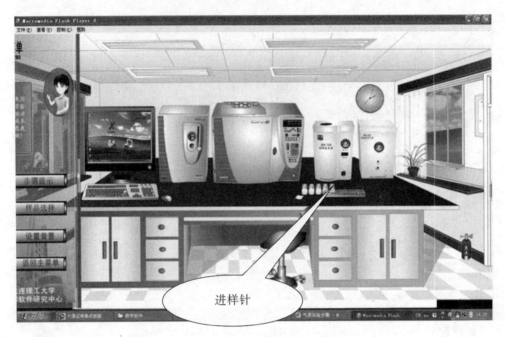

图 62-37　仪器测试界面

7. 样品测试

单击图 62-37 中的进样针盒,打开进样针盒盖,见图 62-38,右击进样针,出现图 62-39 的对话框,单击农药溶液定性。单击图 62-40 所示进样针体中心部位,进样针插入样品瓶,右击进样针手柄,左键选择进样 1 μL。再单击进样针体中心,将进样针移至仪器进样口上方。见图 62-41。

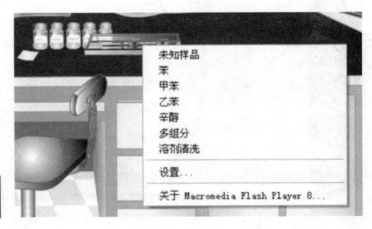

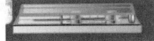

图 62-38　进样针盒　　　　　　　图 62-39　对话框

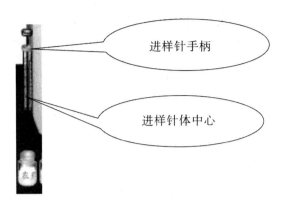

图 62-40　进样针

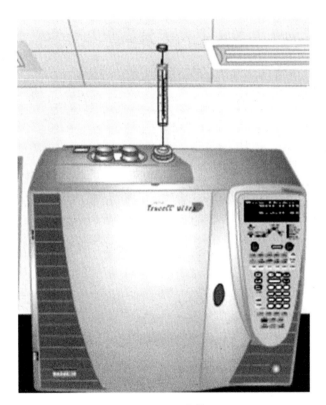

图 62-41　进样

　　左击图 62-41 中的进样针体中心,进样针插入进样品,左击进样针手柄,样品注入仪器。双击进样针体中心,针样品回到进样针盒中。单击 Start 按钮(图 62-42),仪器开始运行。

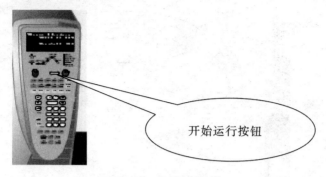

图 62-42 仪器开始运行

单击实时显示图标,可以观察到色谱图实时显示过程。结果见图 62-43。

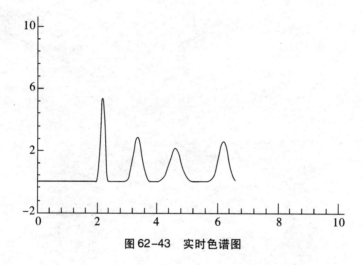

图 62-43 实时色谱图

五、思考题

(1)气相色谱-质谱联用的虚拟练习涉及哪些课本上的理论知识?

(2)谈谈卫生分析虚拟练习的感受。

(玉崧成)

参考文献

[1]柯以侃,董慧茹.分析化学手册[M].北京:化学工业出版社,2016.

[2]周昀,李军,陈飞,等.苯乙烯的三维荧光特性及水污染应急处理[J].光谱学与光谱分析.2016,36(7):2169-2172.

[3]陈培荣,李景虹.现代仪器分析实验与技术[M].北京:清华大学出版社,2006.

[4]陈怀侠.仪器分析实验[M].北京:科学出版社,2017.

[5]王天玉,武秀停,赵静,等.固相萃取-气相色谱法测定薏苡仁、白茯苓和山药中的草甘膦残留[J].分析科学学报,2014,30(01):63-66.

[6]丁昌明,金银龙,林少彬.固相萃取-液相色谱-串联质谱法同时测定尿液中9种多环芳烃代谢物[J].分析化学,2012,40(03):397-402.

[7]管青,岳道远,曾浩龙,等.电感耦合等离子体质谱法快速检测全血中13种必需及有毒元素[J].中国实验诊断学,2017,21(11):1882-1886.

[8]中华人民共和国环境保护部.环境空气和废气 气相和颗粒物中多环芳烃的测定 气相色谱-质谱法 HJ 646-2013[S].北京:中国环境科学出版社,2013.

[9]中华人民共和国环境保护部.环境空气和废气 气相和颗粒物中多环芳烃的测定 高效液相色谱法 HJ 647-2013[S].北京:中国环境科学出版社,2013.

[10]刘利娥.分析化学实验[M].郑州:郑州大学出版社,2007.

[11]康维钧.卫生化学[M].北京:人民卫生出版社,2017.

[12]中华人民共和国国家卫生与计划生育委员会.食品安全 国家标准食品中真菌毒素限量 GB 2761-2017[S].北京:国家食品药品监督管理总局,2017.

[13]中华人民共和国国家质量监督检验检疫总局.可见分光光度计 GB/T 26810-2011[S].北京:中国国家标准化管理委员会,2011.

[14]孙斌.分光光度计主要技术指标及其检测方法[J].分析仪器,2017(01):53-56.

[15]刘佳,胡小龙,张玉荣,等.吗啡免疫荧光层析快速定量方法的建立[J].中国药学杂志,2018,53(16):1413-1418.

[16]李磊.卫生化学实验[M].北京:人民卫生出版社,2017.

[17]KARAŹNIEWICZ-ŁADA M. GŁÓWK A. A review of chromatographic methods for the determination of water and fat-soluble vitamins in biological fluids[J]. Journal of Separation Science,2016,39(1):132-148.

[18]GENTILI A, CARETTI F, BELLANTE S, et al. Comprehensive Profiling of Carotenoids and Fat-Soluble Vitamins in Milk from Different Animal Species by LC-DAD-MS/MS

Hyphenation[J]. Journal of Agricultural and Food Chemistry,2013,61(8):1628-1639.

[19]程雅婷,董衡,梁晓翠,等. 人血清中 25-羟基维生素 D 测定的两种质谱方法比较[J/CD]. 中华临床医师杂志:电子版,2013,7(14):6535-6537.

[20]HANDLEY S,COUCHMAN L,SHARP P,et al. Measurement of hepcidin isoforms in human serum by liquid chromatography with high resolution mass spectrometry[J]. Bioanalysis,2017,9(6):541-553.

[21]ITKONEN O,PARKKINEN J,STENMAN U-H,et al. Preanalytical factors and reference intervals for serum hepcidin LC – MS/MS method[J]. Clinica Chimica Acta,2012,413(7-8):696-701.

[22]林志惠,赵彦,幸苑娜,等. 超高效液相色谱–串联质谱法同时测定化妆品中21 种性激素含量[J]. 分析试验室. 2017,36(4):441-447.

[23]程俊. 高效液相色谱–二极管阵列/荧光检测器串联法同时测定化妆品中 8 种性激素的研究[D]. 上海:东华大学,2016.

[24]贾益群,叶福媛,王双,等. 生物样品中短链脂肪酸的快速提取与分析方法[J]. 实验室研究与探索. 2012,31(7):262-264.

[25]TATIANA F S T,ŁUKASZ GRZES'KOWIAK,SYLVIA C C. Franceschini,et al. Higher level of faecal SCFA in women correlates with metabolic syndrome risk factors. British Journal of Nutrition[J]. 2013,109(5):914-919.

附表

表1 相对原子质量(2016)

原子序数	元素符号	元素名称	相对原子质量	原子序数	元素符号	元素名称	相对原子质量
1	H	Hydrogen	1.008	60	Nd	Neodymium	144.242
2	He	Helium	4.002602	61	Pm	Promethium	[145]
3	Li	Lithium	6.94	62	Sm	Samarium	150.36
4	Be	Beryllium	9.0121831	63	Eu	Europium	151.964
5	B	Boron	10.81	64	Gd	Gadolinium	157.25
6	C	Carbon	12.011	65	Tb	Terbium	158.92535
7	N	Nitrogen	14.007	66	Dy	Dysprosium	162.500
8	O	Oxygen	15.999	67	Ho	Holmium	164.93033
9	F	Fluorine	18.998403163	68	Er	Erbium	167.259
10	Ne	Neon	20.1797	69	Tm	Thulium	168.93422
11	Na	Sodium	22.98976928	70	Yb	Ytterbium	173.045
12	Mg	Magnesium	24.305	71	Lu	Lutetium	174.9668
13	Al	Aluminium	26.9815385	72	Hf	Hafnium	178.49
14	Si	Silicon	28.085	73	Ta	Tantalum	180.94788
15	P	Phosphorus	30.973761998	74	W	Tungsten	183.84
16	S	Sulfur	32.06	75	Re	Rhenium	186.207
17	Cl	Chlorine	35.45	76	Os	Osmium	190.23
18	Ar	Argon	39.948	77	Ir	Iridium	192.217
19	K	Potassium	39.0983	78	Pt	Platinum	195.084
20	Ca	Calcium	40.078	79	Au	Gold	196.966569
21	Sc	Scandium	44.955908	80	Hg	Mercury	200.592
22	Ti	Titanium	47.867	81	Tl	Thallium	204.38
23	V	Vanadium	50.9415	82	Pb	Lead	207.2
24	Cr	Chromium	51.9961	83	Bi	Bismuth	208.98040
25	Mn	Manganese	54.938044	84	Po	Polonium	[209]
26	Fe	Iron	55.845	85	At	Astatine	[210]
27	Co	Cobalt	58.933194	86	Rn	Radon	[222]

续表 1

原子序数	元素符号	元素名称	相对原子质量	原子序数	元素符号	元素名称	相对原子质量
28	Ni	Nickel	58.6934	87	Fr	Francium	[223]
29	Cu	Copper	63.546	88	Ra	Radium	[226]
30	Zn	Zinc	65.38	89	Ac	Actinium	[227]
31	Ga	Gallium	69.723	90	Th	Thorium	232.0377
32	Ge	Germanium	72.630	91	Pa	Protactinium	231.03588
33	As	Arsenic	74.921595	92	U	Uranium	238.02891
34	Se	Selenium	78.971	93	Np	Neptunium	[237]
35	Br	Bromine	79.904	94	Pu	Plutonium	[244]
36	Kr	Krypton	83.798	95	Am	Americium	[243]
37	Rb	Rubidium	85.4678	96	Cm	Curium	[247]
38	Sr	Strontium	87.62	97	Bk	Berkelium	[247]
39	Y	Yttrium	88.90584	98	Cf	Californium	[251]
40	Zr	Zirconium	91.224	99	Es	Einsteinium	[252]
41	Nb	Niobium	92.90637	100	Fm	Fermium	[257]
42	Mo	Molybdenum	95.95	101	Md	Mendelevium	[258]
43	Tc	Technetium	[97]	102	No	Nobelium	[259]
44	Ru	Ruthenium	101.07	103	Lr	Lawrencium	[262]
45	Rh	Rhodium	102.90550	104	Rf	Rutherfordium	[267]
46	Pd	Palladium	106.42	105	Db	Dubnium	[270]
47	Ag	Silver	107.8682	106	Sg	Seaborgium	[271]
48	Cd	Cadmium	112.414	107	Bh	Bohrium	[270]
49	In	Indium	114.818	108	Hs	Hassium	[277]
50	Sn	Tin	118.710	109	Mt	Meitnerium	[276]
51	Sb	Antimony	121.760	110	Ds	Darmstadtium	[281]
52	Te	Tellurium	127.60	111	Rg	Roentgenium	[282]
53	I	Iodine	126.90447	112	Cn	Copernicium	[285]
54	Xe	Xenon	131.293	113	Uut	Ununtrium	[285]
55	Cs	Caesium	132.90545196	114	Fl	Flerovium	[289]
56	Ba	Barium	137.327	115	Uup	Ununpentium	[289]
57	La	Lanthanum	138.90547	116	Lv	Livermorium	[293]
58	Ce	Cerium	140.116	117	Uus	Ununseptium	[294]
59	Pr	Praseodymium	140.90766	118	Uuo	Ununoctium	[294]

表2　常用式量(根据1981年国际原子量)

分子式	相对分子质量	分子式	相对分子质量
$AgBr$	187.77	K_2CO_3	138.21
$AgCl$	143.32	K_2CrO_4	194.19
AgI	234.77	$K_2Cr_2O_7$	294.18
$AgNO_3$	169.87	KH_2PO_4	136.09
Al_2O_3	101.96	$KHSO_4$	136.16
As_2O_3	197.84	KI	166.00
$BaCl_2 \cdot 2H_2O$	244.27	KIO_3	214.00
BaO	153.33	$KIO_3 \cdot HIO_3$	389.91
$Ba(OH)_2 \cdot 8H_2O$	315.47	$KMnO_4$	158.03
$BaSO_4$	233.39	KNO_2	85.10
$CaCO_3$	100.09	KOH	56.11
CaO	56.08	K_2PtCl_6	486.00
$Ca(OH)_2$	74.09	$MgCO_3$	84.31
CO_2	44.01	$MgCl_2$	95.21
CuO	79.55	$MgSO_4 \cdot 7H_2O$	246.47
Cu_2O	143.09	$MgNH_4PO_4 \cdot 6H_2O$	245.41
$CuSO_4 \cdot 5H_2O$	249.68	MgO	40.30
FeO	71.85	$Mg(OH)_2$	58.32
Fe_2O_3	159.69	$Mg_2P_2O_7$	222.55
$FeSO_4 \cdot 7H_2O$	278.01	$Na_2B_4O_7 \cdot 10H_2O$	381.37
$FeSO_4 \cdot (NH_4)_2SO_4 \cdot 6H_2O$	392.13	$NaBr$	102.89
H_3BO_3	61.83	$NaCl$	58.44
HCl	36.46	Na_2CO_3	105.99
$HClO_4$	100.47	$NaHCO_3$	84.01
HNO_3	63.02	$Na_2HPO_4 \cdot 12H_2O$	358.14
H_2O	18.015	$NaNO_2$	69.00
H_2O_2	34.01	Na_2O	61.98
H_3PO_4	98.00	$NaOH$	40.00

续表2

分子式	相对分子质量	分子式	相对分子质量
H_2SO_4	98.07	$Na_2S_2O_3$	158.10
I_2	253.81	$Na_2S_2O_3 \cdot 5H_2O$	248.17
$KAl(SO_4)_2 \cdot 12H_2O$	474.38	NH_3	17.03
KBr	119.00	NH_4Cl	53.49
$KBrO_3$	167.00	NH_4OH	35.05
KCl	74.55	$(NH_4)_3PO_4 \cdot 12MoO_2$	1 876.35
$KClO_4$	138.55	$(NH_4)_2SO_4$	132.13
$KSCN$	97.18	$PbCrO_4$	323.19
PbO_2	239.20	$H_2C_2O_4 \cdot 2H_2O$	126.07
$PbSO_4$	303.26	$KHC_4H_4O_6$(酒石酸氢钾)	188.18
P_2O_5	141.94	$KHC_8H_4O_4$(邻苯二甲酸氢钾)	204.44
SiO_2	60.08	$Na_2C_2O_4$(草酸钠)	134.00
SO_2	64.06	$NaC_7H_5O_2$(苯甲酸钠)	144.11
SO_3	80.06	$Na_3C_6H_5O_7 \cdot 2H_2O$（柠檬酸钠）	294.12
ZnO	81.38	$(NH_4)_2C_2O_4$	124.00
$HC_2H_3O_2$	60.05	$K(SbO)C_4H_4O_6 \cdot \frac{1}{2}H_2O$（酒石酸锑钾）	333.94

表3　常用酸碱溶液及其配制方法

名称	浓度/(mol/L)	配制方法
HCl	12.0	浓盐酸,密度1.19 g/cm^3
HCl	6.0	浓盐酸与等体积水混合
HNO_3	16.0	浓硝酸,密度1.42 g/cm^3
HNO_3	6.0	380 mL 浓硝酸与620 mL 水混合
H_2SO_4	18.0	浓硫酸,密度1.84 g/cm^3
H_2SO_4	3.0	1 体积浓硫酸慢慢加入5 体积水中

续表3

名称	浓度/(mol/L)	配制方法
$HClO_4$	11.6	市售70%(质量分数)的高氯酸
H_3PO_4	14.6	市售85%(质量分数)的磷酸
冰乙酸	17.4	市售99.7%(质量分数)的冰醋酸
乙酸	6.0	市售37%(质量分数)的乙酸
KOH	6.0	加水于350 g KOH中,稀释至1 L
NaOH	6.0	加水于250 g NaOH中,稀释至1 L
NH_3	15.0	浓氨水,密度0.90 g/cm³
NH_3	6.0	400 mL浓氨水与600 mL水混合

表4 常用盐溶液及其配制方法

名称	浓度/(mol/L)	化学式	相对分子质量	质量浓度/(g/L)
硫代硫酸钠	0.1	$Na_2S_2O_3 \cdot 5H_2O$	248.18	24.8
硝酸银	1.0	$AgNO_3$	169.89	170.0
氯化钡	0.5	$BaCl_2 \cdot 2H_2O$	244.28	122.0
硫酸铜	0.1	$CuSO_4 \cdot 5H_2O$	249.69	25.0
氯化汞	0.2	$HgCl_2$	271.52	54.0
碳酸钠	1.5	Na_2CO_3	105.99	159.0
醋酸钠	1.0	$NaC_2H_3O_2 \cdot 3H_2O$	136.09	136.1
铬酸钾	1.0	K_2CrO_4	194.21	147.0
铁氰化钾	0.25	$K_3Fe(CN)_6$	329.19	82.3
碘化钾	1.0	KI	166.0	166.0
亚铁氰化钾	0.25	$K_4Fe(CN)_6 \cdot 3H_2O$	422.33	106.0
亚硝酸钾	6.0	KNO_2	85.11	510.7
醋酸铵	3.0	$NH_4C_2H_3O_2$	77.06	231.2
草酸铵	0.25	$(NH_4)_2C_2O_4 \cdot H_2O$	142.12	35.5
氯化铵	3.0	NH_4Cl	53.50	160.5
磷酸氢二铵	1.0	$(NH_4)_2HPO_4$	132.07	132.1
硫酸铵	1.0	$(NH_4)_2SO_4$	132.15	132.2

表5 特殊试剂及其配制方法

名称	浓度	配制方法
硫代乙酰胺	50 g/L	50 g 硫代乙酰胺溶于 1 L 水中
氯水	饱和溶液	氯气的饱和水溶液
溴水	饱和溶液	液体溴与水振荡,保持过量液体溴与溶液接触
碘溶液		溶 1.3 g I_2 和 3 g KI 于尽量少的水中,加水稀释至 1 L
碳酸铵	120 g/L	
碳酸铵	1 mol/L	96 g 碳酸铵于 1 L 2 mol/L 氨水中
硫氯化铵	饱和溶液	NH_4SCN 的饱和水溶液
硫氰化汞铵		8 g $HgCl_2$ 和 9 g NH_4SCN 溶于 100 mL 水中
硫化铵	3 mol/L	通 H_2S 于 200 mL 15 mol/L 氨水中至饱和,然后加 200 mL 15 mol/L 氨水,并将所得溶液稀释至 1 L
磷钼酸铵		$(NH_4)_3PM_{o12}O_{40}$ 的饱和溶液,用时取混悬液于滤纸上
四苯硼化钠		30 g $NaB(C_6H_5)_4$ 溶于 1 L 水中
亚硝酸钴钠	0.1 mol/L	HAche 和 30 g $Co(NO_3)_2\cdot6H_2O$,静止过滤,将滤液稀释至 1 L
硫化钠		480 g $Na_2S\cdot9H_2O$ 和 40 g NaOH 溶于 1 L 水中
酒石酸钾钠	1 mol/L	21 g $NaKC_4H_4O_6$ 溶于 100 mL 水中
亚硝酰铁氰化钠		3 g $Na_2Fe(CN)_5NO\cdot2H_2O$ 溶于 100 mL 水中
亚硝酸铜铅钠		溶 2 g $NaNO_2$、0.9 g $Cu(Ac)_2\cdot H_2O$ 和 1.6 g $Pb(Ac)_2\cdot3H_2O$ 于 15 mL 水中,加 0.2 mL 6 mol/L HAc 酸化,用前配
$KI-Na_2SO_3$		5 g KI 和 20 g $Na_2SO_3\cdot7H_2O$ 于 100 mL 水中
醋酸铀酰		10 g $UO_2(Ac)_2\cdot2H_2O$ 和 6 mL 6 mol/L HAc 溶于 50 mL 水中
醋酸铀酰锌		(1) 10 g $VO(Ac)\cdot2H_2O$ 和 6 mL 6 mol/L HAc 溶于 50 mL 水中 (2) 30 g $Zn(Ac)_2\cdot2H_2O$ 和 3 mL/6 mol/L HAc 溶于 50 mL 水中 将(1)(2)混合,24 h 后取清液使用
萘斯勒试剂		15 g HgI_2 和 80 g KI 于水中,稀释至 500 mL,加入 500 mL 6 mol/L NaOH,放置后取清液存于暗处
二苯硫腙	0.1 g/L	10 mg 二苯硫腙于 100 mL CCl_4 中
茜素磺酸钠	1 g/L	0.1 g 于 100 mL 水中
邻二氮菲	20 g/L	2 g 邻二氮菲盐酸盐溶于 100 mL 水中
丁二酮肟	10 g/L	1 g 丁二酮肟于 100 mL 95%(体积分数)无水乙醇中

续表5

名称	浓度	配制方法
玫瑰红酸钠	2 g/L	0.2 g 于 100 mL 水中,贮于棕色瓶中,仅能保持 2~3 天
GBHA	饱和	试剂溶于无水乙醇中至饱和
对氨基苯磺酸	3.4 g/L	0.5 g 于 150 mL 2 mol/L HAc 中
α-萘胺	1.2 g/L	0.3 g 于 20 mL 水中,煮沸,在所得溶液中,加 150 mL 2 mol/L HAc

表6 常用酸碱密度和浓度

试剂名称	分子式	密度/(g/cm³)	质量分数/%	浓度/(mol/L)
盐酸	HCl	1.18~1.19	36~38	11.6~12.4
硝酸	HNO_3	1.39~1.40	65.0~68.0	14.4~15.2
硫酸	H_2SO_4	1.83~1.84	95~98	17.8~18.4
磷酸	H_3PO_4	1.69	85	14.6
高氯酸	$HClO_4$	1.68	70.0~72.0	11.7~12.0
冰醋酸	HAc	1.05	99.8(优级纯) 99.0(分析纯、化学纯)	17.4
氢氟酸	HF	1.13	40	22.5
氢溴酸	HBr	1.49	47.0	8.6
氨水	$NH_3 \cdot H_2O$	0.88~0.90	25.0~28.0	13.3~14.8

表7 常用标准缓冲液的 pH 值

温度/℃	25 ℃饱和 酒石酸氢钾	0.05 mol/L 邻苯二甲酸氢钾	0.025 mol/L KH_2PO_4 0.025 mol/L Na_2HPO_4	0.01 mol/L 硼砂
0	—	4.003	6.984	9.464
5	—	3.999	6.951	9.395
10	—	3.998	6.923	9.332
15	—	3.999	6.900	9.276
20	—	4.002	6.881	9.225
25	3.557	4.008	6.865	9.180
30	3.552	4.015	6.853	9.139
35	3.549	4.024	6.844	9.102

续表7

温度/℃	25 ℃饱和 酒石酸氢钾	0.05 mol/L 邻苯二甲酸氢钾	0.025 mol/L KH$_2$PO$_4$ 0.025 mol/L Na$_2$HPO$_4$	0.01 mol/L 硼砂
40	3.547	4.035	6.838	9.068
45	3.547	4.047	6.834	9.038
50	3.549	4.060	6.833	9.011
55	3.554	4.075	6.834	8.985
60	3.560	4.091	6.836	8.962
70	3.580	4.136	6.845	8.921
80	3.609	4.164	6.859	8.885
90	3.650	4.205	6.877	8.850

注:标准缓冲溶液的配制方法

1.25 ℃饱和酒石酸氢钾溶液:在磨口玻璃瓶中装入去离子水和过量的酒石酸氢钾(KHC$_4$H$_4$O$_6$)粉末(约20 g/L),温度控制在(25±5)℃,剧烈摇动20~30 min,溶液澄清后,用倾斜法取其清液备用。

2.0.025 mol/L KH$_2$PO$_4$-Na$_2$HPO$_4$溶液:分别取在(115±5)℃以下烘干2~3 h的磷酸二氢钾(KH$_2$PO$_4$)3.400 0 g和磷酸氢二钠(Na$_2$HPO$_4$)3.550 0 g溶于去离子水,转入1 L容量瓶中,稀释至刻度。

3.0.01 mol/L硼砂溶液:称取硼砂(Na$_2$B$_4$O$_7$·10H$_2$O)3.810 0 g(注意不能烘干),溶于去离子水,转入1 L容量瓶中,稀释至刻度。

注意:如发现标准缓冲溶液有浑浊、发霉、沉淀现象时,不能继续使用。

表8　常用缓冲溶液的配制

缓冲溶液组成	缓冲液 pH	缓冲溶液配制方法
C$_8$H$_5$KO$_4$-HCl	2.9	取500 g邻苯二甲酸氢钾溶于500 mL水中,加浓HCl 80 mL,稀释至1 L
NH$_4$Ac-HAc	4.5	取NH$_4$Ac 77 g溶于200 mL水中,加冰醋酸59 mL,稀释至1 L
NaAc-HAc	4.7	取无水NaAc 83 g溶于水中,加冰醋酸60 mL,稀释至1 L
NaAc-HAc	5.0	取无水NaAc 160 g溶于水中,加冰醋酸60 mL,稀释至1 L
NH$_4$Ac-HAc	5.0	取NH$_4$Ac 250 g溶于水中,加冰醋酸25 mL,稀释至1 L
C$_6$H$_{12}$N$_4$-HCl	5.4	取六次甲基四胺40 g溶于200 mL水中,加浓盐酸10 mL,稀释至1 L
NH$_4$Ac-HAc	6.0	取NH$_4$Ac 600 g溶于水中,加冰醋酸20 mL,稀释至1 L
Na$_2$HPO$_4$	8.0	取无水NaAc 50 g和Na$_2$HPO$_4$·12H$_2$O 50 g,溶于水中,稀释至1 L

续表8

缓冲溶液组成	缓冲液 pH	缓冲溶液配制方法
Tris-HCl	8.2	取 25 g Tris 试剂溶于水中,加浓盐酸 18 mL,稀释至 1 L
NH_3-NH_4Cl	9.2	取 NH_4Cl 54 g 溶于水中,加浓氨水 63 mL 稀释至 1 L
NH_3-NH_4Cl	9.5	取 NH_4Cl 54 g 溶于水中,加浓氨水 126 mL 稀释至 1 L
NH_3-NH_4Cl	10.0	取 NH_4Cl 54 g 溶于水中,加浓氨水 350 mL 稀释至 1 L

表9 《卫生化学实验》效果评分

序号	评价内容	个人总结	自主评分	教师评分	平均得分
1	考勤和纪律方面的表现				
2	采样、样品前处理、数据处理、结果表达以及分析方法评价等基础理论知识的掌握				
3	称量、配制溶液及使用通用实验设备等基本实验操作的掌握				
4	光谱分析的种类、特点、应用范围及仪器操作的掌握				
5	电化学分析的种类、特点、应用范围及仪器操作的掌握				
6	色谱分析的种类、特点、应用范围及仪器操作的掌握				
7	联用技术的种类、优势及仪器操作的掌握				

续表9

序号	评价内容	个人总结	自主评分	教师评分	平均得分
8	快速检验技术的应用及仪器操作的掌握				
9	仿真虚拟实验操作的掌握				
10	卫生化学知识技能的综合运用能力				